国家卫生健康委员会"十三五"规划教材

全国高等职业教育教材

供临床医学专业用

医 用 化 学

第 8 版

主　编　陈常兴　秦子平

副主编　杨艳杰　李　森　王金铃

编　者（以姓氏笔画为序）

丁冶春（赣南医学院）

于姝燕（内蒙古医科大学）

王红波（山东医学高等专科学校）

王金铃（山西医科大学汾阳学院）

牛　颖（大庆医学高等专科学校）

刘　君（济宁医学院）

李　森（哈尔滨医科大学大庆校区）

李俊波（长治医学院）

杨艳杰（漯河医学高等专科学校）

张　悦（河西学院医学院）

陈常兴（山东医学高等专科学校）

秦子平（广西科技大学医学院）

人民卫生出版社

图书在版编目（CIP）数据

医用化学/陈常兴，秦子平主编. —8版. —北京：
人民卫生出版社，2018

ISBN 978-7-117-27212-4

Ⅰ. ①医… Ⅱ. ①陈… ②秦… Ⅲ. ①医用化学－高
等职业教育－教材 Ⅳ. ①R313

中国版本图书馆 CIP 数据核字（2018）第 294211 号

| 人卫智网 | www.ipmph.com | 医学教育、学术、考试、健康，购书智慧智能综合服务平台 |
| 人卫官网 | www.pmph.com | 人卫官方资讯发布平台 |

医 用 化 学
第 8 版

主　　编：陈常兴　秦子平

出版发行：人民卫生出版社（中继线 010-59780011）

地　　址：北京市朝阳区潘家园南里 19 号

邮　　编：100021

E - mail：pmph @ pmph.com

购书热线：010-59787592　010-59787584　010-65264830

印　　刷：三河市君旺印务有限公司

经　　销：新华书店

开　　本：850×1168　1/16　　印张：13　　插页：9

字　　数：411 千字

版　　次：1980 年 11 月第 1 版　　2018 年 12 月第 8 版
　　　　　2024 年 4 月第 8 版第 8 次印刷（总第 92 次印刷）

标准书号：ISBN 978-7-117-27212-4

定　　价：42.00 元

修订说明

2014年以来,教育部等六部委印发的《关于医教协同深化临床医学人才培养改革的意见》《助理全科医生培训实施意见(试行)》等文件,确定我国的临床医学教育以"5+3"(5年本科教育 + 毕业后3年住院医师规范化培训)为主体,以"3+2"(3年专科教育 + 毕业后2年助理全科医生培养)为补充,明确了高等职业教育临床医学专业人才培养的新要求。

为深入贯彻党的二十大精神,全面落实全国卫生与健康大会、《"健康中国2030"规划纲要》要求,适应新时期临床医学人才培养改革发展需要,在教育部、国家卫生健康委员会领导下,由全国卫生行指委牵头,人民卫生出版社全程支持、参与,在全国范围内开展了"3+2"三年制专科临床医学教育人才培养及教材现状的调研,明确了高等职业教育临床医学专业(3+2)教材建设的基本方向,启动了全国高等职业院校临床医学专业第八轮规划教材修订工作。依据最新版《高等职业学校临床医学专业教学标准》,经过第六届全国高等职业教育临床医学专业(3+2)教育教材建设评审委员会广泛、深入、全面的分析与论证,确定了本轮修订的指导思想和整体规划,明确了修订基本原则:

1. **明确培养需求** 本轮修订以"3+2"一体化设计、分阶段实施为原则,先启动"3"阶段教材编写工作,以服务3年制专科在校教育人才培养需求,培养面向基层医疗卫生机构,为居民提供基本医疗和基本公共卫生服务的助理全科医生。

2. **编写精品教材** 本轮修订进一步强化规划教材编写"三基、五性、三特定"原则,突出职业教育教材属性,严格控制篇幅,实现整体优化,增强教材的适用性,力求使整套教材成为高职临床医学专业"干细胞"级国家精品教材。

3. **突出综合素养** 围绕培养目标,本轮修订特别强调知识、技能、素养三位一体的综合培养:知识为基,技能为本,素养为重。技能培养以早临床、多临床、反复临床为遵循,在主教材、配套教材、数字内容得到立体化推进。素养以职业道德、职业素养和人文素养为重,突出"敬佑生命、救死扶伤、甘于奉献、大爱无疆"的卫生与健康工作者精神的培养。

4. **推进教材融合** 本轮修订通过随文二维码增强教材的纸数资源融合性与协同性,打造具有时代特色的高职临床医学专业"融合教材",服务并推动职业院校教学信息化。通过教材随文二维码扫描,丰富的临床资料、复杂的疾病演进、缜密的临床思维成为了实现技能培养的有效手段。

本轮教材共28种,均为国家卫生健康委员会"十三五"规划教材。

教 材 目 录

序号	教材名称	版次	配套教材
1	医用物理	第7版	
2	医用化学	第8版	
3	人体解剖学与组织胚胎学	第8版	√
4	生理学	第8版	√
5	生物化学	第8版	√
6	病原生物学和免疫学	第8版	√
7	病理学与病理生理学	第8版	√
8	药理学	第8版	√
9	细胞生物学和医学遗传学	第6版	√
10	预防医学	第6版	√
11	诊断学	第8版	√
12	内科学	第8版	√
13	外科学	第8版	√
14	妇产科学	第8版	√
15	儿科学	第8版	√
16	传染病学	第6版	√
17	眼耳鼻喉口腔科学	第8版	√
18	皮肤性病学	第8版	√
19	中医学	第6版	√
20	医学心理学	第5版	√
21	急诊医学	第4版	√
22	康复医学	第4版	
23	医学文献检索	第4版	
24	全科医学导论	第3版	√
25	医学伦理学	第3版	√
26	临床医学实践技能	第2版	
27	医患沟通	第2版	
28	职业生涯规划和就业指导	第2版	

第六届全国高等职业教育临床医学专业（3+2）教育教材建设评审委员会名单

顾　　问

文历阳　郝　阳　沈　彬　王　斌　陈命家　杜雪平

主 任 委 员

杨文秀　黄　钢　吕国荣　赵　光

副主任委员

吴小南　唐红梅　夏修龙　顾润国　杨　晋

秘 书 长

王　瑾　窦天舒

委　　员（以姓氏笔画为序）

马存根　王永林　王明琼　王柳行　王信隆　王福青
牛广明　厉　岩　白　波　白梦清　吕建新　乔学斌
乔跃兵　刘　扬　刘　红　刘　潜　孙建勋　李力强
李卫平　李占华　李金成　李晋明　杨硕平　肖纯凌
何　坪　何仲义　何旭辉　沈国星　沈曙红　张雨生
张锦辉　陈振文　林　梅　周建军　周晓隆　周媛祚
赵　欣　胡　野　胡雪芬　姚金光　袁　宁　唐圣松
唐建华　舒德峰　温茂兴　蔡红星　熊云新

秘　　书

裴中惠

数字内容编者名单

主　编　秦子平　陈常兴

副主编　杨艳杰　李　森　王金铃

编　者（以姓氏笔画为序）

丁冶春（赣南医学院）

于姝燕（内蒙古医科大学）

王红波（山东医学高等专科学校）

王金铃（山西医科大学汾阳学院）

牛　颖（大庆医学高等专科学校）

刘　君（济宁医学院）

李　森（哈尔滨医科大学大庆校区）

李俊波（长治医学院）

杨艳杰（漯河医学高等专科学校）

张　悦（河西学院医学院）

陈常兴（山东医学高等专科学校）

施伟梅（赣南医学院）

秦子平（广西科技大学医学院）

主编简介与寄语

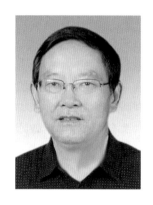

陈常兴，教授。山东医学高等专科学校化学教研室主任，中国化学会医用化学教学研究会理事，山东省高等学校教学管理先进个人，省卫生计生委优秀教育工作者。从事化学教学和科研工作 36 年。专业方向为医用化学和有机化学。主编国家级规划教材《医用化学》（第 7 版）等 10 种。发表学术论文 26 篇，教育教学研究论文 6 篇。山东省精品课程"分析化学（2007 年）"负责人。主持省、市级科研课题 10 项，获山东省高等教育教学成果二等奖 1 项，山东省高等学校优秀科研成果二等奖 1 项，临沂市科技进步二等奖 2 项。

写给同学们的话——

学习犹如登山，拾阶而上才是捷径。化学之于医学，就是这个长阶梯中最初的台阶，它是理解生命过程和疾病形成机制的微观图景，也是进而选择诊疗方案的内在依据。登上山顶，才能领略无限风光，吸纳天地之灵气，成就最好的自己。

主编简介与寄语

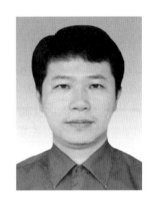

秦子平，副教授。广西科技大学医学院基础医学部主任，广西卫生系统优秀教育工作者。从事化学教学 30 余年。主要专业方向为有机化学和医用化学。主编、副主编国家级规划教材 10 本，参编高职高专、本科教材 10 余本。发表省级以上科研论文 10 余篇。主持广西壮族自治区级精品课程"常用分析化学实验技术"。制作的"化学教学网"获中华医学会教育技术分会网站比赛二等奖和中国教育技术协会网站比赛二等奖。指导教师参加全国医学（医药）院校青年教师教学基本功比赛，获二等奖；指导学生参加广西高校大学生化学技能竞赛，获二等奖。

写给同学们的话——

化学与医学有着密不可分的联系。人体本身就是一个复杂的化学反应系统，每时每刻都在进行着各种形式的化学反应。医用化学是一门重要的医学基础课，只有掌握了化学的基本理论、基础知识和基本技能，打牢基础，强基固本，才能为后续课程的学习奠定良好的化学基础。

前　言

《医用化学》(第 8 版)在继承上一版的基本框架和主要内容的基础上进行修订,贯彻落实党的二十大精神进教材要求,坚持"三基、五性、三特定"和"必需、够用、实用"原则,体现职业教育特点和为后续课程服务的思想,适当淡化学科意识,适应医学教育改革的需要,为培养适合从事基层医疗卫生工作的专门人才服务。教材注重传承与创新,把握内容的深度和广度,强调系统性,重视培养学生的逻辑思维能力和微观思维方式,突出职业教育的特点,强化素质教育,符合学生的认知规律。

本教材共 16 章,理论部分按授课 42 学时编写,实验指导部分共 12 个实验,各院校可酌情选用。

主要修订内容如下:

1. 在总体布局上,增加"物质结构"和"烃"两章内容;"立体异构"一章改为"对映异构";增加了 2 个实验;"学习视角"是第 7 版教材的特色之一,因篇幅所限,第 8 版教材将其编入"数字内容"中。

2. 为推进教材的信息化建设水平,适应教改的需要,教材中以二维码形式体现"数字内容",便于学生自主学习和课后复习。

3. 附有各章部分练习题参考答案,供学习参考。

本教材供全日制高等职业教育临床医学专业使用,也适于医学技术类、护理类和预防医学类等专业使用。

本教材在编写过程中,得到了各编者所在单位及有关专家的大力支持和帮助,在此表示诚挚的谢意。教材内容汲取了其他优秀教材的精华,对本书所引用文献资料的编著者深表谢意。

鉴于编者水平有限,加之时间仓促,教材中难免存在不足,敬请同行专家和广大师生不吝指教。

陈常兴　秦子平

2023 年 10 月

目 录

第一章　绪　论

学习目标

1. 掌握：化学的研究对象；医用化学的主要内容。
2. 熟悉：化学与医药学的关系；医用化学的地位和作用。
3. 了解：医用化学的学习方法。
4. 能力：构建化学—医用化学—医学课程—职业岗位的关系，通过知识的迁移，获取新知识。
5. 素质：培养理性思维方式，从"微观"上认识抽象问题；形成从生命现象提出问题—用所学知识分析问题—用原理解决问题的科学思维素质。

案例导学

自从有了人类，化学便与其结下了不解之缘。人类研究和利用化学的历史始于太古时期，从钻木取火、陶器制作、金属冶炼、药物应用到近现代化学理论的建构以及新型化合物的合成等，化学极大地促进了社会生产力的发展，改变了世界的境况，成为人类社会进步的标志，它在医学的发展和进步中发挥着巨大的作用。

问题：

1. 请谈谈化学在人类社会发展中有哪些重要的作用？
2. 请列出与医学相关的5个以上化学名词，并说说它们的一些具体应用。
3. 根据掌握的素材和体会，请以"化学对医学发展的作用"为主题进行5min的演讲。

一、化学研究的对象

自然界是由物质构成的，实物和场是物质的两种基本形态。实物具有静止质量，如分子、原子和电子等；场没有静止质量，如电场、磁场等。化学的研究对象主要是实物（通常称为物质）。化学是研究物质的组成、结构、性质及其变化规律的一门科学。

化学是历史悠久而又充满活力的自然科学，是人类认识、改造自然的重要方法和有力工具。化学的发展经历了实践、认识、再实践、再认识，不断提高的过程，其研究的内容也逐渐丰富。19世纪末，人们相继提出了科学元素论、原子-分子论，发现了元素周期律，形成了比较完整的化学理论体系，相继建立了无机化学、有机化学、分析化学和物理化学四大化学基础学科。从20世纪开始，化学在理论、研究方法、实验技术和应用方面都发生了深刻地变化，又衍生出许多新的分支，如高分子化学、生物化学和分子生物学等。同时，化学在其发展过程中还与其他学科相互渗透、相互融合、相互交叉，形成了多种边缘学科和交叉学科，如医用化学、药物化学和环境化学等。化学已被公认为是一

图片：化学
是中心科学

门中心科学（central science）。在不同的历史时期，化学对推动社会的发展和人类文明的进程都起着重要的作用。可以预期，化学的发展必将对生命科学、环境科学等相关学科的研究起到极其重要的作用。

二、化学与医学的关系

医学是研究人类与疾病斗争的科学，它研究人体中生理、心理和病理现象的规律，从而寻求预防、诊断和治疗疾病的有效方法，以保障人类健康。化学是医学发展和前进的基础，疾病的发生、发展、预防、诊断和治疗无不与化学有关。化学与人类的生活、健康息息相关，已渗透到人们的衣食住行、生老病死之中。

人和大自然都是由化学元素组成的。人体本身是一个复杂的化学反应系统，每时每刻都在进行着各种形式的化学反应，只不过这些反应比体外反应更复杂、更高效、更精确。生命现象和生命过程是一系列复杂的生命物质之间相互作用、相互制约、彼此协调的变化过程。

美国生物学家、诺贝尔生理学或医学奖获得者亚瑟•科恩伯格（Arthur Kornberg）认为："人类的形态和行为……都是由一系列各负其责的化学反应来决定的……，生命的许多方面都可用化学语言来表达，这是一个真正的世界语。"

化学与医学的关系，主要表现在四个方面。

1. 医学的发展离不开化学　古代，人类在炼金术、炼丹术和医药学的实践中获得了初步的化学知识，化学从一开始就与医药学结下了不解之缘。我国明代李时珍所著的《本草纲目》（1596）中载有药物1892种，被西方称为"东方医药学巨典"。它不仅是一个药学的巨典，也是一个化学的宝库。书中不但对药物的化学性质作了详尽地描述，还对蒸馏、蒸发、升华、重结晶等化学操作技术也有详细记述。16世纪的欧洲化学家也提出化学要为医治疾病制造药物。1800年，英国化学家戴维（H.Davy）发现了一氧化二氮的麻醉作用，继而又发现了更好的麻醉剂——乙醚和普鲁卡因等，麻醉剂被成功地用于无痛外科手术和牙科手术。1932年，德国科学家多马克（G.Domagk）发现一种偶氮磺胺染料可以治疗细菌性败血症，诞生了第一个磺胺类抗菌药——百浪多息。在此启发下，科学家先后研制出抗生素、抗病毒药和抗肿瘤药数千种，使许多长期危害人类健康和生命的疾病得到有效控制。1972年，我国科学家屠呦呦从青蒿中提取出了青蒿素，用于治疗疟疾，拯救了无数的生命，并于2015年获得诺贝尔生理学或医学奖。这些重要药物的发现无不与化学技术的应用有关，显示着化学在医学和人类文明进步中发挥的巨大作用。

20世纪初，化学家着手研究糖、维生素和血红素等生物小分子。20世纪50年代又对核酸、蛋白质等生物大分子的研究取得了重大突破。由此诞生了分子生物学，并导致围绕基因的一系列研究，使人们对生命的认识深入到分子水平，对医学和生物科学产生了重大影响，为人类根治疾病、延长寿命展现了光明的前景。21世纪初，科学家完成了具有划时代意义的人类基因组计划，确定了人体细胞核中遗传性DNA的全部物质（即基因组），测定了其中每种基因的化学序列。有理由相信，在21世纪，一些遗传病、艾滋病和癌症将不再是不治之症。

人们在长期的社会生活实践和科学研究中逐步形成了这样的共识——医学的发展和进步离不开化学。A.Kornberg提出的"把生命理解为化学"的著名论断，对化学与医学的关系做了十分精辟的论述和定位。

2. 用化学原理和方法诊断疾病　运用化学原理和方法可以对人体组织和体液进行分析检验，了解机体物质代谢状况，为诊断疾病提供科学依据。例如，常用化学方法检测血液、尿液中的葡萄糖的含量诊断糖尿病；可用测定血中胆红素水平及转氨酶活性等变化诊断肝胆系统疾病；可以检测血液和尿液中尿素和肌酐的含量判断肾脏功能；可以检测血液中心肌钙蛋白的含量用于诊断心肌损伤等；还可以应用先进的化学手段来测定基因的结构、基因的序列，甚至去改变基因的结构，为人类诊断、抵抗遗传性疾病以及恶性肿瘤等现阶段无法治疗的疾病提供一种可能的方法。

3. 用药物治疗疾病　药物是防治疾病、调节机体功能和提高生命质量的物质基础，其主要作用是帮助机体调整因疾病导致的各种异常变化，表现在五个方面：①抑制或杀死病原微生物，帮助机体战胜感染；②提高或降低人体生理生化功能，改善患病机体紊乱的功能；③补充机体缺乏的必需物

笔记

质，使人体得以恢复健康；④促进有害物质的排出，对抗或解除机体毒性反应；⑤抑制肿瘤细胞的分裂增殖，显著改善病人的生存质量。

药物的药理作用和疗效与其化学结构及性质密切相关。例如，青霉素 G 能杀死革兰阳性菌，可用于治疗各种炎症；碳酸氢钠等是临床上常用的抗酸药，主要用于治疗糖尿病等引起的代谢性酸中毒等；钙是人体必需元素，缺钙将造成手足抽搐、骨质疏松等疾病，老人和儿童常需服用葡萄糖酸钙等药物以防止钙缺乏。药物在疾病的预防和治疗过程中发挥着重要的作用。越来越多的科学家为开发利用新的药物而进行不断地探索和试验。药物的研发、生产、鉴定和保存等都有赖于丰富的化学知识。

4．预防疾病　"防病胜过治病"，预防为主。在卫生监督、疾病预防等方面，如水质检验，空气质量检测，劳动卫生及环境的检测，食品安全与质量，传染病的预防等都应用了化学的原理和方法。

化学与医学密切相关，同时随着医学科学的飞速发展，化学在医学研究和发展中处于更加重要地位。例如，人造器官、血浆代用品在临床上的使用，放射性核素疗法在临床上的广泛应用，分子生物学、化学治疗学等不断取得新进展等。

图片：中国首次人工合成结晶牛胰岛素

三、医用化学的地位和作用

美国化学家布莱斯罗（R.Breslow）指出："考虑到化学在了解生命中的重要性和药物化学对健康的重要性，在医务人员的正规教育中包括不少化学课程一事就不足为奇了……今天的医生需要为化学在人类健康中起着更大作用的明天做好准备"。在国内外医学高等教育中，历来都将化学作为重要的基础课。医用化学的内容是根据临床医学专业的特点及需要选定的，主要包括水溶液的性质、有关理论及应用，配位化合物，有机化合物的结构、性质及应用和化学实验等。医用化学的任务是为学生提供与临床医学专业相关的化学基本概念、基本原理及其应用知识，同时通过实验课的训练，让学生掌握基本实验技能，建立定量概念，培养学生的动手能力。医用化学的目的，一是提高医学生的科学文化素质，培养理性思维方式，开发智能；二是为后续课程提供必要的基础知识，如生物化学、药理学等；三是帮助学生获得从化学的角度发现问题、分析问题和解决问题的能力，为将来从事专业工作提供更多的思路和方法；四是为生活服务，即使将来从事的工作并不涉及系统的医学知识，生活依然离不开化学。

四、怎样学好医用化学

大学和中学学习方法不同，中学精讲多练，大学课程内容多，信息量大，精简有度。学生应尽快适应大学课程的教学规律，在掌握学科基础知识和基本技能的同时，养成良好的学习习惯，变"要我学"为"我要学"，探讨适于自己的学习方法，培养较强的自学能力，提高发现问题、分析问题和解决问题的能力。

医用化学的特点是概念繁多，内容抽象，理论性强。要学好医用化学，应注意以下五方面内容。①做好预习：课前，通览全章，掌握概要，对重点、难点有所了解；②认真听课：紧跟教师思路，积极思考，弄懂基本概念、基本原理；③及时复习：消化、巩固所学知识；④重视实验：加深理解和巩固理论知识，训练实验基本技能，培养严谨求实的科学态度和思维方法；⑤理解记忆：学会分析、对比、归纳和迁移等方法，形成自己的学习方法，掌握概念、原理，构建结构 - 性质 - 应用关系，在理解基础上记忆，做到熟练掌握，灵活运用。

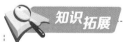
知识拓展

医药化学学派

在科学史上，医药化学学派不仅是一个生理学派，还是一个非常重要的化学学派，在近代化学的形成、确立和发展过程中产生了广泛而又深刻的影响。该学派从化学方面解释生命现象，并基于这种观点建立医疗体系的 17 世纪医学派别之一，代表人物是巴拉赛尔苏斯（P.A.T.Paracelsus），赫尔蒙特（J.B.van Helmont）和西尔维斯（F.Franciscus Sylvius）。

巴拉赛尔苏斯，瑞士医学家、化学家。他认为人体内存在三种要素——盐、硫和汞，盐是不挥发、不可燃的要素；硫是可燃的；汞是可溶和挥发的。他把它们分别比做身体、灵魂和精神，并认为三种要素的增减决定着机体的健康、疾病、生存和死亡。他认为应把人体的生理活动看作是一个化学过程，将化学应用到医学上来，主张从化学的角度研究医学和生理学，促进了医学生理学和化学的发展。他提倡用化学药物治疗疾病，从而开创了"化学医术"的新医学。

赫尔蒙特研究了巴氏的化学和医学著作，深信生命基本上是一种化学现象，生命本质是一种化学过程。

西尔维斯继承了前两者用化学阐释生命现象的传统并发扬光大，抛弃了医药化学学派中的灵气论和神秘主义倾向，大胆提出生命体的生理过程和非生命体的化学过程是一回事，如此从理论上说，一切生命现象都可以在实验室里得到再现。这些思想同当时生机论者解释生命的观点相对立，对推动医学研究向前发展作出了积极贡献。

学习视角

本章小结

绪论	学习要点
概念	化学：在原子 - 分子水平上研究物质的组成、结构、性质及其变化规律的科学
内容	化学基本理论、原理；有机物的结构、性质和应用；化学实验
任务	掌握化学基本理论、基本知识和基本技能
目的	提高化学科学素质，培养理性思维方式，为后续课程奠定化学基础，为今后工作和生活服务
方法	课前预习，认真听课，及时复习，重视实验，理解记忆，归纳总结

（陈常兴）

笔记

第二章　溶液

学习目标

1. 掌握：溶液组成标度表示方法；渗透现象产生的条件；渗透压力在医学上的意义。

2. 熟悉：渗透压力与浓度、温度的关系及其计算。

3. 了解：质量分数、体积分数及其计算。

4. 能力：具备正确判断高渗液、等渗液和低渗液及其渗透方向，并应用于输液等医学实践的能力。

5. 素质：能应用渗透原理解释溶血、水中毒和水肿等现象。

案例导学

生命离不开溶液，人的体液如血液、组织液和淋巴液等都是溶液，它是细胞生活的内环境。体液有一定的组成、含量和分布，这对于维持人体的正常生理功能是十分必要的。生命体内的化学反应都是在体液中进行的。当机体代谢障碍时，将导致体液的组成发生改变，进而影响人体正常的生理功能，严重时将会危及生命。

问题：

1. 请你列举生活中与渗透现象有关的几个例子。

2. 你知道临床治疗中，给病人输液时应注意哪些问题吗？

3. 慢性肾炎或肝功能障碍常引起下肢水肿，你能利用所学的化学知识分析水肿产生的原因吗？

溶液是由溶质与溶剂组成的均匀、稳定的分散系统。溶液可以以气态、液态或固态三种状态存在。通常所说的溶液是指液态溶液，在没有特别说明的情况下是指水溶液。

溶液与生命现象有密切关系。人体内的血液、组织间液及各种腺体分泌液等体液都是溶液，机体的新陈代谢必须在溶液中进行；临床上许多药物常配成溶液后使用；因此，掌握溶液的有关知识对于后续课程的学习和医学研究是非常重要的。本章主要介绍溶液组成标度的表示方法和溶液的渗透压力。

第一节　溶液的组成标度

溶液的组成标度是指一定量的溶剂或溶液中所含溶质的量。医学上常用以下几种表示法。

一、物质的量浓度

溶质 B 物质的量 n_B 除以溶液的体积 V 称为物质 B 的物质的量浓度（amount of substance concentration），

简称为 B 的浓度。用符号 c_B 表示,也可写成 $c(B)$。即

$$c_B = \frac{n_B}{V} \tag{2-1}$$

物质的量浓度的国际单位(SI 单位)是 mol/m^3,医学上常用 mol/L、mmol/L 和 μmol/L 等。

本书用 c_B 表示物质 B 的浓度,而用 [B] 表示 B 的平衡浓度。

在使用物质的量浓度时,必须指明物质的基本单元,如 $c_{(H_2SO_4)}$、$c_{(HCl)}$ 等。B 的物质的量 n_B 与 B 的质量 m_B、摩尔质量 M_B 之间的关系可用下式表示:

$$n_B = \frac{m_B}{M_B} \tag{2-2}$$

例 2-1 正常人 100ml 血清中含 100mg 葡萄糖,计算血清中葡萄糖的物质的量浓度。

解: 葡萄糖的摩尔质量为 180g/mol,根据式(2-1)和式(2-2)可得:

$$c_{(C_6H_{12}O_6)} = \frac{n_{(C_6H_{12}O_6)}}{V} = \frac{m_{(C_6H_{12}O_6)}/M_{(C_6H_{12}O_6)}}{V}$$

$$= \frac{100mg/(180g/mol)}{0.10L} = 5.6mmol/L$$

二、质量浓度

溶质 B 的质量 m_B 除以溶液的体积 V 称为物质 B 的质量浓度(mass concentration),用符号 ρ_B 表示。

$$\rho_B = \frac{m_B}{V} \tag{2-3}$$

质量浓度的 SI 单位是 kg/m^3,医学上常用 g/L、mg/L 和 μg/L 表示。

WHO 建议,在医学上表示物质的浓度时,凡是相对分子质量已知的物质,均用物质的量浓度表示;对于相对分子质量未知的物质,则可用质量浓度来表示。对于注射液,在多数情况下,标签上应同时标明质量浓度和物质的量浓度,如静脉注射用的生理盐水,应同时标明 $\rho_{(NaCl)} = 9.0g/L$,$c_{(NaCl)} = 0.15mol/L$。

物质 B 的质量浓度 ρ_B 与物质的量浓度 c_B 和摩尔质量 M_B 之间的关系为:

$$\rho_B = c_B \cdot M_B \tag{2-4}$$

例 2-2 100ml 生理盐水中含 0.90g NaCl,计算该溶液的质量浓度和物质的量浓度。

解: 根据式(2-3)得:

$$\rho_{(NaCl)} = \frac{m_{(NaCl)}}{V} = \frac{0.90g}{0.10L} = 9.0g/L$$

根据式(2-4)得:

$$c_{(NaCl)} = \frac{\rho_{(NaCl)}}{M_{(NaCl)}} = \frac{9.0g/L}{58.5g/mol} = 0.15mol/L$$

三、质量分数

溶质 B 的质量 m_B 除以溶液的质量 m 称为物质 B 的质量分数(mass fraction),用 ω_B 表示。

$$\omega_B = \frac{m_B}{m} \tag{2-5}$$

其中,m_B 和 m 的单位必须相同,质量分数无单位,可以用小数或百分数表示。例如,市售浓硫酸的质量分数为 $\omega_B = 0.98$ 或 $\omega_B = 98\%$。

质量分数 ω_B 与物质的量浓度 c_B 之间的关系为:

$$c_B = \frac{\omega_B \cdot \rho}{M_B} \tag{2-6}$$

式(2-6)中 ρ 表示物质 B 的密度,常用单位为 g/ml。

例 2-3 质量分数 ω_B 为 0.37 的盐酸溶液,其密度 ρ 为 1.19kg/L,问该盐酸溶液的物质的量浓度是多少?

解: 已知 $\rho = 1.19$kg/L,$M_{(HCl)} = 36.5$g/mol

根据式(2-6)得:

$$c_{(HCl)} = \frac{\omega_{(HCl)} \cdot \rho}{M_{(HCl)}} = \frac{0.37 \times 1.19 \times 1000 \text{g/L}}{36.5 \text{g/mol}} = 12.06 \text{mol/L}$$

四、体积分数

在一定的温度和压力下,溶质 B 的体积 V_B 与溶液的体积 V 之比称为物质 B 的体积分数(volume fraction),用 φ_B 表示。

$$\varphi_B = \frac{V_B}{V} \tag{2-7}$$

其中,V_B 和 V 的单位必须相同,体积分数无单位,可以用小数或百分数表示。如消毒用酒精溶液的体积分数为 $\varphi_B = 0.75$ 或 $\varphi_B = 75\%$。体积分数常用于溶质为液体的溶液。

例 2-4 配制 500ml 消毒用的乙醇溶液,需无水乙醇多少 ml?若改用 $\varphi_B = 0.95$ 乙醇,需该乙醇多少 ml?

解: 消毒用的乙醇溶液 $\varphi_B = 0.75$,由式(2-7)可得:$V_B = V \cdot \varphi_B = 500$ml $\times 0.75 = 375$ml

量取 375ml 无水乙醇,用水稀释至 500ml 即得消毒用的乙醇溶液。

设需 $\varphi_B = 0.95$ 的乙醇 V_1ml,依据溶液稀释前后溶质的物质的量不发生改变,即 $c_1 \times V_1 = c_2 \times V_2$,有

$$V_1 = \frac{c_2 \cdot V_2}{c_1} = \frac{0.75 \times 500 \text{ml}}{0.95} = 395 \text{ml}$$

即量取 395ml 95% 乙醇,用水稀释至 500ml 即得消毒用的乙醇溶液。

第二节 溶液的渗透压力

一、渗透现象和渗透压力

将一滴红墨水滴进一杯清水中,不久整杯水会呈红色;在一杯清水中加入少量浓蔗糖溶液,不久整杯水都会有甜味,最后得到浓度均匀的溶液,这种现象称为扩散(diffusion)。扩散是一种双向运动,是溶质分子和溶剂分子相互运动和迁移的结果。只要两种不同浓度的溶液相互接触,都会发生扩散现象。

如果溶液与纯水不直接接触,而用一种只允许溶剂(如水)分子自由透过而溶质(如蔗糖)分子不能透过的半透膜(semi-permeable membrane)将蔗糖溶液与纯水隔开,会有什么现象呢?

(一)渗透现象

将蔗糖溶液与纯水分别装入用半透膜隔开的 U 型管两侧,并使其液面处于同一水平,如图 2-1a。不久便可发现溶液的液面升高,如图 2-1b。若将纯水换成稀溶液,浓溶液的液面也会升高。这种溶剂分子通过半透膜由纯溶剂进入溶液或由稀溶液进入浓溶液的现象称为渗透(osmosis)。渗透是特殊条件下的扩散现象。产生渗透现象必须具备 2 个条件:一是有半透膜存在;二是半透膜两侧溶液存在浓度(渗透浓度)差。半透膜的种类多种多样,通透性也不相同。常用的半透膜有人造羊皮纸、火棉胶等,动物体的细胞膜、毛细血管壁、膀胱膜和肠衣等都是生物半透膜。

理想的半透膜只允许溶剂水分子自由通过。由于膜两侧溶液浓度不同,单位体积内水分子数目不等,蔗糖溶液中水分子数目相对地比同体积的纯水少,单位时间内由纯水透过半透膜而进入蔗糖溶液中的水分子数,比由蔗糖溶液透过半透膜而进入纯水的水分子数多,即扩散速率不同,水分子从纯水(或较稀溶液)向溶液(或较浓溶液)透过的速率大于反向的速率,结果蔗糖溶液的体积增大,导

动画:渗透现象

致其液面逐渐上升,而纯水的液面逐渐下降,直至一定的高度后便不再改变,达到渗透平衡(osmotic equilibrium)。渗透平衡是一种动态平衡,此时水分子透过半透膜向两个方向移动的速率相等。

渗透方向总是由水分子数较多的一方指向水分子数少的一方。渗透现象发生的结果缩小了膜两侧溶液的浓度差。

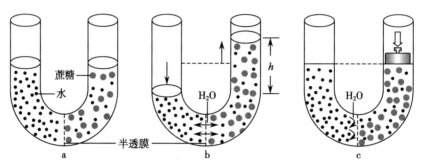

图 2-1　渗透现象与渗透压力示意图

图片:渗透压力

(二)渗透压力

上述半透膜分隔开的蔗糖溶液和纯水达渗透平衡时,两侧的液面高度不一致。若在图 2-1a 状态下,欲使膜两侧液面的高度相等并保持不变,则必须在蔗糖溶液液面上施加一额外压力才能实现(图 2-1 c)。这种施加于溶液液面而恰能阻止渗透现象产生的额外压力,称为该溶液的渗透压力(osmotic pressure)。若被半透膜隔开的是两种不同浓度的溶液,为阻止渗透现象发生,应在较浓溶液液面上施加一额外压力,这一压力是两溶液的渗透压力之差。渗透压力的大小表明了溶液吸引溶剂分子渗入的能力。它只有在半透膜存在且膜两侧溶液有浓度差时才表现出来。

如果选用一种高强度耐高压的半透膜把纯水和溶液隔开,在液面上方施加的外压大于渗透压力,则溶液液面降低,溶液中会有更多的溶剂分子通过半透膜进入纯水一侧,这种逆向渗透称为反向渗透(reverse osmosis)。此技术常用于从海水中提取淡水和三废(废水、废液、废渣)治理中处理废水,医药上用此法制备注射用水。

渗透现象广泛存在,在动植物的生命和生活过程中起着重要作用。如血液、细胞液和组织液必须具有相同的渗透压力;植物对水分和养料的吸收等是通过渗透作用;人在淡水、海水中游泳时,眼睛的感觉不一样;海水鱼和淡水鱼不能交换生活环境;咸菜久置不易变质等。

二、渗透压力与浓度、温度的关系

1886 年,荷兰化学家范特荷甫(J.H.Van't Hoff)根据实验数据提出了难挥发性非电解质稀溶液渗透压力与浓度、温度之间的关系式:

$$\Pi = cRT \tag{2-8}$$

式中,Π 为溶液的渗透压力,单位是 kPa;c 为非电解质稀溶液的物质的量浓度,单位为 mol/L;R 为气体常数,值为 8.31kPa·L/(mol·K),T 为绝对温度。

由上式可知,难挥发性非电解质稀溶液的渗透压力与溶液的物质的量浓度及绝对温度成正比,这个规律称为渗透压力定律或范特荷甫定律。它表明了在一定温度下,难挥发性非电解质稀溶液的渗透压力只与单位体积溶液中的溶质微粒数成正比,而与溶质的本性(如种类、大小、分子或离子等)无关。

对于非电解质溶液,在相同温度下,只要物质的量浓度相同,单位体积内溶质颗粒数目就相等,它们的渗透压力也必定相等。

例 2-5　计算 0.30mol/L 葡萄糖溶液在 37℃时的渗透压力。

解:由渗透压力定律,得:

$$\Pi = cRT = 0.30 \times 8.31 \times (273 + 37) = 772.8\text{kPa}$$

对于电解质溶液,由于其在溶液中发生解离,单位体积溶液内所含的溶质颗粒数目要比相同浓度的非电解质溶液多,使得溶质的粒子总浓度增加,故渗透压力也增大。因此在计算电解质稀溶液的渗

透压力时,在公式中应引进一个校正因子 i,即:

$$\Pi = icRT \tag{2-9}$$

i 可近似看作是电解质的一个"分子"在溶液中能产生的质点数。溶液越稀,i 越趋近于电解质能够解离出的正、负离子的总数。如 NaCl 的 $i \approx 2$,Na_2SO_4 的 $i \approx 3$。因而 0.1mol/L NaCl 溶液的渗透压力近似是 0.1mol/L 葡萄糖溶液渗透压力的 2 倍。同理,0.1mol/L Na_2SO_4 溶液的渗透压力大于 0.1mol/L NaCl 溶液的渗透压力。可见,式(2-9)中的 ic 是各种溶质粒子浓度的总和或总浓度。

三、渗透压力在医学上的意义

渗透压力与医学关系十分密切,因为机体的许多膜结构如细胞膜、膀胱膜和毛细血管壁等都具有半透膜的性质,因而人体的血液、细胞液和细胞间液等体液的渗透压力对维持机体的正常生理功能、健康状况起着重要的调节作用。临床上输液以及对水盐平衡失调如水肿等病人的处置都必须要考虑溶液的渗透压力大小,所以渗透压力在医学上具有重要的意义。

(一)渗透浓度

在一定温度下,渗透压力的大小只与单位体积溶液中的溶质粒子数成正比。将溶液中能产生渗透效应的溶质粒子(分子或离子)统称为渗透活性物质。渗透浓度(osmolarity)定义为渗透活性物质的量除以溶液的体积,亦即是指溶液中能产生渗透现象的各种溶质粒子(分子或离子)的总的物质的量浓度,用符号 c_{os} 表示,其常用单位为 mol/L 或 mmol/L。

根据渗透压力定律,在一定温度下,对任一稀溶液,其渗透压力与稀溶液的渗透浓度成正比。在相同温度下,若比较两种溶液的渗透压力大小,只需比较它们的渗透浓度即可。由于人体的温度变化不大,因此医学上常用渗透浓度来表示溶液渗透压力的大小。

例 2-6 计算 50.0g/L 葡萄糖溶液和 9.0g/L NaCl 溶液的渗透浓度,并比较它们的渗透压力大小。

解: 葡萄糖为非电解质,$i = 1$;而 NaCl 为强电解质,$i = 2$,其渗透浓度分别为:

$$c_{os(C_6H_{12}O_6)} = \frac{\rho_{(C_6H_{12}O_6)}}{M_{(C_6H_{12}O_6)}} = \frac{50.0\text{g/L}}{180\text{g/mol}} = 0.278\text{mol/L} = 278\text{mmol/L}$$

$$c_{os(NaCl)} = 2c_{(NaCl)} = \frac{2 \times 9.0\text{g/L}}{58.5\text{g/mol}} = 2 \times 0.154\text{mol/L} = 308\text{mmol/L}$$

因为 $c_{os(NaCl)} > c_{os(C_6H_{12}O_6)}$,所以 NaCl 溶液的渗透压力大于葡萄糖溶液的渗透压力。

(二)等渗、高渗和低渗溶液

在一般意义上讲,相同温度时,渗透压力相等的溶液称为等渗溶液(isotonic solution)。对于渗透压力不等的溶液,其中渗透压力高的称为高渗溶液(hypertonic solution),渗透压力低的称为低渗溶液(hypotonic solution)。

在医学上,判断溶液渗透压力的高低以正常人体血浆总渗透压力为标准衡量。渗透压力低于血浆总渗透压力的溶液称为低渗溶液;渗透压力高于血浆总渗透压力的溶液称为高渗溶液;与血浆渗透压力相等的溶液称为等渗溶液。在 37℃时,正常人体血浆总渗透压力为 720~820kPa,相当于血浆中能产生渗透效应的各种溶质质点的总浓度(即渗透浓度)为 280~320mmol/L 所产生的渗透压力。故临床上规定,凡渗透浓度在 280~320mmol/L 的溶液称为等渗溶液,低于 280mmol/L 的溶液称为低渗溶液,而高于 320mmol/L 的溶液称为高渗溶液。9.0g/L NaCl 溶液、50.0g/L 葡萄糖溶液、19.0g/L 乳酸钠溶液、12.5g/L $NaHCO_3$ 溶液等都是常用的等渗溶液。

渗透作用在生命过程中具有重要的意义。它是机体组织细胞内外水分子分布的原动力。细胞膜、毛细血管壁等生物半透膜对不同物质具有不同的渗透性和选择性,这种性质在某种程度上取决于溶质颗粒的大小及其浓度。

在临床治疗中,输液是一种常用的手段。大量输液时应使用等渗溶液,以维持机体正常的渗透压力,保持血管内、外及细胞内、外液的渗透平衡,维持细胞的正常形态与功能。

例如,给病人换药时,通常用与组织细胞液等渗的生理盐水冲洗伤口,如用纯水或高渗盐水则会引起疼痛。配制的眼药水必须与房水的渗透压力相同,否则也会刺激眼睛而疼痛。在治疗时,不能因输液而影响血浆渗透压力,否则会使体液内水分的调节发生紊乱,引起细胞变形和破裂。

现以红细胞在不同浓度的 NaCl 溶液中的形态变化为例,说明溶液渗透压力的高低对机体的影响。若将红细胞置于低渗溶液(3.0g/L NaCl 溶液)中,如图 2-2a 所示,水分子主要向细胞内渗透,在显微镜下可以观察到红细胞逐渐肿胀最后破裂而出现溶血现象。若将红细胞置于高渗溶液(15.0g/L NaCl 溶液)中,如图 2-2b 所示,水分子主要向细胞外渗透,在显微镜下可以观察到红细胞皱缩,医学上称为胞浆分离现象。若此种现象发生在血管内,则会造成"栓塞"。只有将红细胞置于等渗溶液(9.0g/L NaCl 溶液)中才能保持正常形态,如图 2-2c 所示,此时红细胞膜内外渗透压力相等,体系处于渗透平衡状态。

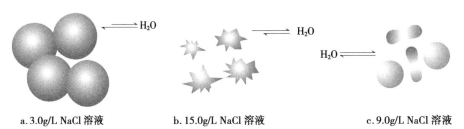

a. 3.0g/L NaCl 溶液   b. 15.0g/L NaCl 溶液   c. 9.0g/L NaCl 溶液

图 2-2 红细胞在不同浓度 NaCl 溶液中的形态

0203

案例:外伤合并海水浸泡致昏迷一例

由于临床上某些治疗的需要,有时也使用高渗溶液,如亟需提高血糖用的 500g/L 葡萄糖溶液和治疗脑水肿用的高渗山梨醇溶液等,但必须严格控制用量和滴注速度。用量要少、滴注速率要小,这样进入血液的高渗溶液被大量流动的血液稀释,才能避免由于局部高渗而导致机体内水分调节失衡及细胞的变形和破坏等不良后果。

(三)晶体渗透压力和胶体渗透压力

人的体液中含有大量的水和溶解物质。根据存在的部位不同,体液可分为细胞内液和细胞外液两部分。细胞外液又分为组织液和血浆两类,组织液是指存在于组织细胞周围的组织间隙中的液体,它是细胞内液和血浆之间进行物质交换的媒介;血浆是血液的液体部分,其中水分占 90%~92%,血浆蛋白、电解质和营养素等占 8%~10%。在医学上,习惯把电解质(如 NaCl、$NaHCO_3$ 等)、小分子物质(如葡萄糖、氨基酸和尿素等)统称为晶体物质,由它们产生的渗透压力称为晶体渗透压力(crystalloid osmotic pressure);而把高分子物质(如蛋白质、核酸等)称为胶体物质,由它们产生的渗透压力称为胶体渗透压力(colloidal osmotic pressure)。血浆渗透压力是这两种渗透压力的总和,其中晶体渗透压力占总渗透压力的 99.5%。如 37℃时,血浆的总渗透压力约为 770kPa,其中胶体渗透压力仅为 2.9~4.0kPa。

人体内存在许多半透膜,如细胞膜和毛细血管壁等,由于它们的通透性不同,晶体渗透压力、胶体渗透压力表现出不同的生理作用。

细胞膜将细胞内液和细胞外液隔开,它允许水分子自由通过,而 K^+、Na^+ 等却不易自由通过。因此,晶体渗透压力对调节细胞内外水盐平衡,维持细胞正常形态和细胞膜的完整性起着重要作用。若由于某种原因引起人体缺水,则细胞外液中盐的浓度将要相对增大,晶体渗透压力升高,细胞内液中的水分子就要透过细胞膜而渗入细胞外液,造成细胞内失水。如果大量饮水或输入过多的低渗溶液,甚至输入过多的等渗葡萄糖溶液(葡萄糖在人体内很易被消化吸收而使浓度减低),则使细胞外液中晶体物质的浓度减小,晶体渗透压力降低,从而引起细胞外液中的水分子向细胞内液渗透,造成细胞膨胀,严重时产生水中毒。

毛细血管壁和细胞膜不同,它允许水分子、无机盐和葡萄糖、氨基酸等小分子物质自由透过,而不允许蛋白质等高分子物质通过。因此,胶体渗透压力对调节毛细血管内外水盐平衡及维持血容量起着主要的作用。若由于某些疾病原因(如慢性肾炎或肝功能障碍等)造成血浆蛋白质含量减少,使胶体渗透压力降低,血浆中的水分子和小分子物质就会透过毛细血管壁进入组织间液,致使血容量减低,组织间液增多,这是形成水肿的原因之一。因此,临床上对大面积烧伤或由于失血等原因造成血容量降低的病人进行补液时,由于这类病人血浆蛋白损失较多,除了补给电解质溶液外,同时还要输入血浆或右旋糖酐等血浆代用品,以恢复血浆胶体渗透压力并增加血容量。

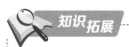

知识拓展

血液透析

血液透析是利用渗透原理,将病人血液与透析液同时连续不断地引入透析器内,两者分别在透析膜(人工半透膜)两侧逆向流动,根据膜平衡渗透原理,借助于膜两侧的溶质梯度、渗透梯度和静水压差,通过扩散、对流、吸附等充分进行交换,使血液中的代谢废物(如尿素、尿酸等)进入透析液中,同时透析液中的营养物质或治疗药物进入血液,清除病人血液中的代谢废物、毒素和多余电解质;通过超滤和渗透清除体内多余的水分,而蛋白质、红细胞等则不能透过透析膜,留在血液中,同时调节透析液成分,补充病人所需物质,如碳酸氢根等,从而达到"人工肾"的目的。

血液透析疗法是一种较安全、易行、应用广泛的血液净化方法。血液透析可替代肾脏衰竭而失去的部分生理功能,维系生命,但不能替代其内分泌功能,也不能治愈尿毒症或肾功能衰竭,只是临床救治急、慢性肾衰竭最有效的方法之一。

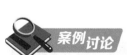

本章小结

溶液	学习要点
概念	渗透现象:分子通过半透膜由纯溶剂进入溶液或由稀溶液进入浓溶液的现象 渗透压力:将纯溶剂和溶液以半透膜隔开,为维持渗透平衡在溶液上方施加的最小压力 渗透浓度:能产生渗透现象的各种溶质粒子的总的物质的量浓度,表示符号 c_{os}
表示法	溶液组成标度:$c_B = n_B/V$;$\rho_B = m_B/V$;$\omega_B = m_B/m$;$\varphi_B = V_B/V$
条件	产生渗透现象必备条件:①有半透膜存在;②半透膜两侧溶液存在渗透浓度差
比较标准	普通标准:两种溶液渗透压力相比,相同者为等渗溶液,高者为高渗溶液,低者为低渗溶液 临床标准:高渗液,$c_{os}>320\text{mmol/L}$;等渗液 $c_{os}=280\sim320\text{mmol/L}$;低渗液 $c_{os}<280\text{mmol/L}$
分类	血浆渗透压力包括晶体渗透压力和胶体渗透压力
作用	晶体渗透压力调节细胞内外水盐平衡,维持细胞形态;胶体渗透压力调节毛细血管内外水盐平衡,维持血容量
意义	输液时遵循等渗原则
应用	利用渗透原理解释水肿和血液透析等

学习视角

案例讨论

病人,男,5岁。因"双下肢浮肿半月"入院。病人入院前半月,无明显诱因出现双下肢凹陷性浮肿,开始未在意,浮肿症状逐渐加重,伴尿量减少,活动乏力,来院就诊。经初步检查,体温和血压正常,神志清醒,精神状态尚佳。眼睑轻度浮肿。心肺查体未见异常。腹部平坦,无压痛及反跳痛。双下肢中度凹陷性浮肿。随后给予病人尿常规、血常规、血生化和肝胆胰脾肾彩超检查,发现病人尿液中有明显的尿蛋白,血浆中的白蛋白明显偏低,肾实质有弥漫性病变,腹腔有积液,确诊为肾病综合征。请利用所学化学知识讨论分析本案例。

(王红波)

案例讨论

扫一扫,测一测

笔记

练习题

一、填空题

1. 正常人血浆的渗透浓度约为_____mmol/L。

2. 在一定温度下,难挥发性非电解质稀溶液的渗透压力只与_____成正比,而与_____无关。

3. 临床上常用的等渗溶液有 NaCl 溶液、葡萄糖溶液、乳酸钠溶液和 $NaHCO_3$ 溶液,它们的质量浓度(g/L)依次为_____、_____、_____和_____。

4. 在相同温度下,对于任何非电解质或电解质溶液,只要粒子_____相等,它们的渗透压力也必定相等。

5. 某病人需补 0.45g Na^+,需生理盐水(质量浓度为 9.0g/L NaCl 溶液)_____ml。

6. 产生渗透现象的条件是_____和_____。

7. 要配制 250ml 体积分数为 0.30 的甘油溶液,需纯甘油_____ml。

8. 某 200ml 氯化钙溶液中含 $CaCl_2$ 11.1g,则该溶液的质量浓度为_____g/L,$c_{(Cl^-)}$ 为_____mol/L。

二、计算题

1. 计算下列溶液渗透浓度 c_{os} 各为多少 mmol/L?

(1) 19g/L 乳酸钠($C_3H_5O_3Na$);

(2) 12.5g/L $NaHCO_3$;

(3) 5.75g/20ml 谷氨酸钠($NaC_5H_8NO_4$)针剂。

2. 将 50g/L 葡萄糖和 9.0g/L NaCl 溶液等体积混合,该混合液是临床上的等渗溶液吗?37℃时,其渗透压力为多少?请通过计算加以说明。

3. 实验测得人血浆渗透压力为 770kPa,当体温为 37℃时,血浆渗透浓度为多少 mmol/L?

4. 某病人需补充 0.01mol Na^+,应补 NaCl 多少 g?若用生理盐水需多少 ml?

5. 用 $\varphi_B = 0.95$ 的乙醇溶液配制 1000ml 消毒乙醇,计算所需 $\varphi_B = 0.95$ 的乙醇溶液的体积。

6. 临床上常用的透析液,每 10 000ml 中含葡萄糖 0.11mol、NaCl 0.95mol、NaAc 0.35mol、KCl 0.01mol、$MgCl_2$ 0.01mol、$CaCl_2$ 0.02mol,计算其渗透浓度,此透析液是等渗溶液吗?

7. 临床上需 1/6mol/L 乳酸钠($NaC_3H_5O_3$)溶液 600ml,如用 112g/L 乳酸钠针剂(20ml/支)配制,需几支?

第三章　电解质溶液

03章课件

学习目标

1. 掌握：缓冲溶液的概念、组成及其缓冲作用机制。
2. 熟悉：弱电解质的解离平衡、解离度；酸碱质子理论；缓冲溶液 pH 的计算。
3. 了解：缓冲容量及其影响因素，缓冲范围。
4. 能力：具备依据缓冲作用机制，解释酸中毒、碱中毒的能力。
5. 素质：能应用缓冲溶液知识，理解机体能够维持 pH 相对稳定的原理，分析酸碱平衡失调的原因。

案例导学

人体的新陈代谢是在体液中进行的。人的体液中存在多种电解质离子，其含量、分布等相对恒定，对维持机体的渗透平衡、酸碱平衡以及神经、肌肉等组织的生理活动有重要意义。

问题：

1. 试从物理和化学的角度分析"缓冲"一词的含义并比较之，说说你所理解的缓冲溶液。
2. 试述缓冲溶液的缓冲作用机制。
3. 日常饮食中，有些人偏爱酸菜等食品，经常食用酸菜的人为何并不会出现酸中毒呢？

电解质（electrolyte）是指在水溶液或熔融状态下能导电的化合物，这些化合物的水溶液称为电解质溶液。电解质是生命活动必不可少的物质。人的体液如血液、淋巴液和脑脊液等中都含有多种电解质离子如 Na^+、K^+、CO_3^{2-}、HPO_4^{2-} 等，这些离子的状态和含量关系到体液渗透压力和酸碱度等内环境的变化，并影响各组织的生理、生化功能。因此，掌握电解质溶液的知识对后续医学课程的学习具有重要的意义。

第一节　弱电解质的解离平衡

根据电解质在水溶液中的解离程度不同，可将其分为强电解质和弱电解质两类。在水溶液中能够完全解离成离子的电解质称为强电解质（strong electrolyte），如 HCl、NaCl、NaOH、Na_2SO_4 等，其水溶液都具有良好的导电性；而在水溶液中只有少部分解离成离子，大部分仍以分子形式存在的电解质称为弱电解质（weak electrolyte），其水溶液的导电性相对较弱，如醋酸（HAc）、氨等。

一、解离平衡和解离平衡常数

（一）解离平衡

图片：弱电解质的解离平衡

在弱电解质的水溶液中，存在着分子解离成离子和已解离的离子又重新结合成分子的两个过程。在一定温度下，当上述两个过程的速率相等时，溶液中各组分的浓度不再发生改变，即达到动态平衡，这种状态称为解离平衡（equilibrium of dissociation）。如在 HAc 的水溶液中，一方面部分 HAc 分子在水分子的作用下解离成 H^+（严格讲应为 H_3O^+，但为简便起见，书写时常用 H^+ 表示之）和 Ac^-，另一方面溶液中的部分 H^+ 和 Ac^- 又相互吸引、碰撞，重新结合成 HAc 分子。醋酸的解离平衡可表示如下：

$$HAc + H_2O \rightleftharpoons H_3O^+ + Ac^-$$

（二）解离平衡常数

在一定温度下，当弱电解质达到解离平衡时，溶液中已解离的离子浓度幂次方的乘积与未解离的弱电解质分子浓度的比值为一常数，称为解离平衡常数，简称解离常数（dissociation constant），用 K_i 表示。

弱酸的解离平衡常数用 K_a 表示。如醋酸的解离常数表达式为：

$$K_a = \frac{[H^+][Ac^-]}{[HAc]} \tag{3-1}$$

弱碱的解离平衡常数用 K_b 表示。如氨在水溶液中的解离平衡为：

$$NH_3 \cdot H_2O \rightleftharpoons NH_4^+ + OH^-$$

解离常数表达式为：

$$K_b = \frac{[NH_4^+][OH^-]}{[NH_3 \cdot H_2O]} \tag{3-2}$$

式（3-1）、式（3-2）中 $[H^+]$、$[Ac^-]$、$[HAc]$、$[NH_4^+]$、$[OH^-]$ 和 $[NH_3 \cdot H_2O]$ 均为平衡浓度。

根据化学平衡原理，解离常数与弱电解质的本性及温度有关，而与其浓度无关，其数值的大小可以反映弱电解质解离的趋势。因而，对于同一类型的弱酸（或弱碱），可以通过比较在同等条件下的解离常数 K_a（或 K_b）值的大小，判断弱酸（或弱碱）的相对强弱，K_a（或 K_b）值大的酸性（或碱性）较强。多元弱酸（或弱碱）的解离是分步进行的，分别用 $K_{a1}(K_{b1})$、$K_{a2}(K_{b2})$、$K_{a3}(K_{b3})$ 表示多元弱酸（弱碱）的逐级解离平衡常数。部分弱电解质的解离常数见附录二。

解离平衡与其他化学平衡一样，改变影响解离平衡的因素（温度、浓度等），弱电解质的解离平衡将被破坏，在新的条件下重新建立平衡，此过程称为解离平衡的移动。例如，氨在水溶液中的解离，在一定温度下，向氨水中加入盐酸，氨水解离出的 OH^- 与盐酸中的 H^+ 结合生成难解离的 H_2O，降低了氨水中 OH^- 的浓度，使氨水的解离平衡正向移动，直至建立新的解离平衡。若加入 NaOH，增大了溶液中的 OH^- 浓度，将使解离平衡逆向移动。

二、解离度

弱电解质在溶液中的解离程度还可用解离度来表示。在一定条件（温度和浓度）下，弱电解质达到解离平衡时，溶液中已解离的分子数与解离前分子总数（包括已解离的和未解离的弱电解质分子）的比值，称为该弱电解质的解离度（degree of dissociation），用 α 表示。

$$\alpha = \frac{已电离的电解质分子数}{电解质分子总数} \times 100\% \tag{3-3}$$

如 25℃时，0.1mol/L 醋酸溶液中，每 10 000 个醋酸分子中有 134 个醋酸分子解离成离子，其解离度为 1.34%。

在相同条件下，不同弱电解质的解离度不同。解离度越小，弱电解质相对越弱；解离度越大，弱电解质相对越强。因此解离度的大小可以定量地表示弱电解质的相对强弱。另外，同一弱电解质在不同浓度的水溶液中，其解离度不同，一般情况下，溶液越稀，其解离度越大。

影响弱电解质解离度的因素,除弱电解质的本性和溶液的温度外,还与溶液的浓度、溶质和溶剂的极性强弱有关。因此,在表示解离度时,必须指明溶液的温度和浓度。

三、同离子效应

在弱电解质溶液中加入与其含有相同离子的易溶强电解质,使弱电解质的解离度降低的现象,称为同离子效应(common ion effect)。如向已达解离平衡的 HAc 溶液中加入 NaAc,溶液中的 Ac^- 浓度增大,HAc 的解离平衡向左移动,导致其解离度减小。

图片:同离子效应示意图

第二节 酸碱质子理论

酸和碱是两类重要的电解质。在化学发展史上,人们对酸碱的认识经历了一个由浅入深、由低级到高级的发展过程,通过对酸碱物质的性质、组成及结构关系的研究,先后提出了许多酸碱理论,主要有电离理论、质子理论和电子理论等。每一种新的理论都是对前一理论的补充和完善。1887 年阿伦尼乌斯(S.A.Arrhenius)提出的酸碱电离理论认为:在水溶液中电离出的阳离子全部是 H^+ 的物质是酸,电离出的阴离子全部是 OH^- 的物质是碱。酸碱反应的实质是 H^+ 和 OH^- 结合生成 H_2O。酸碱电离理论解释了部分含有 H^+ 和 OH^- 的物质在水溶液中的酸碱性,但它将酸、碱局限于水溶液中,并把碱限定义为氢氧化物,不能解释氨水、碳酸钠等水溶液的碱性,以及某些非水溶液或气相中进行的酸碱反应。为了解决这些矛盾,1923 年布朗斯特(J.N.Brönsted)和劳瑞(T.M.Lowry)提出了酸碱质子理论。同年,路易斯(G.N.Lewis)提出了酸碱电子理论。本节主要介绍酸碱质子理论。

一、酸碱的定义

酸碱质子理论认为:凡能给出质子(H^+)的物质都是酸(acid),凡能接受质子(H^+)的物质都是碱(base)。酸、碱的关系可表示如下:

$$HB \rightleftharpoons H^+ + B^-$$
$$\text{酸} \qquad \text{质子} \quad \text{碱}$$

酸碱不是独立的,酸给出质子后,余下的部分是碱,碱接受质子后形成酸。如下列各式中的 HCl、H_2O、NH_4^+ 和 HCO_3^- 等能给出质子,都是酸;Cl^-、OH^-、NH_3、CO_3^{2-} 等能接受质子,都是碱。

$$HCl \rightleftharpoons H^+ + Cl^-$$
$$H_2O \rightleftharpoons H^+ + OH^-$$
$$NH_4^+ \rightleftharpoons H^+ + NH_3$$
$$HCO_3^- \rightleftharpoons H^+ + CO_3^{2-}$$

关系式左边是酸,右边是碱,酸和碱相互依存、相互转化。在组成上仅相差一个质子的一对酸碱称为共轭酸碱对(conjugate acid-base pair)。一种物质作为酸给出质子后余下的部分称为该酸的共轭碱(conjugate base),而作为碱接受质子后的产物称为该碱的共轭酸(conjugate acid)。在一对共轭酸碱对中,共轭酸的酸性越强,其共轭碱的碱性越弱,反之亦然。

从酸碱质子理论可以看出:①酸碱不再局限于分子,可以是离子。酸碱质子理论扩大了酸碱物质和酸碱反应的范围。②有些物质既可以给出质子,也能够接受质子,这些物质称为两性物质(amphiprotic species),如 H_2O、HCO_3^- 等都是两性物质。③不存在盐的概念。在电离理论中,NH_4Cl 是盐,但酸碱质子理论则认为 NH_4^+ 是酸。

二、酸碱反应的实质

质子不能在溶液中独立存在,当一种酸释放出质子时,必须有相应的碱接受质子,因此酸碱反应必须在两对共轭酸碱对之间进行。根据酸碱质子理论,酸碱反应的实质是质子在两对共轭酸碱对之间的传递。例如:

视频:酸碱质
子理论

$$\overset{\displaystyle H^+}{\overbrace{}}$$

$$HCl + NH_3 \rightleftharpoons NH_4^+ + Cl^-$$

酸₁　　碱₂　　　　　酸₂　　碱₁

在质子传递反应中,存在着争夺质子的过程。强酸给出质子,转化为它的共轭碱——弱碱;强碱夺取质子,转化为它的共轭酸——弱酸。酸碱反应总是由较强的酸和较强的碱反应,生成较弱的碱和较弱的酸。如上述反应中,HCl 是强酸,将质子传递给 NH_3,转变为碱性较弱的共轭碱 Cl^-;NH_3 接受质子后转变为酸性较弱的共轭酸 NH_4^+。

三、水的质子自递平衡

水是两性物质,水分子之间也存在着质子的传递,这种发生在同种分子之间的质子传递反应称为质子自递反应(proton self-transfer reaction)。水的质子自递反应及平衡常数为:

$$H_2O + H_2O \rightleftharpoons H_3O^+ + OH^-$$

$$K = \frac{[H_3O^+][OH^-]}{[H_2O][H_2O]}$$

由于水是一种极弱的电解质,式中 $[H_2O]$ 可看成是一个常数,上式整理为:

$$K_w = [H_3O^+][OH^-]$$

为了简便起见,$[H_3O^+]$ 可写成 $[H^+]$,则上式简化为:

$$K_w = [H^+][OH^-] \tag{3-4}$$

K_w 称为水的质子自递平衡常数,又称为水的离子积(ion-product constant for water)。水的质子自递反应是吸热反应,温度升高,K_w 值随之增大。实验测得,在 25℃时,纯水的 $K_w = 1.01 \times 10^{-14}$。

水的离子积 K_w 不仅适用于纯水,也适用于所有稀水溶液。在一定温度下,只要知道溶液中的 $[H^+]$,就能计算出其中的 $[OH^-]$,反之亦然。

四、共轭酸碱解离常数的关系

在水溶液中,共轭酸碱对 $HB-B^-$ 分别存在如下的质子传递反应:

$$HB + H_2O \rightleftharpoons H_3O^+ + B^-$$

$$B^- + H_2O \rightleftharpoons HB + OH^-$$

解离反应的平衡常数分别为:

$$K_a = \frac{[H_3O^+][B^-]}{[HB]} \qquad K_b = \frac{[HB][OH^-]}{[B^-]}$$

将上述两式相乘,可得到共轭酸碱对的 K_a 与 K_b 之间的关系:

$$K_a \cdot K_b = K_w \tag{3-5}$$

由式(3-5)可知,共轭酸的酸性越强(K_a 越大),它的共轭碱的碱性就越弱(K_b 越小)。反之,共轭酸的酸性越弱(K_a 越小),其共轭碱的碱性就越强(K_b 越大)。

例 3-1　已知 25℃时,HAc 的 $K_a = 1.75 \times 10^{-5}$,试求 Ac^- 的 K_b。

解:HAc 与 Ac^- 是共轭酸碱对,则有:

$$K_b = \frac{K_w}{K_a} = \frac{1.0 \times 10^{-14}}{1.75 \times 10^{-5}} = 5.71 \times 10^{-10}$$

由于 K_a、K_b 和 K_w 的数值一般很小,常用它们的负对数表示之,即

$$pK_a = -\lg K_a \qquad pK_b = -\lg K_b \qquad pK_w = -\lg K_w。$$

第三节　缓　冲　溶　液

溶液的 pH 是影响化学反应的重要因素之一。许多反应,特别是一些生物化学反应,只有在一定 pH 条件下才能正常进行,如细菌培养、体内酶促反应等。机体的许多生理和病理现象与酸碱平衡有

关，尽管机体在代谢过程中不断产生酸性、碱性物质，也摄入某些酸性或碱性物质，但正常人体血液的 pH 始终维持在 7.35～7.45 范围，基本上不受体内复杂的代谢过程的影响而保持相对恒定，这说明血液有调节 pH 的能力。保持溶液 pH 的相对恒定，在化学和医学上中都具有重要意义。

一、缓冲溶液的概念和组成

（一）缓冲溶液的概念

在室温条件下，分别向 1L 纯水、1L 0.1mol/L NaCl 溶液、1L 含 0.1mol/L HAc 和 0.1mol/L NaAc 的混合溶液中加入 0.001mol HCl 和 0.001mol NaOH，三种溶液的 pH 变化见表 3-1。

表 3-1 加酸或加碱后溶液 pH 变化

项目	纯水	NaCl 溶液	HAc 和 NaAc 混合溶液
溶液本身 pH	7.00	7.00	4.75
加 HCl 后 pH	3.00	3.00	4.74
加 NaOH 后 pH	11.00	11.00	4.76

组图：缓冲溶液与缓冲作用

实验结果表明，在纯水和 NaCl 溶液中分别加入少量 HCl 或 NaOH，溶液的 pH 都会发生显著的变化；而向 HAc 和 NaAc 的混合溶液中分别加入少量 HCl 或 NaOH，混合溶液的 pH 基本保持不变。若对 HAc 和 NaAc 的混合溶液加适量水稀释，其 pH 也基本不变。说明 HAc 和 NaAc 的混合溶液有抵御外来酸、碱及稀释的能力。这种能够抵抗少量外加强酸、强碱或有限量稀释而保持 pH 基本不变的溶液称为缓冲溶液（buffer solution）。缓冲溶液对强酸、强碱或稀释的抵抗作用称为缓冲作用（buffer action）。

（二）缓冲溶液的组成

缓冲溶液之所以具有缓冲作用，是因为在体系中存在抗酸和抗碱两种成分。通常把组成缓冲溶液的这两种成分合称为缓冲系（buffer system）或缓冲对（buffer pair）。如上述 HAc 和 NaAc 缓冲溶液中的 HAc—Ac$^-$ 就是一对缓冲对。

根据酸碱质子理论，缓冲对就是一对共轭酸碱对，其中弱酸为抗碱成分，共轭碱为抗酸成分。一些常见的缓冲对列于表 3-2 中。

表 3-2 常见的缓冲对

缓冲对	共轭酸	共轭碱	质子转移平衡	pK_a（25℃）
HAc-NaAc	HAc	Ac$^-$	$HAc + H_2O \rightleftharpoons Ac^- + H_3O^+$	4.756
H_2CO_3-HCO_3^-	H_2CO_3	HCO_3^-	$H_2CO_3 + H_2O \rightleftharpoons HCO_3^- + H_3O^+$	6.35
NaH_2PO_4-Na_2HPO_4	$H_2PO_4^-$	HPO_4^{2-}	$H_2PO_4^- + H_2O \rightleftharpoons HPO_4^{2-} + H_3O^+$	7.21
NH_4Cl-NH_3	NH_4^+	NH_3	$NH_4^+ + H_2O \rightleftharpoons NH_3 + H_3O^+$	9.25

二、缓冲作用机制

现以 HAc-NaAc 缓冲溶液为例，说明缓冲溶液的缓冲作用机制。

在 HAc-NaAc 混合溶液中，存在如下 2 个解离过程：

$$HAc \rightleftharpoons H^+ + Ac^-$$
$$NaAc \rightleftharpoons Na^+ + Ac^-$$

HAc 是一种弱电解质，解离度较小，强电解质 NaAc 完全解离出的 Ac$^-$ 产生同离子效应，即 Ac$^-$ 与 H$^+$ 结合生成 HAc，使 HAc 的解离平衡向左移动，HAc 的解离度减小，HAc 几乎完全以分子状态存在。所以溶液中存在着大量的 HAc 和 Ac$^-$。

在上述溶液中加入少量强酸（如 HCl）时，溶液中存在的大量 Ac$^-$ 与外加的 H$^+$ 结合成弱电解质 HAc，使增加的 H$^+$ 被消耗了，结果溶液中的 H$^+$ 浓度无明显升高，溶液的 pH 基本保持不变。共轭碱 Ac$^-$ 起到了抗酸的作用，称为抗酸成分。抗酸的离子方程式为：

$$Ac^- + H^+ \rightleftharpoons HAc$$

同理,加入少量强碱(如 NaOH)时,碱中的 OH^- 与 HAc 解离出的 H^+ 结合,生成难解离的水。在 H^+ 被外加碱消耗的同时,HAc 的解离平衡向右移动,解离出 H^+,溶液中被碱消耗了的 H^+ 及时得到补充,溶液中 H^+ 浓度不会明显降低,溶液的 pH 基本保持不变。弱酸 HAc 起到了抗碱的作用,称为抗碱成分。抗碱的离子方程式为:

$$HAc + OH^- \rightleftharpoons Ac^- + H_2O$$

总之,由于在缓冲溶液中存在着相对较多的抗酸成分和抗碱成分,可消耗掉外来的少量强酸和强碱,通过酸碱平衡移动,使溶液的 pH 基本保持不变。

三、缓冲溶液 pH 的计算

每一种缓冲溶液都有一定的 pH,其大小取决于组成它的缓冲对的性质和浓度。根据缓冲对的质子转移平衡,可进行缓冲溶液 pH 的计算。以 $HB-B^-$ 为例进行讨论。

$$HB \rightleftharpoons H^+ + B^-$$

式中 HB 表示共轭酸,B^- 为共轭碱。

$$K_a = \frac{[H^+][B^-]}{[HB]} \qquad [H^+] = \frac{K_a[HB]}{[B^-]}$$

上式两边取负对数,得:

$$pH = pK_a + lg\frac{[B^-]}{[HB]} \tag{3-6}$$

式(3-6)称为亨德森 – 哈塞尔巴赫(Henderson-Hasselbalch)方程,也称为缓冲公式。该式为缓冲溶液 pH 的计算公式,其中 $[B^-]/[HB]$ 之值称为缓冲比(buffer-component ratio)。上式表明缓冲溶液 pH 的大小取决于弱酸的 K_a 和缓冲比。不同的缓冲对,pK_a 不同。当缓冲对确定后(pK_a 一定),缓冲溶液 pH 将随缓冲比的改变而变化。加有限量水稀释时,共轭碱与共轭酸以相同的比例稀释,缓冲比不变,故缓冲溶液 pH 几乎不变。但若过分稀释,不能维持缓冲系物质的足够浓度,缓冲溶液将丧失缓冲能力。

在缓冲溶液中,由于共轭酸(HB)为弱酸,解离度较小,加之共轭碱(B^-)产生的同离子效应,使其解离度更小,因此平衡时[HB]和[B^-]的浓度几乎等于配制缓冲溶液时各自的初始浓度 c_{HB} 和 c_{B^-},即 $[HB] \approx c_{HB}$,$[B^-] \approx c_{B^-}$,故有:

$$pH = pK_a + lg\frac{c_{B^-}}{c_{HB}} \tag{3-7}$$

在体积一定的缓冲溶液中,根据物质的量浓度计算公式,上式也可写为:

$$pH = pK_a + lg\frac{n_{B^-}}{n_{HB}} \tag{3-8}$$

例 3-2 1L 缓冲溶液中,含有 0.20mol NaAc 和 0.10mol HAc,求该缓冲溶液的 pH。($K_a = 1.75 \times 10^{-5}$)

解: 该溶液的缓冲对为 $HAc-Ac^-$

已知 $pK_a = 4.75 \quad c_{(HAc)} = 0.10mol/L \quad c_{(NaAc)} = 0.20mol/L$

$$pH = pK_a + lg\frac{c_{B^-}}{c_{HB}} = 4.75 + lg\frac{0.20}{0.10} = 5.05$$

例 3-3 将 0.10mol/L NaH_2PO_4 10ml 与 0.10mol/L Na_2HPO_4 2ml 混合,求该缓冲溶液的 pH。(已知 $pK_{a2} = 7.21$)

解: 该溶液中的缓冲对为 $H_2PO_4^- - HPO_4^{2-}$

$$n_{(HPO_4^{2-})} = 0.10 \times 2.0 = 0.2 \text{(mmol)}$$

$$n_{(H_2PO_4^-)} = 0.10 \times 10.0 = 1.0 \text{(mmol)}$$

$$pH = pK_a + lg\frac{n_{B^-}}{n_{HB}} = 7.21 + lg\frac{0.20}{1.0} = 6.51$$

四、缓冲容量和缓冲范围

（一）缓冲容量

1. 缓冲容量的概念 缓冲溶液的缓冲能力是有限度的，当外加的强酸或强碱超过一定量时，缓冲溶液的 pH 将发生显著变化，因而失去缓冲能力。

1922 年，斯莱克（V.Slyke）提出了用缓冲容量（buffer capacity）来衡量缓冲溶液的缓冲能力。缓冲容量定义为：使单位体积缓冲溶液的 pH 改变 1 个单位时，所需加入一元强酸或一元强碱的物质的量。其数学表达式为：

$$\beta = \frac{n}{V|\Delta \text{pH}|} \tag{3-9}$$

式中 β 表示缓冲容量，单位是 mol/（L·pH），V 是缓冲溶液体积，n 是消耗一元强酸或一元强碱的物质的量，$|\Delta \text{pH}|$ 是缓冲溶液 pH 改变的绝对值。

2. 影响缓冲容量的因素 缓冲容量的大小与缓冲溶液的总浓度和缓冲比有关。

（1）总浓度：总浓度是指缓冲溶液中共轭酸与共轭碱浓度的总和。对于同一缓冲溶液，当缓冲比一定时，总浓度越大，缓冲容量越大。当缓冲溶液在一定范围内稀释时，由于体积增大，总浓度相对减小，β 会减小，因此，缓冲溶液的抗稀释作用也是有限的。

（2）缓冲比：对于同一缓冲对，在总浓度一定的情况下，缓冲容量随缓冲比的改变而改变，当缓冲比等于 1 时，缓冲溶液具有最大缓冲容量；缓冲比偏离 1 越远，缓冲容量越小。

（二）缓冲范围

一般认为，当缓冲比在 10∶1 和 1∶10 之间，即缓冲溶液的 pH 在 $pK_a \pm 1$ 范围时，具有缓冲作用，超出此范围缓冲溶液基本上丧失了缓冲能力。通常将缓冲溶液能有效地发挥缓冲作用的 pH 范围，即 pH＝$pK_a \pm 1$ 称为缓冲溶液的有效缓冲范围（buffer effective range）。由于不同缓冲对的 pK_a 不同，因而，各种缓冲对所构成的缓冲溶液都有其特定的缓冲范围。

图片：缓冲范围

五、缓冲溶液的配制

根据实际工作需要，在配制一定 pH 的缓冲溶液时，遵循以下原则和步骤：

1. 选择适当的缓冲对 所配制缓冲溶液的 pH 在所选缓冲对的缓冲范围之内，且 pH 与共轭酸的 pK_a 值尽可能地接近，以使缓冲溶液具有较大的缓冲容量。如配制 pH＝4.60 的缓冲溶液，可选用 pK_a＝4.75 的 HAc-NaAc 缓冲对。另外，所选缓冲对不能与溶液中的主要物质发生干扰、副反应等。

2. 控制适当的总浓度 总浓度太小，缓冲容量较小，缓冲能力不能得到保障，但总浓度太高，则因渗透压力过高等而不适用。总浓度一般控制在 0.05～0.20mol/L 为宜。

3. 计算所需缓冲对的量 当缓冲对和总浓度确定后，应用亨德森 - 哈塞尔巴赫方程计算出所需共轭酸与共轭碱的量。

实际操作中常用相同浓度的共轭酸与共轭碱混合，配制缓冲溶液。对于 HB-B⁻ 缓冲对组成的缓冲溶液，当配制前 $c_{HB} = c_{B^-}$ 时，由式（3-8）可进一步推得：

$$\text{pH} = pK_a + \lg \frac{V_{B^-}}{V_{HB}} \tag{3-10}$$

利用式（3-10）和所需缓冲溶液的 pH，可计算出共轭酸与共轭碱的体积比，再根据缓冲溶液的总体积 $V = V_{B^-} + V_{HB}$，可分别计算出共轭酸与共轭碱的体积。

例 3-4 用 0.10mol/L 的 HAc 溶液和 0.10mol/L 的 NaAc 溶液配制 pH＝4.95 的缓冲溶液 100ml，计算所需两种溶液的体积。

解： $c_{(HAc)} = c_{(Ac^-)} = 0.10$mol/L

由式（3-10）得：

$$\text{pH} = pK_a + \lg \frac{V_{B^-}}{V_{HB}}$$

$$4.95 = 4.75 + \lg \frac{V_{Ac^-}}{V_{HAc}}$$

又因为

$$V_{Ac^-} + V_{HAc} = 100$$

解得：

$$V_{HAc} = 39ml \qquad V_{Ac^-} = 61ml$$

4. 校正　用以上方法配制的缓冲溶液，由于忽略了解离平衡中弱电解质分子、离子间的相互影响，与实验测定值有一定误差，所以必要时还需要在酸度计监测下，加入适量酸或碱对所配制缓冲溶液的pH进行校正。

另外，也可将弱酸与强碱溶液按一定体积比混合或将弱碱与强酸按一定体积比混合配制一定pH的缓冲溶液。

例 3-5　要配制 pH＝5.0 的缓冲溶液，在 50ml 0.10mol/L 的 HAc 溶液中，需加入多少 ml 0.10mol/L 的 NaOH 溶液？

解： 设需加入 NaOH 溶液 x ml，根据反应式 HAc＋NaOH＝NaAc＋H_2O 可知：

$n_{(Ac^-)} = n_{(NaOH)} = 0.10x$ mmol　　　　$n_{(HAc)} = (0.10 \times 50 - 0.10x)$ mmol

已知 $pK_a = 4.75$　　　pH＝5.0

代入式（3-8）得

$$5.0 = 4.75 + \lg \frac{0.10x}{0.10 \times 0.50 - 0.10x}$$

$$x = 32ml$$

故在 50ml 0.10mol/L HAc 溶液中加入 32ml 0.10mol/L NaOH 溶液，即可得到 pH＝5.0 的缓冲溶液。

六、缓冲溶液在医学上的意义

缓冲溶液在医学上有着广泛的应用。如微生物的培养、组织切片的染色、血液的保存、药液的配制以及仿内环境的生物化学实验等都需要在稳定的酸碱条件下进行。酸碱度一旦超出所需范围，就会导致实验失败，造成不良后果。因此选择适当的缓冲溶液，对保持溶液酸碱度的相对稳定，在生物化学、药理和病理等实验中至关重要。

生物体内的化学反应多数是酶促反应，每一种酶都要在特定的酸碱条件下才具有活性。如胃蛋白酶在 pH 1.5～2.0 的范围内才具有活性，超出这一范围活性将会大大降低，甚至失活。在化验肝功能时，要准确测定血清中丙氨酸氨基转移酶的活性，需在 pH 7.4 的缓冲溶液中进行，如果溶液的 pH 不稳定，就会引起测定结果误差，造成误诊。

正常人体血液的 pH 一般维持在 7.35～7.45，为机体的各种生理活动提供保障。若 pH 高于 7.45 会发生碱中毒，低于 7.35 会发生酸中毒，引发各种疾病甚至危及生命。血液能保持如此狭窄的 pH 范围，原因是其中存在多种缓冲对，以及与肾、肺共同协调作用的结果。血液中存在的缓冲对主要有：

血浆内：H_2CO_3-HCO_3^-、$H_2PO_4^-$-HPO_4^{2-}、H_nPr-$H_{n-1}Pr^-$（H_nPr 代表蛋白质）

红细胞内：H_2b-Hb^-（H_2b- 血红蛋白）、H_2bO_2-HbO_2^-（H_2bO_2- 氧合血红蛋白）、H_2CO_3-HCO_3^-、$H_2PO_4^-$-HPO_4^{2-}。

这些缓冲对维持着人体正常的血液 pH 范围。其中 H_2CO_3—$NaHCO_3$ 是血浆中最主要的缓冲对，其缓冲机制与肺的呼吸功能及肾的排泄和重吸收功能密切相关。正常人体代谢产生的 CO_2 进入血液后与水结合成 H_2CO_3，H_2CO_3 与血浆中的 HCO_3^- 组成共轭酸碱对，并建立如下解离平衡：

$$CO_2 + H_2O \rightleftharpoons H_2CO_3 \rightleftharpoons H^+ + HCO_3^-$$

当体内酸性物质增多时，血浆中大量的 HCO_3^- 与 H^+ 结合，使平衡向左移动，H^+ 被消耗，产生的 CO_2 由肺呼出，消耗的 HCO_3^- 可通过肾脏减少对其排泄而得以补充，使 H^+ 浓度不发生明显的改变。HCO_3^- 是人体血浆中含量最多的抗酸成分，血浆对机体内所产生的酸性物质的缓冲能力主要由其决定，故常将血浆中的 HCO_3^- 称为碱储备或碱储。

当体内碱性物质增多时，OH$^-$ 与平衡中的 H$^+$ 结合，使平衡向右移动，促使抗碱成分 H$_2$CO$_3$ 解离以补充消耗了的 H$^+$。机体的补偿机制通过减缓肺部 CO$_2$ 的呼出量和肾脏增加对 HCO$_3^-$ 的排泄，以维持恒定的缓冲比，使血液 pH 基本不变。

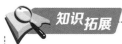

知识拓展

酸碱平衡失调

体内的酸性物质主要来源于糖、脂类及蛋白质等分解代谢，少量来自某些食物及药物，包括碳酸等挥发性酸和核酸、磷酸、乳酸、丙酮酸、酮体、硫酸等非挥发性酸。体内的碱性物质主要来源于食物中的蔬菜和水果，以及某些药物，以 K、Na 等有机酸盐为主。体内产生的酸性物质多于碱性物质。体液 pH 的相对恒定，主要取决于自身缓冲作用、肺对 CO$_2$ 的呼出调节以及肾对 H$^+$ 或 NH$_4^+$ 排出调节等三方面的作用。

当体内酸或碱的产生过多或不足，肾和肺的调节功能不健全，以致消耗过多的缓冲成分并未得到及时补充时，就会发生酸碱平衡失调。主要表现为血浆 [HCO$_3^-$] 与 [H$_2$CO$_3$] 异常。依据亨德森 - 哈塞尔巴赫方程，血浆 pH 的计算公式为：

$$pH = pK_a + \lg \frac{[HCO_3^-]}{[H_2CO_3]}$$

37℃时，考虑到各种因素后，血浆中 H$_2$CO$_3$ 的 pK_a' = 6.1，正常情况下，血浆 [HCO$_3^-$]/[H$_2$CO$_3$] = 20/1，则 pH 7.4；即只有当两者比值维持在 20/1 时，血浆 pH 才能维持在 7.4 不变。

若因 CO$_2$ 的呼出过少导致血浆 [H$_2$CO$_3$] 原发性升高，使血浆 [HCO$_3^-$]/[H$_2$CO$_3$] 的比值变小，pH 降低，称为呼吸性酸中毒，它主要由呼吸道及肺部疾病、呼吸中枢抑制等原因引起；反之，若血浆 [H$_2$CO$_3$] 原发性降低，使血浆 [HCO$_3^-$]/[H$_2$CO$_3$] 的比值增大，pH 升高，称为呼吸性碱中毒，可见于癔症、发热等。若血浆 [HCO$_3^-$] 原发性降低，使血浆 [HCO$_3^-$]/[H$_2$CO$_3$] 的比值变小，pH 降低，称为代谢性酸中毒，常由糖尿病、肾功能不全、碱性消化液丢失过多等造成；反之，若血浆 [HCO$_3^-$] 原发性升高，使血浆 [HCO$_3^-$]/[H$_2$CO$_3$] 的比值增大，pH 升高，称为代谢性碱中毒，常由严重呕吐时酸性物质丢失过多，碱性药物摄入过多或低血钾等引起。

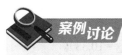

本章小结

电解质溶液	学习要点
概念	解离平衡，同离子效应，质子理论对酸碱的定义及酸碱反应的实质，缓冲溶液
表示法计算	解离平衡：解离平衡常数 K_i（K_a，K_b），解离度
原理	缓冲溶液 pH：pH = pK_a + lg [B$^-$]/[HB] 酸碱反应：共轭酸碱对之间转移质子；缓冲溶液由足量的抗碱成分和抗酸成分构成
意义	维持溶液和体液 pH 的相对恒定
应用	维持实验体系的酸碱度，药液的配制，血液的保存

学习视角

案例讨论

药物是人类防病治病的物质基础，约 3/4 的疾病是采用药物作为治疗手段的，因此，药物的安全性不容忽视。在临床合理用药上，关于解热镇痛药阿司匹林的药物相互作用中明确指出：抗酸（碱性）药如碳酸氢钠等可增加本品自尿中的排泄，使药物浓度下降，不宜同用。为什么？

案例讨论

（刘　君）

扫一扫，测一测

练习题

一、填空题

1. 若向 NH_3 的水溶液中加入 NaOH，则 NH_3 的解离平衡将_____移动，NH_3 的解离度变_____（大、小）；若加入 HCl，NH_3 的解离平衡将_____移动，NH_3 的解离度变_____（大、小）。

2. 在 KH_2PO_4-K_2HPO_4 缓冲溶液中，抗酸成分是_____，抗碱成分是_____。

3. 人体血浆中最主要的缓冲对是_____，正常人体血液中的 pH 一般保持在_____之间，若 pH 高于_____会发生碱中毒，低于_____会发生酸中毒。

二、简答题

1. 按照酸碱质子理论，试写出下列各碱的共轭酸的化学式，并指出哪些是两性物质？$H_2PO_4^-$，HPO_4^{2-}，NH_3，HCO_3^-，CN^-，H_2O，CO_3^{2-}。

2. 向 HAc 水溶液中分别加入适量 NaAc 和盐酸，溶液的 pH 将如何变化？

3. 什么是缓冲溶液？缓冲溶液组成有何特点？

4. 什么是缓冲容量？影响缓冲容量的主要因素有哪些？

5. 缓冲溶液配制时，应遵循哪些原则？

6. 下列分子或离子中，可以相互组成哪些缓冲对？

HAc，NaH_2PO_4，H_2CO_3，$NaAc$，NH_4Cl，Na_2HPO_4，NH_3，Na_2CO_3。

三、思考题

1. 缓冲溶液为什么具有缓冲作用？试以 H_2CO_3-HCO_3^- 缓冲对为例说明。

2. 在实验室里配制一定 pH 缓冲溶液时，如只考虑所选缓冲对的 pK_a，而忽略缓冲对是否与溶液中的主要物质发生化学作用的因素，可能产生什么后果？

3. 对于有呼吸功能障碍的病人，可能会发生酸中毒还是碱中毒？试简要说明。

四、计算题

1. 25℃时，0.1mol/L HAc 溶液解离度为 1.34%，计算该溶液中 HAc 的平衡浓度是多少？

2. 已知 NH_3 的 K_b 为 $1.8×10^{-5}$，试求 NH_4^+ 的 K_a。

3. 0.10mol/L 的 HAc 溶液与 0.25mol/L 的 NaAc 溶液等体积混合，求混合后溶液的 pH。（已知 $pK_a=4.75$）

4. 现有 0.10mol/L NaH_2PO_4 溶液和 0.10mol/L Na_2HPO_4 溶液，欲配制 pH 7.21 的缓冲溶液 100ml，应取 NaH_2PO_4 和 Na_2HPO_4 各多少 ml？（已知 $pK_{a2}=7.21$，忽略体积加和变化）

5. 要配制 pH 4.70 的缓冲溶液 500ml，计算用多少 ml 0.50mol/L HAc 溶液与 50ml 0.50mol/L NaOH 溶液混合，再稀释至 500ml。

6. 在 100ml 0.1mol/L HCl 溶液中加入 400ml 0.1mol/L 氨水，已知氨水的 $pK_b=4.75$，求此混合溶液的 pH。

7. 在研究酸雨造成某地土壤的酸化问题时，需用 pH=10.00 的碳酸盐缓冲溶液 1L，计算在 500ml 0.20mol/L $NaHCO_3$ 溶液中，需加入多少 gNa_2CO_3，再稀释至 1L（已知 $pK_{a2}=10.33$）。

学习目标

1. 掌握：分散系的分类及特征；溶胶的电学性质；溶胶稳定存在的原因。
2. 熟悉：溶胶的光学及动力学性质；溶胶聚沉方法；高分子溶液特性及其对溶胶的保护作用；表面活性剂结构特征。
3. 了解：胶团的结构；表面吸附作用；乳化作用；乳状液和微乳液的形成、类型及其医学意义。
4. 能力：具备判断溶胶电性及电泳方向、电解质对溶胶的聚沉及乳状液类型的能力。
5. 素质：具有应用胶体和乳状液知识解释生理生化过程并应用于医学实践的本领。

案例导学

胶体在医学上具有重要意义。糖、蛋白质和核酸等大分子物质在体内以胶体状态存在，血液、淋巴液等体液都是胶体溶液。人体的生理现象和病理变化与胶体性质密切相关。

问题：

1. 临床上，护士给病人打针时，为何常将注射用针剂对着光看一看？
2. 豆腐制作过程中为什么要加石膏呢？
3. 你知道人体内结石是怎么形成的吗？
4. 常说胆汁酸盐能促进脂类的消化吸收，你知道其原理吗？

胶体、乳状液和医学有着密切关系。构成人体组织和细胞的基本物质，如蛋白质、核酸和糖原等都是胶体物质；体液如血液、细胞液和淋巴液等都是胶体溶液；体内脂类物质的运输、消化和吸收，以及一些药物的制备、存储和应用等都离不开乳状液；生物体内发生的许多生理和病理变化都与胶体、乳状液等性质密切相关；许多药物需制成胶体（如胰岛素、血浆代用液以及疫苗等）或乳状液（乳白鱼肝油、脂肪乳剂等）的形式方能使用。因此学习胶体和乳状液的基本知识对医学生具有重要意义。

第一节 分 散 系

通常把具体研究的对象称为体系，体系中物理和化学性质完全相同的均匀部分称为相。只含有1个相的体系称为单相或均相体系，含有2个或2个以上相的体系称为多相或非均相体系，不同的相之间有明显的相界面。

分散系（dispersed system）是指一种或几种物质分散在另一种物质中所形成的体系。被分散的物质称为分散相（dispersed phase），容纳分散相的介质称为分散介质（dispersed medium）。如生理盐水是NaCl分散在水中形成的分散系，NaCl是分散相，水是分散介质。

根据分散相粒径大小不同将分散系分为三类：分子或离子分散系、胶体分散系和粗分散系，见表4-1。

表4-1 分散系的分类

分散系		分散相	粒子直径	主要特征	举例
分子或离子分散系	真溶液	分子或离子	<1nm	均相，透明、均匀，稳定，扩散快，粒子能透过滤纸和半透膜	生理盐水
胶体分散系	溶胶	胶粒	1～100nm	多相，透明、不均匀，相对稳定，扩散慢，粒子能透过滤纸，不能透过半透膜	Fe(OH)₃溶胶
	高分子溶液	单个高分子		均相，透明、均匀，稳定，扩散慢，粒子能透过滤纸，不能透过半透膜	蛋白质溶液
粗分散系	悬浊液	固体颗粒	>100nm	非均相，不透明，不均匀，不稳定，扩散慢，粒子不能透过滤纸和半透膜	泥浆液
	乳状液	小液滴			油水，乳胶

第二节 溶　胶

通常把难溶性固体分散在介质中所形成的胶体分散系，称为溶胶（sol）。按分散介质存在状态不同，可分为气溶胶、液溶胶和固溶胶，如烟、霾是固体颗粒分散于气体介质中得到的气溶胶；氢氧化铁溶胶是氢氧化铁固体分散于液体得到的液溶胶；有色玻璃是有色金属分散于二氧化硅固体形成的固溶胶等。通常所说的溶胶系指液溶胶，即分散介质是液体的溶胶。

溶胶分散相粒子是由许多小分子、原子或离子构成的聚集体，分散相与分散介质之间有明显的界面，是热力学不稳定体系。溶胶具有多相、高分散和聚集不稳定性的特征，因此在光学、动力学和电学等方面表现出一些特殊性质。

一、溶胶的基本性质

（一）溶胶的光学性质

将真溶液、溶胶置于暗处，当一束光自侧面射入时，在与光束垂直的方向上可观察到真溶液是透明的，而溶胶中有一条明亮的光带（图4-1），此现象称为丁达尔现象（Tyndall phenomenon），也称乳光现象。

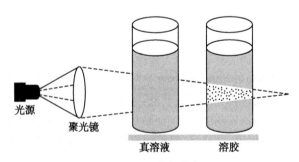

图4-1 丁达尔现象

丁达尔现象的产生与分散相粒子的大小及入射光的波长有关。光照射到分散系时，可发生三种情况：若分散相粒子的直径远远大于入射光的波长时，主要发生反射现象，此时体系是浑浊的，如粗分散系。若分散相粒子的直径远远小于入射光的波长时，粒子散射光不明显，光线绕过粒子，发生透射现象，体系呈透明状，如离子或分子分散系。若分散相粒子的直径略小于光的波长时（可见光波长在400～700nm范围），则发生散射现象，每个粒子本身就像是一个光源，向各方向发射光波，并汇集产生一条发亮的光带,也称乳光。溶胶的丁达尔现象就是由于胶粒对光的散射产生的。

真溶液、大分子溶液对光的散射非常微弱,肉眼无法观察到乳光。粗分散系只有反射光而无乳光,因此可用丁达尔现象来区别溶胶与真溶液、悬浊液和大分子溶液。临床上,注射用针剂在灯光(强光)照射下应无乳光现象,否则为不合格,此检查法称为灯检。

动画:布朗运动

(二)溶胶的动力学性质

1. **布朗运动**　在超显微镜下可观察到溶胶中的胶粒在介质中不停地做无规则运动,这种运动现象称为布朗运动(Brownian motion)。布朗运动是分子热运动的结果,是分散介质分子从各个方向无规则地撞击分散相颗粒而引起粒子所受合力方向不断改变产生的无序运动状态。胶粒越小,温度越高,介质黏度越低,布朗运动越剧烈。

2. **扩散**　当溶胶中存在浓度差时,胶体粒子就能自动地从浓度大的区域移向浓度小的区域,最后达到浓度均匀的状态,这种现象称为扩散(diffusion)。粒子越小、介质黏度越小、浓度差越大,扩散越快。溶胶扩散时,胶粒不能透过半透膜,利用这个性质可除去溶胶中的小分子杂质,使其净化,此法称为透析或渗析。临床上利用透析原理,用人工合成高分子(如聚甲基丙烯酸甲酯)膜作半透膜制成人工肾,帮助肾病病人清除体内有害物质和代谢废物,净化血液,称为"血透"疗法。

3. **沉降**　胶体粒子在重力作用下逐渐下沉的现象称为沉降(sedimentation)。在溶胶中,胶粒的沉降和扩散作用同时存在,一方面胶粒受重力的作用而沉降,另一方面由于扩散作用又使胶粒向上运动,当两者速率相等时,达成沉降平衡(sedimentation equilibrium)。此时容器中的胶粒将按一定的浓度梯度分布,越靠近底部,单位体积溶胶中分散相粒子数目越多,这种状况与大气层中气体的分布相似。利用沉降平衡时粒子的分布规律,可以测定溶胶或生物大分子的相对分子质量;也可以纯化蛋白质、分离病毒等。为了加速沉降平衡的建立,常常要借助超速离心机。

(三)溶胶的电学性质

1. **电泳**　在 U 形管中装入棕红色的 $Fe(OH)_3$ 溶胶,并在管两端插入惰性电极,接通电源后,可观察到阴极附近溶液颜色逐渐变深,表明胶粒在电场作用下向阴极移动,如图 4-2,说明 $Fe(OH)_3$ 胶粒带正电,此类溶胶称为正溶胶。若改用黄色 As_2S_3 溶胶做上述实验,则阳极附近溶液颜色逐渐变深,说明 As_2S_3 胶粒带负电,此类溶胶称为负溶胶。这种在外电场作用下,胶体粒子在分散介质中定向移动的现象称为电泳(electrophoresis)。电泳技术在临床生化检验及研究中常用来分离和鉴定各种氨基酸、蛋白质和核酸等物质,为疾病的诊断提供依据。

2. **电渗**　若把溶胶固定在多孔性物质(如活性炭等)中,通电后,可观察到介质定向移动。这种在外电场作用下,分散介质通过多孔性物质做定向移动的现象称为电渗(electroosmosis)(图 4-3)。电渗方法可用于溶胶净化、海水淡化等。

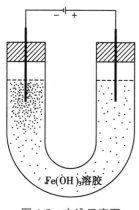

图 4-2　电泳示意图

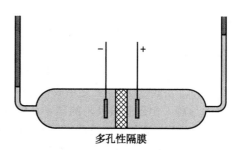

多孔性隔膜

图 4-3　电渗示意图

3. **胶粒带电原因**　胶粒带电的原因有吸附、电离等。形成溶胶的分散相聚集体(胶核)具有很强的吸附能力,并易于优先吸附与其组成相近的离子,如 AgI 溶胶制备中,如果 $AgNO_3$ 溶液过量,AgI聚集体选择性吸附 Ag^+,使胶粒带正电,形成正溶胶;如果 KI 溶液过量,则选择性吸附 I^-,使胶粒带负电,形成负溶胶。如果没有与其组成相近的离子时,则优先吸附水化能力弱的离子,阴离子水化能力

笔记

通常比阳离子弱，这也是为什么负溶胶较多的原因。有些固体粒子与液体介质接触时，表面分子会发生部分解离，使胶粒带电。如硅胶是由许多硅酸分子聚合而成的，碱性环境中其表面分子解离出 H^+ 进入介质中，残留的 $HSiO_3^-$ 和 SiO_3^{2-} 被胶粒吸附使其表面带负电；在酸性环境中，表面解离出 OH^- 进入介质中，残留的 $HSiO_2^+$ 吸附在胶粒表面，使胶粒带正电。

二、胶团的结构

现以 AgI 溶胶为例来讨论胶团的结构。将极稀的 $AgNO_3$ 和 KI 溶液在不停搅拌下缓慢混合，便可制得 AgI 溶胶。其中由许多（设为 m）个 AgI 分子聚集在一起构成胶体粒子的核心，称为胶核（colloidal nucleus）。当 KI 溶液过量时，胶核选择性吸附 I^-（设为 n 个，n 的数值比 m 值小很多），被吸附的 I^- 又能静电吸引部分（设为 $n-x$ 个）带相反电荷的离子（反离子）K^+，构成吸附层，胶核和吸附层组成胶体粒子（colloidal particle），简称胶粒。由于吸附层中被吸附的 I^- 总数比带相反电荷的 K^+ 总数多，所以胶粒带负电。在吸附层外，还有 x 个带相反电荷的 K^+ 分布在胶粒的周围，形成扩散层。胶粒与扩散层一起总称为胶团（colloidal micell）。胶团是电中性的，它分散在液体介质中形成溶胶。图 4-4 是 KI 过量时 AgI 胶团的结构示意图。

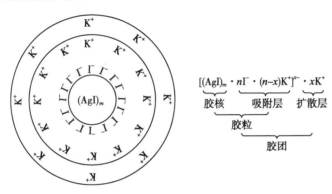

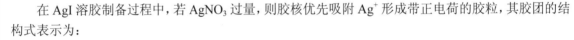

图 4-4　AgI 胶团结构示意图

在 AgI 溶胶制备过程中，若 $AgNO_3$ 过量，则胶核优先吸附 Ag^+ 形成带正电荷的胶粒，其胶团的结构式表示为：

$$[(AgI)_m \cdot nAg^+ \cdot (n-x)NO_3^-]^{x+} \cdot xNO_3^-$$

在外电场作用下，胶团在吸附层和扩散层之间的界面上发生分离。此时，胶粒和扩散层反离子分别向相反电极移动，发生电泳。如果胶粒被固定，只有扩散层中的溶剂化反离子向某电极移动，则发生电渗。

三、溶胶的稳定性和聚沉

（一）溶胶的稳定性

溶胶是高度分散、高表面能的热力学不稳定体系，但事实上，纯化的溶胶却能长时间的稳定存在，具有动力学的稳定性，这种能够在相对较长时间内稳定存在的性质称为溶胶的稳定性。溶胶保持相对稳定的原因主要是由以下因素决定的。

1．胶粒带电　同种胶粒带相同电荷，使胶粒之间互相排斥，从而阻止了胶粒接近、聚集。胶粒带电越多，斥力越大，溶胶越稳定，它是溶胶稳定存在的主要因素。

2．存在水化膜　由于胶核吸附的离子水化能力很强，使胶粒外面包围一层保护性的水化膜（溶剂化膜），阻止胶粒互相聚集而保持稳定。水化膜越厚，胶粒越稳定。

3．布朗运动　胶粒存在布朗运动，使其均匀分散，在重力场中不易沉降。

（二）溶胶的聚沉

溶胶的稳定性是相对的、有条件的。当削弱或消除其稳定因素时，胶粒就会碰撞聚集成较大的颗粒从分散介质中沉淀析出，这种现象称为聚沉（coagulation）。常见聚沉方法有：

1．加入电解质　溶胶对电解质十分敏感，加入少量的电解质就能中和胶粒电荷，使胶粒之间的静电排斥作用减小，相互碰撞时就会聚集成较大颗粒而迅速聚沉。如在 $Fe(OH)_3$ 正溶胶中，加入少量

Na_2SO_4，由于增加了溶液中电解质离子的浓度，特别是反离子 SO_4^{2-}，聚沉起主要作用。胶粒的电荷被中和，水化膜也被破坏，胶粒立即发生聚沉，从而析出 $Fe(OH)_3$ 沉淀。

电解质对溶胶的聚沉能力，主要取决于与胶粒带相反电荷的离子即反离子的价数，反离子的价数越高，聚沉能力越强。如对于 As_2S_3 溶胶（负溶胶）的聚沉能力是：$AlCl_3>CaCl_2>NaCl$，对于 $Fe(OH)_3$ 溶胶（正溶胶）的聚沉能力是：$K_3[Fe(CN)_6]>K_2SO_4>KCl$。

江河入海口处的三角洲，就是由于河水中泥沙所带的负电荷被海水中的电解质中和而沉淀堆积形成的。在豆浆中加入少量石膏（$CaSO_4$）溶液能制成豆腐，也是由于电解质中和了豆浆胶粒电荷的结果。

2. 加入带相反电荷的溶胶　将带相反电荷的两种溶胶按适当比例混合时，由于胶粒带的电荷相反，彼此吸引而互相中和，从而发生聚沉。明矾[$KAl(SO_4)_2 \cdot 12H_2O$]净水就是溶胶相互聚沉的实际应用，明矾的主要成分是 $KAl(SO_4)_2$，水解后生成带正电荷的 $Al(OH)_3$ 胶粒，遇到悬浮在水中带负电的泥沙等杂质，互相中和电荷后快速发生聚沉，再加上 $Al(OH)_3$ 絮状物的吸附作用，从而达到消除污物、净化水的目的。

3. 加热　许多溶胶在加热时都能发生聚沉，这是因为加热增加了胶粒运动速度和粒子间的碰撞机会，同时降低了胶粒的吸附能力，削弱了胶粒的溶剂化作用，使胶粒聚沉。如将 As_2S_3 溶胶加热至沸，就会析出黄色的硫化砷沉淀。

在药物生产过程中，有时为了得到沉淀或使沉淀便于过滤，常需破坏胶体的形成，促使溶胶聚沉。聚沉在日常生活中应用也非常广泛。

第三节　高分子溶液

高分子化合物又称为大分子化合物，是由成千上万个原子所组成的有巨大相对分子质量的化合物，包括天然存在的如蛋白质、核酸、淀粉、糖原、纤维素、橡胶等和人工合成的高聚物如尼龙、有机玻璃以及合成橡胶等，其单个分子的大小就能达到胶粒大小的范围。

高分子溶液是指高分子化合物溶解在适当的溶剂中所形成的均相体系。

高分子化合物在形成溶液时，要经过溶胀（swelling）过程。即溶剂小分子进入卷曲成团的高分子化合物的分子链空隙中，导致高分子化合物体积成倍甚至数十倍地增大，这种溶胀现象是高分子化合物在溶解过程中所特有的，也是溶解的前奏。随着溶剂小分子与高分子彼此相互扩散，最后形成高分子溶液。其溶解过程是可逆的，即当用蒸发、烘干等方法除去溶剂后，再加入溶剂，它又能自动溶解成溶液。而溶胶一旦聚沉，很难或不能用简单加入溶剂的方法使之复原。

一、高分子溶液的特性

高分子溶液分散相粒子是单个高分子，它是均匀、稳定的体系。高分子溶液本质上是溶液，但它不同于小分子构成的真溶液，某些性质与溶胶类似，如扩散慢、不能透过半透膜，但同时又具有溶胶不具备的特殊性质。高分子溶液与溶胶的一些性质比较见表4-2。

表4-2　溶胶与高分子溶液性质比较

性质	溶胶	高分子溶液
分散系	非均匀、多相	均匀、单相
分散相	分子、原子或离子聚集体	单个高分子
水溶性	不溶	可溶
热力学稳定性	不稳定（粒子自动聚集）	稳定（粒子不自动聚集）
形成条件	需稳定剂	自动形成
对电解质敏感性	敏感	不敏感
扩散速率	很慢	很慢
透过性	透过滤纸、不透过半透膜	透过滤纸、不透过半透膜
光学现象	丁达尔现象明显	丁达尔现象弱
黏度	小	大

高分子化合物溶液比溶胶的稳定性更高，与真溶液相似。在无菌、溶剂不蒸发的情况下，高分子溶液可长期放置而不沉淀。

有些高分子化合物（如海藻酸钠、聚乙烯胺等）带有可解离的基团，在水溶液中能电离成离子，使高分子长链带有相同电荷，这是高分子溶液带电的原因。

高分子化合物（如生物体内大量存在的多糖、蛋白质和核酸等）具有许多亲水基团（如—OH、—COOH、—NH$_2$等），它们与水分子有很强的亲和力，在其表面上牢固地吸附着水分子，形成一层水化膜，这层水化膜与溶胶的水化膜相比，在厚度和紧密程度上要大很多，因而它们在水溶液中比溶胶更稳定。

只有加入大量的电解质才能破坏水化膜，使高分子溶液失去稳定因素，导致分子相互聚集，从溶液中沉淀析出。像这种加入大量的电解质，使高分子化合物从溶液中沉淀析出的过程称为盐析（salting out）。利用这一性质可分离蛋白质，如在血清中分别加入浓度为 2.0mol/L、3.5mol/L 的硫酸铵，可使血清中球蛋白、清蛋白分步沉淀而分离。

二、高分子溶液对溶胶的保护作用

在溶胶中加入一定量的高分子溶液，能显著地提高溶胶对电解质的稳定性，这种现象称为高分子溶液对溶胶的保护作用。如在含有明胶的硝酸银溶液中加入适量的氯化钠溶液，可形成氯化银胶体溶液，而不是沉淀；医用防腐剂蛋白银就是蛋白质保护的银溶胶；医用胃肠道造影的硫酸钡合剂是阿拉伯胶保护的硫酸钡溶胶；医药用的乳剂，一般也是加入高分子溶液来提高其稳定性。

高分子溶液对溶胶的保护作用，是由于加入的高分子化合物被吸附在溶胶粒子的表面，将整个胶粒包裹起来，形成一个保护层。因高分子化合物有很强的水化能力，相当于在胶粒外面又增加了一层水化膜，从而更有效地阻止了胶粒的聚集，大大增强了溶胶的稳定性。

高分子溶液对溶胶的保护作用在人体的生理过程中有着重要的意义。血液中的碳酸钙、磷酸钙等微溶无机盐类都是以溶胶形式存在，尽管它们的溶解度比在水中提高了近五倍，但仍能稳定存在而不聚沉，原因就是血液中的蛋白质溶液对这些微溶盐起到了保护作用。但当某些肝、肾等疾病使血液中的蛋白质减少时，蛋白质分子对它们的保护作用就会减弱，微溶盐就有可能沉积在肝、肾等器官中，形成各种结石。

第四节　表面活性剂和乳状液

一、表面活性剂

（一）表面能与表面张力

两相接触的分界面称为界面，若其中一相为气相，通常称为表面（surface）。物质在界面上所发生的物理和化学现象称为界面现象，也称为表面现象。物质的许多表面现象都与其表面积有关，单位质量（或体积）表面积越大，表面能越大，表面现象越明显。溶胶是高分散体系，表面积大，其所具有的吸附作用、胶粒带电、不稳定的特性等都与表面现象有关。

相界面上的分子与其内部分子所处的状态不同，能量也不同。现以液体 - 气体界面（表面）为例加以说明，如图 4-5 所示。

液体内部的分子 A 所受各个方向的引力是平衡的，合力为零。因此液体内部分子可自由移动而不做功。而表面的分子 B 不同，下方密集的液体分子对它的吸引力远大于上方稀疏的气体分子对它的吸引力，所受合力不为零，方向指向液体内部并与液面垂直。这种合力试图将表层分子拉入液体内部，所以液体表面有自动缩小的趋势，总是趋向于形成球形，如荷叶上的水珠，人洗脸后感觉面部发紧，即表面存在一种抵抗扩张的力称为表面张力（surface tension），以 γ 表示，它是垂直作用于单位长度相界面上的力。

表面张力是物质的特性，是分子间相互作用的结果，其大小与温度和界面两相物质的性质有关。不同的物质，表面张力不同；分子间作用力越大，表面张力也越大。

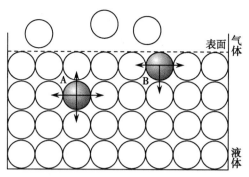

图 4-5 表面张力的来源示意图

若将液体内部的分子移到表面,就必须克服这种内部分子的拉力而做功(表面功),它以势能形式储存于表层分子,表层分子比内层分子多出的能量称为表面能(surface energy),以 E_s 表示。一定质量的物质分散得越细小,表面积越大,表面能越高,体系越不稳定。

在一定条件下,表面能 E_s 与表面积 ΔA 有下列关系:

$$E_s = \gamma \Delta A$$

一切物体都有自动降低其势能的趋势。从上式可知,降低表面能有两种途径:减小 ΔA 和降低 γ。对纯液体来说,一定温度下 γ 是一个常数,只能通过降低 ΔA 来实现。如水珠常成球形,小水滴能自发合并成大水滴。对于固体或盛放在固定容器中的液体,ΔA 一定,只能降低表面张力,通过吸附作用来实现。

(二)吸附

吸附是指固体或液体表面吸引其他物质分子、原子或离子聚集在其表面的过程。如在充满红棕色溴蒸气的玻璃瓶中加入少量活性炭,瓶中气体颜色逐渐变浅,大量溴被活性炭吸附,聚集在两相界面上。

1. 固体表面上的吸附　固体表面可通过吸附气体或液体分子以降低其表面张力。吸附可分为物理吸附(范德华力)和化学吸附(化学键力)。固体表面吸附作用在医药中有广泛的应用,如利用活性炭、硅胶、活性氧化铝和分子筛等除去大气中的有毒气体,净化水中的杂质,除掉中草药中的植物色素等。药用活性炭经口服可吸附肠道中的气体、毒素及细菌。

2. 溶液表面上的吸附　在溶液的表面积一定的情况下,只能通过降低溶液的表面张力 γ 来降低表面能。溶液的表面张力 γ 不仅与温度有关,还与浓度有关。在一定温度下,若向纯液体(如水)中加入溶质,由于溶质占据部分表面,溶质分子之间、溶质分子与溶剂分子之间作用力不同,溶液的表面张力随之发生改变。若加入的溶质能降低溶液表面张力,如向水中加入小分子醇、酯、醛等(如正丁醇)、长链脂肪酸盐(如硬脂酸钠)、合成洗涤剂(如十二烷基磺酸钠)等,随着浓度增大,溶液表面张力下降,溶质倾向于富集在溶液表面,使体系趋于稳定,其在表面层的浓度大于溶液内部的浓度,这种现象称为正吸附(简称吸附);反之,如加入无机盐、蔗糖等增大表面张力的物质,则溶质倾向于向溶液内部转移,表面浓度低于内部浓度,则称为负吸附。

(三)表面活性剂

能使溶液的表面张力降低,产生正吸附的物质称为表面活性物质(surface active substance);能使溶液的表面张力增大,产生负吸附的物质称为表面非活性物质(non-surface-active substance)或表面惰性物质。

当加入少量即能显著降低溶液的表面张力的一类物质称为表面活性剂(surface active agent)。

表面活性剂能显著降低水的表面张力,与其分子结构密切相关。它们在分子结构上具有共同的特征:既包含亲水的极性基团(如—COOH、—OH、—NH$_2$ 等),又包含憎水(或疏水)的非极性基团(含 8 个碳以上烃基、苯基等),如图 4-6 所示。这种双亲结构,决定了表面活性物质具有表面吸附、分子定向

视频:表面张力的降低

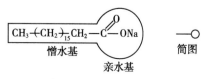

图 4-6 表面活性剂(肥皂)结构示意图

排列以及形成胶束等基本性质。表面活性剂的很多用途都与这些基本性质有关。表面活性剂的"两亲性"，使其不仅可在气 - 液界面吸附，也可在其他相界面（如液 - 液、液 - 固等）吸附。

现以肥皂（高级脂肪酸钠）为例加以讨论。在水溶液中，亲水基团受水分子吸引进入溶液内部，而憎水基团受水分子排斥而向溶液表层聚集，伸向空中。当表面活性剂到达一定浓度时，表面活性剂分子浓集在溶液界面上，呈定向排列，形成单分子吸附层（图4-7），从而降低水的表面张力和体系的表面能；而在溶液内部表面活性剂分子随浓度增大逐渐聚集，形成憎水基向"内"而亲水基向"外"的胶束（micelle），以减少憎水基与水的接触表面积。形成胶束所需的表面活性剂的最低浓度称为临界胶束浓度（critical micelle concentration，CMC）。到达 CMC 后，因胶束外面只有亲水基团，失去两亲性能，不再具有表面活性，不能继续降低表面张力，并且很多其他物理性质，如渗透压、去污能力、增溶作用也都出现很大差异。

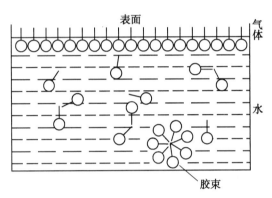

图 4-7　表面活性剂在气 - 液表面上的定向排列图

常见表面活性剂有长链脂肪酸盐（如硬脂酸钠）、合成洗涤剂（如十二烷基磺酸钠）等。构成细胞膜的脂类（如磷脂、糖脂等）、血液中的某些蛋白质等都是表面活性物质。磷脂使细胞保持一定形态，有利于物质交换。血浆蛋白使脂溶性物质形成稳定的胶体，利于脂类物质的运输。胆汁酸盐能乳化脂肪形成稳定的乳状液，利于脂类物质的消化和吸收。一些生物表面活性剂有抗微生物（细菌、病毒、真菌）活性的作用。表面活性剂具有的乳化、润湿、增溶、消泡等作用，在医药学上有着广泛的应用。

二、乳状液

乳状液（emulsion）也称为乳剂，是一种液体以细小液滴分散在另一种互不相溶的液体中形成的粗分散系。如把少量不溶于水的有机液体（通称为油）加到水中并剧烈振荡，油即以小液滴分散在水中，形成油分散在水中的乳状液。但该体系不稳定，静置后自动分层，以降低较高的表面能。

欲制得较为稳定的乳状液，必须使用乳化剂（emulsifying agent），其所起的稳定作用称为乳化作用。常用的乳化剂是一些表面活性剂，如肥皂、胆汁酸盐等。乳化剂能被吸附在分散相（如油滴）和分散介质（水）的界面上，降低界面张力和界面能，使乳状液变得稳定；另一方面，乳化剂在两相界面上呈定向排列，形成单分子层保护膜，阻止了分散相粒子间的相互聚集合并，从而增加了分散系的稳定性。

乳状液可分为两种类型：一种是油分散在水中，称为"水包油"型（O/W）；另一种是水分散在油中，称为"油包水"型（W/O）。一般说来，亲水性较强的乳化剂易形成 O/W 型乳状液，如钠肥皂；而亲油性较强的乳化剂易形成 W/O 型乳状液，如胆固醇、钙皂等。

乳化作用在医学上具有重要意义。临床上使用的青霉素注射液有油剂（W/O）和水剂（O/W）两种，水剂易被人体吸收，也容易排泄；油剂吸收慢，在体内维持时间长。一些不溶于水的油性药物，常需制成乳状液，如市售乳白鱼肝油常制成水包油型乳剂，以掩盖鱼肝油的气味，减少扰乱胃肠功能，使其易于吸收。食物中的脂类被胆汁酸乳化成直径 3～10μm 的混合微团，增大了消化酶与脂质的接触面积，有利于脂类的消化、吸收。脂肪乳剂是各种形式的乳状液，牛奶是天然的乳状液，营养丰富

图片：乳状液的类型

且易于吸收。此外，消毒和杀菌用的药剂也常制成乳状液（如煤酚皂溶液），以增加药物与细菌的接触面，大大提高药效。

三、微乳液

微乳液（microemulsion）是由水、油、表面活性剂和助表面活性剂等物质按适当比例混合，自发形成的一种各向同性、透明、低黏度、稳定的特殊乳状液，简称为微乳。它的分散相颗粒非常小，直径在10～100nm之间，故也称为纳米乳液。助表面活性剂通常是短链醇、胺或其他极性化合物，它们和表面活性剂共同起稳定作用。微乳液与乳状液类似，也有O/W型和W/O型之分。

微乳液与乳状液在分散相粒子大小、外观、稳定性、溶解性等方面有很大的区别，两者的性质比较见表4-3。

表4-3　微乳液与普通乳状液的性质比较

类型	分散性	透光性	稳定性	乳化剂	溶解性
微乳液	液滴直径10～100nm，分布均匀，普通显微镜下不可见	半透明或透明	热力学稳定，离心难分层	用量多，需一定量助表面活性剂	一定范围内可与油、水混溶
乳状液	液滴直径100～500nm，分布不均匀，普通显微镜下可见	不透明	热力学不稳定，易离心分层	用量相对少，不需助表面活性剂	O/W型与油不混溶，W/O型与水不混溶

微乳液具有以下特性。①具有超低的表面张力：在微乳液体系中，油/水界面张力可降至超低值10^{-6}～10^{-7}N/m，而一般的油/水界面张力通常为$70×10^{-3}$N/m，加入表面活性剂能降低至$20×10^{-3}$N/m左右；②有很大的增溶量：W/O型微乳液对油的增溶量一般为5%左右，而O/W型微乳液对油的增溶量一般为60%左右；③粒子直径很小：乳状液液滴的大小一般为100nm～500nm，胶束的大小一般为1nm～10nm，微乳液的粒径介于胶束与乳状液之间；④热力学稳定性高：微乳液很稳定，长时间放置也不会分层和破乳。

微乳液除具有乳状液的一般特征外，还具有粒径小、透明、超低表面张力、增溶、稳定等特殊优点，在药物制剂及临床方面的应用日益广泛。微乳作为难溶性药物的载体，能大大提高药物的增溶量，不管是水溶性还是油溶性药物，在微乳中的增溶量远远大于药物在水中和油中的溶解度之和。目前，临床上50%具有治疗作用的药物因难溶于水成了口服和注射的最大障碍，故微乳就成为此类药物给药的良好载体，同时药物增溶在微乳的液滴中，减少了与外界接触的机会，提高了药物的稳定性。此外，微乳在化妆品、洗涤剂、农药、石油开采、纺织工业、食品工业等领域也得到了广泛的应用。随着人们对微乳液研究的深入，其应用前景将更为广阔。

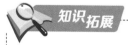

知识拓展

药物的剂型

任何药物在供给临床使用前，必须制成适合于医疗应用的形式，这种形式称为药物的剂型。药物剂型按分散系不同可分为七种。①溶液型：如溶液剂、注射剂等；②胶体溶液型：如胶浆剂、涂膜剂等；③乳剂型：如口服乳剂、部分搽剂等；④混悬剂：如合剂、洗剂等；⑤气体分散剂：如气雾剂、吸入剂等；⑥微粒分散型：如微球剂、纳米囊；⑦固体分散型：如片剂、粉针剂等。

同一药物由于剂型不同，其药动学特征、药理作用、不良反应等也存在差异。如硫酸镁口服剂用于导泻、利胆，注射剂则产生中枢抑制、骨骼肌松弛及降血压作用；绝大多数药物的注射剂、气雾吸入剂等较口服剂吸收迅速、生物利用度高、作用显著；口服剂中液体剂型比固体剂型更易吸收，发挥作用快；控释制剂作用温和持久，不良反应轻。掌握药物剂型对药物作用的影响，可指导临床合理用药。

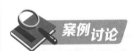

本章小结

胶体	学习要点
概念	分散系,溶胶,高分子溶液,表面活性剂,乳状液,微乳液
性质	①溶胶:丁达尔现象,布朗运动,电泳;②高分子溶液:黏度大、稳定;③微乳液:粒径小、超低表面张力、增溶和稳定
稳定因素	①溶胶:胶粒带电,水化膜,布朗运动;②高分子溶液:致密水化膜,电荷
带电原因	①溶胶:吸附,电离;②高分子溶液:电离
聚沉方法	①溶胶:加少量电解质,加热,加相反电荷溶胶;②高分子溶液:加大量电解质
作用	①高分子溶液对溶胶的保护作用;②表面活性剂的乳化、增溶、湿润和消泡作用
类型	乳状液和微乳液的类型:O/W,W/O
应用	临床上的灯检,血透疗法,分离蛋白质,药用活性炭,乳状液及微乳药物

学习视角

案例讨论

胶体电泳技术在医学上有许多应用,常为疾病诊断提供依据。医院对一病人的血清进行蛋白电泳测定,得到该病人清蛋白电泳图。图 4-8(A)为电泳后清蛋白条带,N 为正常条带,P 为双清蛋白条带(双箭头所示)。图 4-8(B)为双蛋白电泳条带光密度计扫描图,P 条带扫描出现双峰(红箭头所示)。

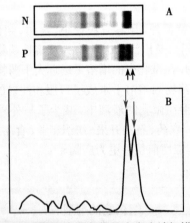

图 4-8　清蛋白电泳条带及光密度计扫描图

检验结果为:双清蛋白阳性,提示病人可能患有双蛋白血症。你了解其检出的原理吗?

（李　森）

扫一扫,测一测

练习题

一、填空题

1. 胶体分散系分散相颗粒直径大小在_____范围内,它包括_____和_____两类。

2. 在外电场作用下,电泳是_____在介质中作定向运动现象,而电渗是_____通过多孔隔膜做定向移动现象。

3. 从结构上分析,表面活性物质由_____和_____两种基团组成。

4. 加入大量的电解质,使高分子化合物从溶液中聚沉析出的过程称为_____。

5. 乳状液和微乳液均可分为_____和_____两种类型。

6. 表面张力和表面积越大,表面能越_____,体系越_____。

7. 两相接触的分界面称为_____,其中一相为气体时,称为_____。

8. 欲制得稳定的乳状液,必须加入的表面活性物质称为_____。

9. 电解质对溶胶的聚沉作用,取决于反离子的价数,反离子价数越_____,聚沉能力越_____。

10. 微乳液与乳状液的本质区别在于:微乳液是_____,_____。

二、简答题

1. 什么是分散系?胶体分散系与其他分散系的主要区别是什么?

2. 什么是表面活性剂?试从结构上分析它在乳化过程中的作用。

3. 将 0.01mol/L KCl 溶液 100ml 和 0.01mol/L AgNO₃ 溶液 80ml 混合制备 AgCl 溶胶,试写出此胶团的结构式,并确定该溶胶的电泳方向。

4. 将等体积的 0.05mol/L KI 溶液和 0.1mol/L AgNO₃ 溶液混合制成 AgI 溶胶。如将 MgSO₄、K₃[Fe(CN)₆] 和 AlCl₃ 分别加入到上述溶胶中,请比较它们的聚沉能力。若将三者加入到由等体积的 0.1mol/L KI 和 0.05mol/L AgNO₃ 溶液混合制成的 AgI 溶胶中,请再比较它们的聚沉能力。

5. 溶胶和高分子溶液稳定的因素有哪些?如何破坏其稳定性?

6. 什么是微乳液,它有哪些特性?

三、思考题

1. 什么是乳状液?举例说明乳化作用在医学上的意义?

2. 为什么溶胶对电解质敏感,加入少量电解质就发生沉淀,而高分子溶液则需加入大量的盐才会沉淀?

3. 试从溶胶的胶团结构说明胶体为什么在通电后发生电泳现象?

第五章　物质结构

学习目标

1. 掌握：原子核外电子运动状态，核外电子排布规律，共价键的形成及特点，σ键和π键，杂化轨道理论。
2. 熟悉：原子轨道，范德华力，氢键及其对物质性质的影响。
3. 了解：微观粒子的运动特征，同位素及其应用，现代价键理论，常见分子极性的判断。
4. 能力：具备一定的微观思维能力和空间想象能力。
5. 素质：运用杂化轨道理论及分子间作用力解释分子空间构型及某些性质。

案例导学

化学反应的本质是原子之间的结合与分离，学习原子结构和分子结构的知识，能够为掌握各类物质的性质及变化规律奠定基础，为研究生命现象，预防、诊治疾病，安全用药，以及维持人体正常生命活动和健康状态等提供理论基础。

问题：

1. 为什么食盐中常加碘？你知道甲亢与碘有什么关系吗？你了解 $^{131}_{53}I$ 用于诊断甲状腺功能状态的原理吗？

2. 为什么说电子与光一样都具有波粒二象性？

3. 举例说明氢键是如何影响物质性质的？

世界是由物质组成的，物质又由分子、原子和离子等微粒组成，分子由原子组成。物质的种类繁多，性质各异，相互间的作用千变万化，这与它们具有不同的微观结构密切相关。物质的性质取决于分子的性质及分子间的作用力，而分子的性质又是由分子的内部结构决定的。因此，学习物质结构的基本知识，研究分子中的化学键及分子间作用力是分析物质的结构、性质及其变化规律的基础。

第一节　原子结构

19世纪初，英国科学家道尔顿（J.Dalton）提出原子论，经过众多科学家的不断探索，人们认识了原子的内部结构，并进一步证实原子是化学变化中的最小微粒，化学反应不只是分子中原子的重新组合，关键是原子核外电子的数目和运动状态发生了变化，因此核外电子的排布和运动是影响元素化学性质的主要因素。了解原子的组成、结构和性质是理解化学变化本质的前提条件，是化学科学的重要内容。

一、原子的组成及同位素

（一）原子的组成

1911 年，英国物理学家卢瑟福（E.Rutherford）通过 α 粒子散射实验确认了原子核的存在，提出了原子结构的行星模型，即原子是由带正电荷的原子核和绕核高速旋转的带负电荷的电子组成。原子内绝大部分是空的，原子核和电子在整个原子中只占极小的空间，电子的质量很小，原子的质量几乎全部集中在原子核上。构成原子的各种粒子及其性质见表 5-1。

表 5-1 构成原子的粒子及其性质

构成原子的粒子	电子	原子核	
		质子	中子
电性和电量	−1	+1	0
质量 /kg	9.1094×10^{-31}	1.6726×10^{-27}	1.6749×10^{-27}
相对质量[①]	$1/1836$[②]	1.007	1.008

注：[①]指对 ^{12}C 原子（原子核内有 6 个质子和 6 个中子的碳原子）质量的 1/12（1.6606×10^{-27}kg）相比较所得的数值。[②]指电子质量与质子质量之比。

原子作为一个整体，不显电性，故有：

$$核电荷数 = 核内质子数 = 核外电子数$$

由于质子和中子的质量很小，通常用其相对质量。质子和中子的相对质量分别为 1.007 和 1.008，取近似整数值为 1。将原子核内所有质子和中子的相对质量相加，所得的数值称为原子的质量数。若用符号 A 表示质量数，N 表示中子数，Z 表示质子数，则：

$$质量数（A） = 质子数（Z） + 中子数（N）$$

若以 $^A_Z X$ 代表一个质量数为 A、核电荷数为 Z 的原子，则构成原子的粒子间的关系可表示如下：

$$原子（^A_Z X） \begin{cases} 原子核 \begin{cases} 质子\quad Z 个 \\ \\ 中子\quad（A-Z）个 \end{cases} \\ \\ 核外电子\quad Z 个 \end{cases}$$

例如，钠原子 $^{23}_{11}Na$ 的原子核带 11 个单位正电荷，核内含有 11 个质子和 12 个中子，核外有 11 个电子。

（二）同位素

具有相同质子数的一类原子称为元素。同种元素的原子，质子数相同，但中子数不一定相同。我们把这种质子数相同而中子数不同的同一元素的不同原子互称为同位素。同位素的化学性质基本相同，但由于它们的中子数不同，各原子质量不同，涉及原子核的某些物理性质（如放射性等）也有所不同。如碳元素有三种不同的原子，分别为 $^{12}_6C$、$^{13}_6C$、$^{14}_6C$，它们的原子核内都有 6 个质子，但中子数分别为 12、13、14，是质量数不同的三种碳原子。

大多数元素都有同位素，氢元素的同位素有 ^1_1H、^2_1H、^3_1H，碘元素的同位素有 $^{127}_{53}I$、$^{131}_{53}I$，钴元素的同位素有 $^{59}_{27}Co$、$^{60}_{27}Co$ 等。自然界中，同一种元素的各种同位素所占的比例一般是不变的。某元素的相对原子质量是按该元素各种天然同位素所占百分比计算出来的平均值。

按照同位素的性质不同，将其分为稳定性同位素和放射性同位素。放射性同位素能自发地放出 α、β 或 γ 射线而蜕变为其他元素的原子。放射性同位素又分为天然放射性同位素和人造放射性同位素。放射性同位素在科学研究和医学领域等方面有重要的用途。如利用放射性同位素作为示踪原子，研究药物的作用机制，药物的吸收和代谢途径；用 ^3_1H 代替非放射性氢原子，用于脱氧核糖核酸和核糖核酸形成过程的研究。在临床上，根据肿瘤细胞更容易吸收放射线的特点进行辅助诊断。例如，$^{131}_{53}I$ 用于诊断甲状腺功能的状态；用 $^{60}_{27}Co$ 远距离治疗机（钴炮）在体外照射以杀伤深部肿瘤，如颅脑内、鼻咽部、肺及淋巴系统等肿瘤。

二、核外电子的运动状态

视频:射线束

宏观物体的运动可以用经典力学来描述,如火车在轨道上奔驰,人造卫星围绕地球运动等,都可以准确测出或算出它们在某一时刻的位置和速度,并描绘出其运动轨迹。而电子是微观粒子,质量和体积很小,运动速度又非常大,其运动规律又有何特征呢?受到光具有波粒二象性的启发,1924年法国物理学家德布罗意(L.de Broglie)提出电子、原子等微观粒子具有波粒二象性,并被证实。

具有波粒二象性的电子,由于其具有特殊的运动性质,不可能同时准确测定其位置和速率,这就是1927年德国科学家海森堡(W.Heisenberg)提出的不确定原理(uncertainty principle)。该原理是对微观物体运动规律认识的深化,并不意味着微观粒子运动无规律可言,只是说它不符合经典力学规律,我们应该用量子力学来描述微观粒子的运动规律。

(一)电子云

虽然人们不能同时准确地测定某个核外电子的位置和速率,但可用统计的方法来判断电子在核外空间某一区域内出现的概率。如氢原子核外只有一个电子,这个电子在核外各处出现的概率不同。为了形象化地表示出电子的概率密度分布,人们用小黑点的疏密来表示空间各点的概率密度的大小。电子在核外一定范围内如一团带负电的云雾笼罩在原子核的周围,人们形象地称之为电子云。氢原子核外电子的运动状态如图5-1所示。

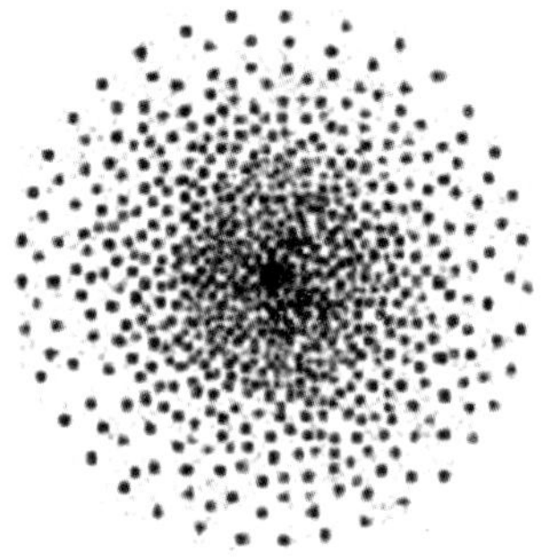

图 5-1 氢原子电子云图

(二)核外电子的运动状态

实验证明,电子在原子核外一定的空间区域内作高速运动,电子出现概率的大小,离核的远近,反映出电子能量的高低。电子能量越低,其运动区域离核越近;能量越高,离核越远。核外电子的运动状态比较复杂,要确定电子的运动状态,需要从四个方面来描述。

1. 电子层 n 在多电子原子中,电子的能量并不相等,能量低的电子在离核较近的区域运动,能量高的电子在离核较远的区域运动。电子出现机会较多的区域称为电子层。电子层用符号"n"表示。能量最低的称为第1电子层,用 $n=1$(或K)表示,能量稍高离核稍远的为第2电子层,用 $n=2$(或L)表示,依次类推,分别用 $n=1$、2、3、4、5、6、7或K、L、M、N、O、P、Q表示。

显然,n 值越小,表示电子运动区域离核越近,则电子能量越小,受核的引力越大;n 值越大,表示电子运动区域离核越远,电子能量就越大,受核的引力越小。氢原子中,电子的能量完全由电子层 n 决定。

2. 电子亚层和电子云的形状 在多电子原子中,同一电子层中的电子能量还稍有差异,电子云的形状也不相同。据此又把一个电子层分成一个或几个亚层,用s、p、d、f等符号来表示。电子层与电子亚层一起决定电子的能量高低。

各电子层中电子亚层的情况如表5-2所示。

表 5-2 电子层与电子亚层

电子层	电子亚层
1	1s
2	2s, 2p
3	3s, 3p, 3d
4	4s, 4p, 4d, 4f

在多电子原子中,每个电子层中电子亚层的数目与电子层数相等,在同一电子层中,各亚层电子的能量(E)按s、p、d、f的顺序依次增大,即 $E_{ns}<E_{np}<E_{nd}<E_{nf}$。

在不同亚层中运动的电子其电子云形状也不相同,s亚层的电子云为球形,p亚层的电子云为哑铃形,d亚层为花瓣形,f亚层的电子云形状更为复杂。s、p电子云如图5-2所示。

笔记

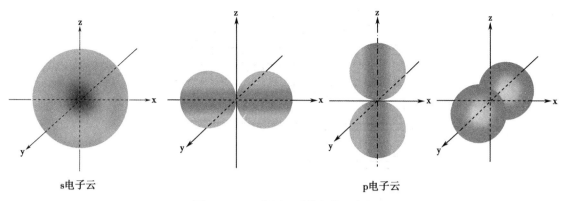

s电子云   p电子云

图5-2　s、p电子云形状和伸展方向

3. 电子云的伸展方向　在同一电子亚层中，电子云的形状虽然相同，但空间位置不同，即有不同的伸展方向。s 电子云是球形对称的，在空间各个方向上的伸展程度相同，伸展方向只有 1 种；p 电子云在空间有 3 种伸展方向，如图 5-2 所示。d 电子云有 5 种伸展方向，f 电子云有 7 种伸展方向。

把在一定的电子层上具有一定形状和伸展方向的电子云所占的空间称为一个原子轨道。因此 s、p、d、f 亚层上的原子轨道数分别是 1、3、5、7 个。各电子层可能有的最多轨道数如表 5-3 所示。每一电子层所具有的轨道数应为 n^2 个。原子轨道常用"□"或"○"表示。

表 5-3　电子层与原子轨道数

电子层	电子亚层	原子轨道数
$n=1$	1s	$1=1^2$
$n=2$	2s, 2p	$1+3=2^2$
$n=3$	3s, 3p, 3d	$1+3+5=3^2$
$n=4$	4s, 4p, 4d, 4f	$1+3+5+7=4^2$

4. 电子的自旋　电子除围绕着原子核高速运动外，本身还在作自旋运动。通常认为电子的自旋有两个相反的方向，相当于顺时针方向和逆时针方向，习惯上用向上的箭头"↑"和向下的箭头"↓"表示。

综上所述，原子核外电子的运动状态相当复杂，通常从电子层、电子亚层、电子云的空间伸展方向和电子的自旋四个方面来描述。

三、核外电子的排布

在多电子原子中，电子的运动状态互不相同，能量各异，它们在核外的排布遵循下列三条规律。

（一）泡利不相容原理

1925 年，奥地利物理学家泡利（W.Pauli）提出：在同一原子中，每个原子轨道最多只能容纳 2 个自旋方向相反的电子，即不可能有两个电子其电子层、电子亚层、原子轨道和自旋状态完全一致。这一规律称为泡利不相容原理（Pauli exclusion principle）。因此可以推出每个电子层可容纳的最多电子数为 $2n^2$。

（二）能量最低原理

在符合泡利不相容原理的前提下，原子核外电子总是尽先占据能量最低的原子轨道，而后依次进入能量较高的轨道，以使整个原子处于能量最低状态，这一规律称为能量最低原理，又称为构造原理（building-up principle）。

原子轨道能量的高低通常用近似能级图表示，如图 5-3 所示。图中每一个小圆圈表示一个原子轨道，其位置的高低代表其能量的高低。方框内各原子轨道的能量比较接近，划归为一组，称为能级组。相邻能级组之间能量相差较大。

图片:基态核外电子填充顺序

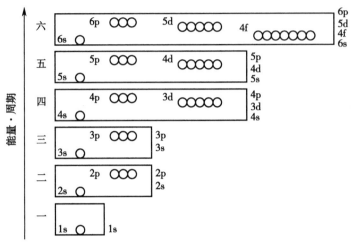

图5-3 多电子原子轨道近似能级图

(三)洪特规则

1925年,德国科学家洪特(F.Hund)从光谱实验数据中总结出一条规则:在同一亚层的不同轨道上,电子总是尽可能分占不同的轨道,且自旋方向相同。这样排布,原子的总能量最低,这就是洪特规则(Hund's rule)。原子中同一亚层的不同轨道能量相等,被称为等价轨道(或简并轨道)。根据洪特规则,碳原子电子排布为(每个方格表示一个原子轨道):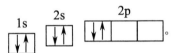,而不是

视频:原子核裂变

。

根据上述规则,可以列出各种元素基态原子中核外电子的排布情况,通常以电子排布式表示。表示方法如下:

以原子核外各亚层的分布情况来表示,按照电子排入顺序,能级由低到高进行排列。其中亚层符号前面的数字表示第几电子层;亚层符号右上角的数字表示亚层中的电子数目。如6号元素C的电子排布式为:$1s^2 2s^2 2p^2$。

第二节 分 子 结 构

元素的原子以不同种类、数目和排列方式组成分子,从而构成了物质世界。分子是保持物质基本化学性质的最小微粒,因此,原子和原子如何相互作用形成分子,分子和分子又如何相互作用构成宏观物质是人们最为关心的两个基本问题,前者属于化学键的研究范畴,后者则是分子间作用力的研究内容。

化学上把分子或晶体中直接相邻原子或离子之间强烈的相互作用力称为化学键(chemical bond)。根据化学键的成因和性质的不同,化学键可分为离子键、共价键(包括配位键)和金属键三种类型。本节介绍离子键和共价键。

一、离子键

20世纪初,德国科学家科赛尔(W.Kossel)提出了离子键理论。该理论认为,不同原子相互化合时,首先形成阴、阳离子,然后依靠静电作用结合在一起。这种阴、阳离子间通过静电作用形成的化学键称为离子键(ionic bond)。由离子键形成的化合物称为离子化合物。离子化合物一般具有易导电、熔点高、易溶于水等特点。

二、共价键

1916年,美国化学家路易斯(G.N.Lewis)提出了经典的共价键理论:分子中的原子可以通过共用

一对或多对电子,以使每个原子均达到稀有气体原子的最外层电子层结构,而形成稳定的分子。这种通过共用电子对形成的化学键称为共价键(covalent bond)。共价键理论初步揭示了共价键与离子键的区别,但仍然存在局限性。

1927年德国化学家海特勒(W.Heitler)和伦敦(F.London)把量子力学应用到分子结构中,揭示了共价键的本质。鲍林(L.Pauling)和斯莱特(J.C.Slater)等在此基础上加以发展,建立起现代价键理论和杂化轨道理论。

(一)现代价键理论

1.氢分子的形成 用量子力学处理两个氢原子形成氢分子的过程,得到H_2的能量与核间距的关系曲线,如图5-4所示。当两个具有自旋方向相反电子的氢原子相互接近时,随着核间距的减小,两个1s原子轨道发生重叠,使得核间电子云密度变大,系统能量随之降低。当核间距r测定值达74pm(理论值87pm)时,系统能量处于最低值,两个氢原子间形成了稳定的共价键,这种状态称为氢分子的基态。当核间距进一步缩小时,原子核之间斥力增大,系统能量迅速升高,排斥作用将氢原子推回基态位置。

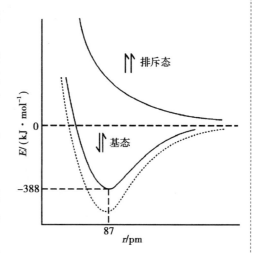

图5-4 H_2的能量与核间距关系曲线

2.现代价键理论要点 将处理氢分子的结果推广到其他双原子或多原子分子,归纳出现代价键理论(valence bond theory),要点如下:

(1)共价键的形成:两个原子相互接近时,原子轨道重叠,轨道内自旋方向相反的两个单电子相互配对,使核间电子云密度增大,体系能量降低,形成稳定的共价键。

(2)共价键的饱和性:自旋方向相反的单电子配对形成共价键后,不能再与其他原子的单电子配对成键。一个原子有几个未成对电子,就可形成几个共价单键。这就是共价键的饱和性。

(3)共价键的方向性:成键的两原子轨道重叠越多,两核间电子云密度越大,体系能量越低,形成的共价键就越牢固。因此,两个原子轨道总是采取原子轨道最大程度重叠的方向成键,这称为原子轨道最大重叠原理。除s轨道呈球形对称外,p、d、f轨道在空间都有一定的伸展方向,它们在参与成键时只有沿着一定的方向进行,才能达到最大重叠,所以共价键具有方向性。如在HCl分子形成过程中,若氢原子的1s轨道与氯原子的$3p_x$轨道重叠,可以有许多种重叠方式(图5-5),其中只有1s轨道沿$3p_x$轨道的对称轴(x轴)方向进行靠近,才会最大程度重叠,形成稳定的共价键,如图5-5(a)。而其他的重叠方式均不能有效地重叠,不能形成共价键,如图5-5(b)和(c)。

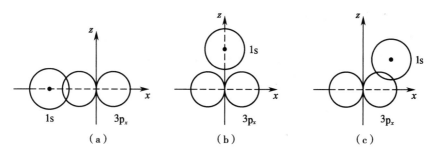

(a) (b) (c)

图5-5 HCl分子的s-p_x轨道重叠示意图

3.共价键的类型 按原子轨道重叠方式不同,共价键分为σ键和π键。

(1)σ键:两个成键原子轨道沿键轴(即两原子核间连线)方向以"头碰头"方式进行重叠形成的共价键,称为σ键。σ键的特点是轨道重叠部分集中于两原子核之间,并沿键轴呈圆柱形对称分布,可任意旋转,轨道重叠程度达到最大,成键电子云密集在键轴处,对核的吸引力较强,所以σ键稳定性高。

对于只含有 s 单电子和 p 单电子的原子,它们可以通过 s-s、s-p_x 或 p_x-p_x 轨道沿 x 轴进行重叠形成 σ 键,如图 5-6(a)所示。

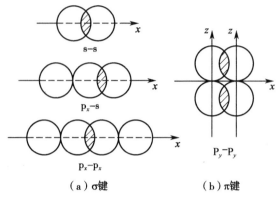

（a）σ键 （b）π键

图 5-6 σ 键和 π 键形成示意图

（2）π 键:两个成键原子轨道沿键轴方向以"肩并肩"方式侧面重叠形成的共价键称为 π 键。π 键的特点是轨道重叠部分垂直于键轴并呈镜面对称分布,不能绕着键轴旋转,轨道重叠程度小,π 键电子云集中在键轴平面的上下方,对核的吸引力较弱,故稳定性较低。可以发生这种重叠的原子轨道有 p_y-p_y、p_z-p_z,如图 5-6(b)所示。

由于 σ 键比 π 键轨道重叠程度大,因而 σ 键比 π 键牢固。σ 键是构成分子的骨架,可单独存在。π 键不能单独存在,只能与 σ 键共存于含双键或叁键的分子中。所以,单键都是 σ 键,而在双键、叁键中,一定并且只有一个 σ 键,其余的都是 π 键。一般来说,π 键比 σ 键活泼,比较容易断裂,这也是含有 π 键的化合物(如不饱和烃)容易发生加成反应的原因。

（3）配位键:共价键也可由成键两原子中的一个原子单独提供电子对进入另一个原子的空轨道,由两原子共用而成键,这种共价键称为配位共价键,简称配位键(coordination bond)。配位键用"→"表示,箭头方向由提供电子对的原子指向接受电子对的原子。如 NH_4^+ 就是由 NH_3 分子中的 N 原子的一对孤对电子(又称孤电子对或未成对电子),进入 H^+ 的空轨道形成配位键结合而成的。

配位键与一般的共价键只是成键原子提供电子形成共用电子对的方式不同,一旦成键后,两者就没有区别。如 NH_4^+ 的 4 个 N—H 是完全等同的。

由此可见,形成配位键必须同时具备两个条件:一个原子有孤对电子;另一个原子有可接受孤对电子的空轨道。

4. 键的极性 共价键的极性是由成键原子吸引共用电子对的能力(电负性)不同而引起的。成键原子的电负性相同时,两个原子吸引电子对的能力相等,共用电子对不偏向于任何一个原子,成键两原子都不显电性,其正、负电荷重心相重合,这种共价键称为非极性共价键(简称非极性键)。成键原子的电负性不同时,共用电子对偏向于电负性较强的原子而使其带部分负电荷,电负性较弱的原子就带部分正电荷,键的正、负电荷重心不重合,这种共价键称为极性共价键(简称极性键)。成键原子间的电负性相差越大,键的极性就越大。离子键是最强的极性键,极性键是非极性键到离子键之间的过渡状态。

键的极性直接影响分子的极性。由非极性键组成的分子都是非极性分子,如 H_2、Cl_2、O_2 等;由极性键组成的双原子分子都是极性分子,如 HCl、HI 等;由极性键组成的多原子分子,若空间构型对称则为非极性分子,如 CO_2、CH_4 等,若空间构型不对称则为极性分子,如 H_2O、NH_3 等。

（二）杂化轨道理论

价键理论成功地阐明了共价键的形成和本质,解释了共价键的方向性和饱和性,但对多原子分子的空间构型和一些共价分子的形成不能做出合理的说明。如不能解释 CH_4 分子的 4 个 C—H 键完全相同,分子构型为正四面体,也不能解释 H_2O 分子中 2 个 O—H 键的键角为什么是 104°45′。为了解释共价分子的空间构型,1931 年鲍林等人在价键理论的基础上提出了杂化轨道理论(hybrid orbital theory)。

1. 杂化轨道理论要点

(1)在成键过程中,由于原子间的相互影响,同一原子中参加成键的几个能量相近、不同类型的原子轨道进行线性组合,重新分配能量和确定空间方向,组成数目相等的新的原子轨道,这种轨道重新组合的过程称为杂化(hybridization)。杂化后形成的新轨道称为杂化轨道(hybrid orbital)。

(2)杂化后轨道形状和方向都发生了变化,形成的杂化轨道一头大一头小,大的一头与其他轨道成键时电子云可以得到更大程度的重叠,成键能力增强。

(3)杂化轨道之间力图在空间采取最大夹角分布,从而使其形成的化学键之间排斥力最小,体系能量更低,形成的分子更稳定,同时使分子具有不同的空间构型。

2. 杂化轨道类型　参加杂化的原子轨道的种类和数目不同,可以组成不同类型的杂化轨道。杂化轨道的类型决定着分子的空间构型。

(1)sp 杂化:由 1 个 ns 轨道和 1 个 np 轨道杂化,形成 2 个 sp 杂化轨道的过程称为 sp 杂化,所形成的轨道称为 sp 杂化轨道。2 个 sp 杂化轨道的能量等同,形状相同。每个杂化轨道中含有 1/2 的 s 轨道成分和 1/2 的 p 轨道成分,sp 杂化轨道间的夹角为 180°,斥力最小。当 2 个 sp 杂化轨道与其他原子的轨道重叠成键后就形成直线形分子。

动画:sp 杂化轨道的形成

(2)sp^2 杂化:由 1 个 ns 轨道与 2 个 np 轨道杂化,形成 3 个 sp^2 杂化轨道的过程称为 sp^2 杂化。3 个 sp^2 杂化轨道的能量和形状完全相同,每个 sp^2 杂化轨道含有 1/3 的 s 轨道成分和 2/3 的 p 轨道成分,3 个 sp^2 杂化轨道对称轴间的夹角为 120°,杂化轨道呈正三角形分布。当 3 个 sp^2 杂化轨道分别与其他 3 个相同原子的轨道重叠成键后,形成分子正三角形构型的分子。

动画:sp^2 杂化轨道的形成

(3)sp^3 杂化:由 1 个 ns 轨道和 3 个 np 轨道组合形成 4 个 sp^3 杂化轨道的过程称为 sp^3 杂化。4 个 sp^3 杂化轨道的能量和形状等同,每个 sp^3 杂化轨道含有 1/4 的 s 轨道成分和 3/4 的 p 轨道成分。4 个 sp^3 杂化轨道分别指向正四面体的 4 个顶角,杂化轨道对称轴之间的夹角为 109°28′。4 个 sp^3 杂化轨道分别与其他 4 个相同原子的轨道重叠成键后,形成正四面体构型的分子。

动画:sp^3 杂化轨道的形成

3. 等性杂化和不等性杂化　按杂化后形成的杂化轨道的能量是否相同,轨道杂化可分为等性杂化和不等性杂化。杂化后所形成的各杂化轨道所含原来轨道成分的比例相等、能量完全相同,这种杂化称为等性杂化(equivalent hybridization)。通常,参与杂化的轨道中都含有单电子或都是空轨道,其杂化是等性的。如 CH_4 中的 C 原子为等性 sp^3 杂化。杂化后所形成的各杂化轨道所含原来轨道成分的比例不相等、能量不完全相同,这种杂化称为不等性杂化(inequivalent hybridization)。通常,参与杂化的原子轨道中有的已被孤对电子占据,其杂化是不等性的。如 NH_3、H_2O 分子的形成。

第三节　分子间作用力

物质分子内部原子间存在着强烈的作用力即化学键,而分子间还存在着较弱的作用力,主要包括范德华力和氢键,它不属于化学键范畴。

一、范德华力

范德华力最早由荷兰物理学家范德华(van der Waals)提出而得名,其能量只有化学键键能的 1/100~1/10,作用范围在 300~500pm 之间,没有饱和性和方向性。这种作用力对物质的物理性质,如溶解度、熔点、沸点和表面张力等有重要影响。根据作用力产生的原因和特点,可分为取向力、诱导力和色散力。

1. 取向力　极性分子始终存在一个正极和一个负极(固有偶极或永久偶极)。当极性分子相互靠近时,它们的固有偶极之间因同极相斥,异极相吸,分子将发生相应取向转动,使分子处于异极相邻的有序状态(图 5-7),这个过程称为取向。这种由于极性分子永久偶极的取向而产生的分子间吸引力称为取向力(orientation force)。

取向力的大小与分子的极性、分子间距离以及温度等有关。分子的极性越大，分子间距离越小，温度越低，取向力越大。

图片：分子的取向极化

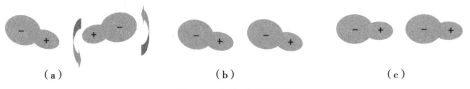

（a）　　　　　　　　　（b）　　　　　　　　　（c）

图 5-7　取向力示意图

2. 诱导力　当极性分子与非极性分子接近时，极性分子的永久偶极产生的电场使非极性分子极化而产生诱导偶极，如图 5-8 所示。永久偶极与诱导偶极之间产生的作用力称为诱导力（induction force）。当 2 个极性分子互相接近时，彼此的永久偶极相互影响，也会产生诱导偶极，因此对极性分子之间的作用来说，诱导力是一种附加的取向力。

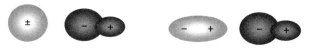

图 5-8　诱导力示意图

3. 色散力　由于非极性分子中电子不断运动，原子核不停地振动，使某一瞬间分子的正、负电荷重心不重合，形成瞬间偶极，瞬间偶极可诱导相邻的非极性分子产生瞬间诱导偶极。瞬间偶极相互作用产生的分子间作用力称为色散力（dispersion force）。

虽然瞬时偶极存在时间极短，但不断重复发生，又不断地相互诱导和吸引，使得分子间始终存在着色散力（图 5-9）。任何分子都会不断产生瞬间偶极，所以，色散力广泛存在于各种分子之间。

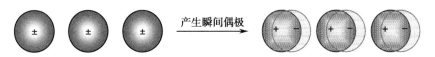

图 5-9　色散力示意图

综上所述，极性分子之间存在取向力、诱导力和色散力；在极性分子和非极性分子之间存在诱导力和色散力；在非极性分子之间只存在色散力。

通常，物质的相对分子质量越大，范德华力就越强，物质的熔点、沸点等越高。如 F_2、Cl_2、Br_2、I_2 相对分子质量逐渐增大，熔点、沸点依次升高。在有机物中，同系物的熔点、沸点随相对分子质量的增大而升高，也是范德华力增大的结果。

图文：壁虎和范德华力

二、氢键

1. 氢键的形成　当 H 原子与电负性很大、半径很小的原子 X（如 F、O、N 等）以极性共价键结合后，由于 X 原子吸引电子能力大，使 H 原子几乎成为裸露的质子，因而这个 H 原子还能与另一个电负性大、半径小并在外层含有孤对电子的 Y 原子（如 F、O、N 原子）产生定向静电吸引力，该吸引力称为氢键（hydrogen bond），用"…"示意为 X—H…Y。X、Y 可以相同，也可以不同。

氢键比化学键弱得多，但比范德华力稍强，键能一般在 42kJ/mol 以下。氢键与范德华力不同之处是氢键具有饱和性和方向性。氢键的饱和性是指 H 原子形成 1 个共价键后，通常只能形成 1 个氢键。氢键的方向性是指形成氢键 X—H…Y 时，3 个原子尽可能在一条直线上。常见的氢键强弱顺序为：

$$F—H…F > O—H…O > O—H…N > N—H…N > O—N…Cl$$

2. 氢键的类型　氢键可分为分子间氢键和分子内氢键。分子之间形成的氢键称为分子间氢键（图 5-10），如氟化氢、氨水。

笔记

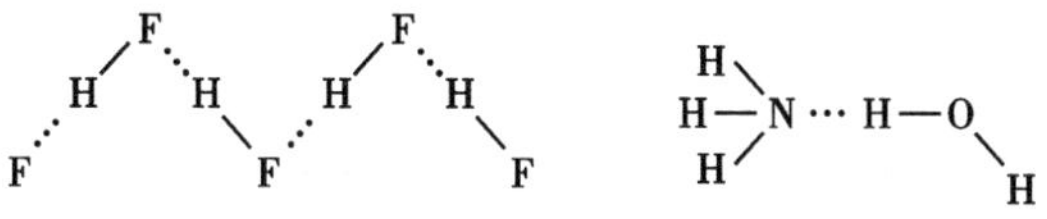

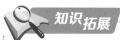

图 5-10　分子间氢键

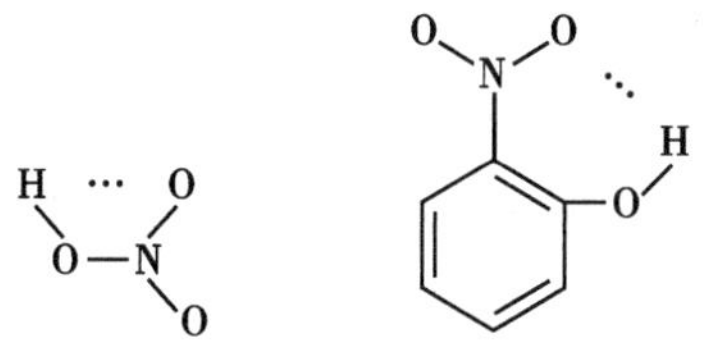

图 5-11　分子内氢键

同一分子内形成的氢键称为分子内氢键(图 5-11),如硝酸、邻硝基苯酚。分子内氢键 X—H⋯Y 的 3 个原子并不在一条直线上,但形成了较稳定的环状结构。

3. 氢键对物质性质的影响　氢键存在于许多化合物中,它的形成对物质的性质有一定影响。因为破坏氢键需要能量,所以在同类化合物中能形成分子间氢键的物质,其熔点、沸点比不能形成分子间氢键的要高很多,如 NH_3、H_2O 和 HF 的沸点比同族其他元素的氢化物沸点高,此反常行为与分子间氢键有关。若分子内形成氢键,一般会使化合物的熔点和沸点降低。氢键的形成也影响物质的溶解度,若溶质和溶剂间形成分子间氢键,可使溶解度增大;若溶质形成分子内氢键,则在极性溶剂中溶解度减小,而在非极性溶剂中溶解度增大。如邻硝基苯酚可形成分子内氢键,对硝基苯酚因硝基与羟基相距较远不能形成分子内氢键,但它能与水分子形成分子间氢键,所以邻硝基苯酚在水中的溶解度比对硝基苯酚的小。

氢键在生命过程中起重要作用,它直接影响生物大分子(如蛋白质与核酸)的结构、性质和功能。DNA 分子中的两条多核苷酸链通过碱基之间的氢键和其他分子间作用力维系 DNA 的双螺旋结构,一旦氢键被破坏,DNA 会解链变性,生物功能就会丧失。

图片:DNA 分子中碱基 间氢键

知识拓展

核技术在医药学中的应用

原子的大门打开之后,微观世界的神秘面纱展现在人们的面前,一系列科学技术应运而生,采用以放射性同位素标记示踪的核技术来诊断、治疗和研究疾病的核医学就是其中一门新兴学科,应用十分广泛。

1. 诊断疾病　临床上核医学诊断是通过体外脏器显像、脏器功能测定和放射免疫分析等技术,探测器官组织解剖结构、功能、代谢改变,从而检查、诊断疾病。①体外脏器显像是将放射性药物引入(口服或注射)人体内,不同的药物能特异地分布于特定的器官或病变组织,然后利用 PET/CT 等体外显像设备探测出放射性药物发出的射线,根据其分布使组织、脏器显影,同时获得精确的解剖定位,从而对疾病做出全面、准确的判断。②脏器功能测定是测定器官功能的放射性同位素方法。如注射(^{131}I)- 邻碘马尿酸后,用探测仪器同时记录两侧肾区放射性起落变化曲线,以检查两侧肾脏血流情况、肾小管分泌功能和输尿管通畅程度,动态地观察器官功能。③放射免疫分析是利用放射性同位素标记的示踪剂测定从人体内采取的血、尿、组织液等样品内微量生物活性物质含量,从而检查各种疾病。

2. 治疗疾病　放射性疗法是临床上治疗癌症的重要手段和方法之一,其原理是利用放射性同位素发射出的 α、β、γ 射线具有杀死活性细胞的作用,而癌细胞对射线又尤其敏感,选择不同种类及剂量的放射性同位素,用特殊的方法照射不同的部位的肿瘤,杀灭或抑制癌细胞,并尽可能减少对正常细胞的损害。如利用 ^{131}I 发射的 β 射线治疗甲亢、甲状腺癌;利用锶 -90 治疗银屑病、毛细血管瘤等皮肤病。

3. 药物研究　药物研制中,常借助于同位素示踪技术研究药物的作用原理、疗效、副作用及其在体内的吸收、分布和排泄规律,同时它也是药物研究筛选中不可或缺的手段。

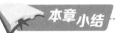

本章小结

物质结构	学习要点
原子的组成	原子(^A_ZX) 原子核 { 质子 Z个 / 中子 (A−Z)个 } 核外电子 Z个
核外电子的运动状态	通过电子层、电子亚层和电子云形状、电子云伸展方向、电子自旋四方面的合理组合来确定
核外电子的排布	多电子原子的电子在核外排布时,依据原子轨道近似能级图及三个基本原理(泡利不相容原理、能量最低原理、洪特规则)来确定。
共价键	只有自旋方向相反的两个单电子可以相互配对形成共价键,共价键具有饱和性和方向性,因成键轨道重叠方式不同共价键可分为 σ 键和 π 键
杂化轨道理论	同一原子中参加成键的几个能量相近的不同类型的原子轨道重新进行线性组合,可形成杂化轨道。杂化轨道的成键能力增强,轨道杂化分为 sp 杂化、sp^2 杂化、sp^3 杂化,它们的空间构型分别是直线型、平面三角形和正四面体。可用杂化轨道理论解释某些分子空间构型
分子间作用力	包括范德华力和氢键,不属于化学键范畴。范德华力包括取向力、诱导力和色散力,没有方向性和饱和性;氢键是一种具有饱和性、方向性的分子间力,键能很小,与范德华力在一个数量级但比范德华力稍强,氢键对物质物理性质的影响较大

0510

学习视角

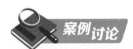

案例讨论

  同位素示踪技术(isotope tracer technique)是通过加入外源性的与生物体内的元素或物质有共同通路的同位素示踪物,用以追踪生物体内某元素或某物质的运行机制或代谢通路的一种方法。示踪物常利用元素的同位素本身或用同位素置换该物质某成分元素的标记化合物,以同位素的辐射能或质量的差异为检测指标。1923 年 G.von Hevesy 首先采用天然放射性铅盐研究了植物吸收铅的机制。随着原子能技术的发展,大量人工放射性同位素被发现,同时随着微量化学分析法和同位素检测技术的发展,同位素示踪技术已成为研究生物现象不可缺少的方法,这一技术在医药领域有哪些应用呢?

(杨艳杰)

0511

案例讨论

0512

扫一扫,测一测

练习题

笔记

一、填空题

1. 某元素的离子 M^{2+} 的核外电子数为 10,质量数为 24,则其核内质子数为_____。

2. $^{37}_{17}Cl$ 和 $^{35}_{17}Cl$ 两种原子的原子核内_____数相同,_____数不同,两者互称为_____。

3. 原子核外电子按_____高低分层排布,每个电子层上最多能容纳的电子数为_____个。

4. 原子核外电子的排布非常复杂，一般遵循_____、_____和_____三个基本规律。

5. S 原子序数为 16，其电子排布式为_____，S^{2-} 的最外电子层有_____个电子。

6. 化学键可分为_____、_____、_____三种基本类型，其中大部分化合物以_____相结合而形成。

7. 形成氢键的条件一是_____，二是_____。

8. 共价键具有_____和_____的特征。

9. 共价键根据电子云重叠方式不同分为 σ 键和 π 键，σ 键的特征是_____，π 键的特征是_____。

10. 在卢瑟福原子模型中，原子是由_____和_____组成的，其原子序数等于_____。

二、简答题

1. 完成下表

类型	参与杂化的原子轨道	未参与杂化的 p 轨道数	杂化轨道成分	杂化轨道数目	空间构型	轨道间夹角
sp^3						
sp^2						
sp						

2. 请指出 $BeCl_2$、BF_3、CH_4、NH_3 和 H_2O 分子中中心原子采取的杂化类型，并判断其空间构型和分子的极性。

3. 下列各组分子之间存在哪些分子间作用力？

① CH_3OH 和 H_2O　② HBr 气体　③ He 和 H_2O　④苯（C_6H_6）和 CCl_4　⑤ CO_2 气体

三、推断题

1. 已知ⅥA族元素氢化物常压下的沸点如下表，请你设想一下如果水分子间没有氢键存在，水的沸点在什么温度范围？地球面貌又将会是怎样？

氢化物	H_2O	H_2S	H_2Se	H_2Te
沸点 /℃	100	−61	−41	−2

2. 有 X、Y、Z 三种元素，X、Y 原子的最外层电子数相同，Y、Z 原子的电子层数相同；X 与 Y 可形成 YX_2 和 YX_3 化合物，Y 原子核内的质子数是 X 的 2 倍，X 与 Z 可形成化合物 Z_2X_5。试判断 X、Y、Z 各是什么元素？分别写出它们的电子排布式。

3. 具有相同分子式的有机化合物邻羟基苯甲酸和对羟基苯甲酸结构式分别为⬡—OH、COOH 和 HO—⬡—COOH，它们的沸点一样吗？为什么？

学习目标

1. 掌握：配合物的概念、组成和命名方法。
2. 熟悉：稳定常数，影响配位平衡的因素。
3. 了解：配位滴定的基本原理和应用；生物配体。
4. 能力：具备滴定操作的基本能力，建立量的概念。
5. 素质：能理解配合物在医学上的意义。

案例导学

　　配合物与生物体和医学的关系十分密切。动植物体内的许多物质以配合物的形式存在，如生物催化剂——酶，在生命过程中发挥其生理功能。用于治疗和预防疾病的一些药物本身就是配合物，它们在医药学方面有重要应用。配合物研究为揭示体内某些疾病的发病机制，制备新的药物奠定了重要的理论基础。

　　问题：

　　1. 举例说明你所认识的一些与医学有关的配合物。

　　2. 环境中对人体有害的元素有哪些？你知道其毒性机制吗？

　　3. 临床上常用的与配合物有关的金属解毒剂、抗炎抗癌药物有哪些？它们有何作用特点？

　　配位化合物（coordination compound），简称配合物，是一类组成复杂、应用极其广泛的重要化合物。过去曾因其组成复杂而称为络合物。

　　配合物在生命过程中起着重要的作用，它与医学有着密切的联系。人体中的血红素、植物体内的叶绿素和生物催化剂——酶等都是金属配合物。应用配位化学的原理，引入适量微量元素以补充体内的不足，或利用某些配合剂促进体内有毒、有害或过量的元素的排出；一些金属配合物具有杀菌、抗病毒和抗癌的生理作用，其中某些配合物已在临床上应用；此外，在生化检验、环境监测或药物分析等方面，配合物的应用也十分广泛。

第一节　配合物的基本概念

一、配合物的定义

　　向 $CuSO_4$ 溶液中逐滴加入氨水，开始时有浅蓝色的 $Cu(OH)_2$ 沉淀生成，继续滴加氨水，沉淀逐渐溶解,生成深蓝色的澄清溶液。向该溶液中加入适量酒精,便会析出深蓝色的结晶物质,将此晶体溶于水后,分装两支试管。试管一加入少量 NaOH 溶液,无浅蓝色的 $Cu(OH)_2$ 沉淀生成,也无氨气产生,说明溶液中游离的 Cu^{2+} 很少;试管二加入少量 $BaCl_2$ 溶液,立即产生 $BaSO_4$ 白色沉淀,这说明其溶液中存在大量 SO_4^{2-}。经分析测得,深蓝色结晶的化学组成为 $[Cu(NH_3)_4]SO_4 \cdot H_2O$,它在水溶液中解离为 $[Cu(NH_3)_4]^{2+}$ 和 SO_4^{2-},而 $[Cu(NH_3)_4]^{2+}$ 是由 1 个 Cu^{2+} 和 4 个 NH_3 以配位键结合形成的复杂离子。

$$CuSO_4 + 4NH_3 \rightleftharpoons [Cu(NH_3)_4]SO_4$$
$$[Cu(NH_3)_4]SO_4 = [Cu(NH_3)_4]^{2+} + SO_4^{2-}$$

动画:$[Cu(NH_3)_4]$ $SO_4 \cdot H_2O$ 的生成

又如 $K_4[Fe(CN)_6]$、$[Ag(NH_3)_2]NO_3$ 等在水溶液中也能解离出像 $[Fe(CN)_6]^{4-}$、$[Ag(NH_3)_2]^+$ 等复杂离子,它们具有较高的稳定性。像这类由简单阳离子(或原子)和一定数目的中性分子或阴离子通过配位键结合,并按一定的组成和空间构型所形成的复杂离子称为配离子。若所带电荷为零,则称为配位分子,如 $[Co(NH_3)_3Cl_3]$、$[Ni(CO)_4]$ 等。通常把含有配离子的化合物和配位分子统称为配位化合物。

二、配合物的组成

大多数配合物是由配离子与带有相反电荷的离子通过离子键结合而成的。以配合物 $[Cu(NH_3)_4]SO_4$ 为例,其组成可表示为:

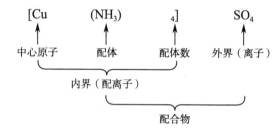

(一)内界和外界

配合物一般可分为内界(inner sphere)和外界(outer sphere)两部分。

1. 内界 由配离子组成,是配合物的特征部分,书写化学式时,用方括号括起来。

2. 外界 与配离子带相反电荷的其他离子,写在方括号外。

内界和外界通过离子键结合形成配合物。由于配合物是电中性的,因此内界、外界的电荷总数相等,符号相反。

配位分子只有内界,没有外界。

(二)中心原子

在配合物的内界中,能接受孤对电子的阳离子或原子称为中心原子(central atom),也称为配合物的形成体。中心原子位于配离子的中心位置,是配离子的核心,大多为过渡金属阳离子,少数是高氧化态非金属元素的原子,还有少数的为中性原子。如 $[Cu(NH_3)_4]SO_4$ 中的 Cu^{2+} 是金属阳离子,$K_2[SiF_6]$ 中 Si(Ⅳ)是氧化数为 +4 的非金属元素原子,而 $[Ni(CO)_4]$ 中的 Ni 是中性原子。

(三)配位体

在配合物中,与中心原子以配位键相结合的中性分子或阴离子称为配位体(ligand),简称配体。配体中直接与中心原子形成配位键的原子称为配位原子(ligating atom)。如 NH_3 中的 N 原子,H_2O 分子中的 O 原子。常见的配位原子多数是电负性较大的非金属元素原子,如 N、O、C、S、P 和 X(卤素)等。

根据每个配体中配位原子的个数不同,将配体分为单齿配体和多齿配体。只含 1 个配位原子的配体称为单齿配体(monodentate ligand),如 NH_3、H_2O、X^- 等,其配位原子分别为 N、O、X;含 2 个或 2 个以上配位原子的配体称为多齿配体(multidentate ligand),如乙二胺(缩写为 en)、乙二胺四乙酸根(缩写为 EDTA),分别为二齿和六齿配体(标 * 号者为配位原子)。

$$\overset{*}{N}H_2CH_2CH_2\overset{*}{N}H_2$$

乙二胺(en)

乙二胺四乙酸根(EDTA)

（四）配位数

配离子（或配位分子）中直接与中心原子以配位键结合的配位原子的个数称为配位数（coordination number）。从本质上讲，配位数就是中心原子与配体形成配位键的数目。对单齿配体，中心原子的配位数与配体的数目相等，如$[Zn(NH_3)_4]^{2+}$中Zn^{2+}的配位数是4；如果配体中有多齿配体，则中心原子的配位数和配体的数目不相等，如$[Cu(en)_2]^{2+}$中，1个en分子中有2个N原子与Cu^{2+}形成配位键，Cu^{2+}的配位数是4而不是2。因此在计算配位数时，不能只看配体的数目，还必须区分配体是单齿配体还是多齿配体。

影响配位数的因素很多，主要是中心原子电荷数和配体体积。中心原子电荷数越大，对配体吸引力越强，则配位数越大。一般地，中心原子的电荷数分别为+1、+2、+3时，其配位数分别为2、4、6；配体体积越小，配位数越大。

（五）配离子的电荷

配离子的电荷数等于中心原子和配体总电荷的代数和。如$[PtCl_6]^{2-}$的电荷数是：$1\times(+4)+6\times(-1)=-2$。因配合物是电中性的，故也可根据外界离子的电荷数来推断配离子的电荷数，如$K_3[Fe(CN)_6]$中的配离子电荷数为-3。

三、配合物的命名

配合物的命名遵从一般无机化合物的命名原则。

1. 配合物的命名　阴离子名称在前，阳离子名称在后，分别称为"某化某""某酸""氢氧化某""某酸某"等。

2. 配离子及配位分子命名　将配体名称列在中心原子之前，不同配体之间以中圆点"·"分开。相同配体的数目用汉字二、三、四等表示。在最后一种配体名称之后缀以"合"字，中心原子后以加括号的罗马数字表示其氧化数。即

配体数 - 配体 -"合"- 中心原子（氧化数）

3. 配体命名顺序　若内界中不止一种配体，则命名时：无机配体在前，有机配体在后（复杂的配体写在括号内）；先列阴离子，后列中性分子；同类配体按配位原子元素符号的英文字母顺序排列。

$[Co(NH_3)_5(ONO)]SO_4$	硫酸亚硝酸根·五氨合钴（Ⅲ）
$[Ag(NH_3)_2]NO_3$	硝酸二氨合银（Ⅰ）
$H_2[PtCl_6]$	六氯合铂（Ⅳ）酸
$NH_4[Cr(NCS)_4(NH_3)_2]$	四异硫氰酸根·二氨合铬（Ⅲ）酸铵
$[Co(NH_3)_2Cl_2(en)]OH$	氢氧化二氯·二氨·乙二胺合钴（Ⅲ）
$[Co(NH_3)_4(H_2O)_2]^{3+}$	四氨·二水合钴（Ⅲ）配离子
$[Fe(CO)_5]$	五羰基铁（0）

四、螯合物和生物配体

（一）螯合物的概念

螯合物（chelate）又称内配合物，是由中心原子和多齿配体形成的一类具有环状结构的配合物。如α-氨基丙酸$[CH_3CH(NH_2)COOH]$和Cu^{2+}形成的螯合物，其结构式如下：

$$O=C \ - \ O \diagdown Cu \diagup NH_2 \ - \ CH \ - \ CH$$
$$H_3C \ - \ HC \ - \ H_2N \diagup \ \diagdown O \ - \ C=O$$

其中多齿配体α-氨基丙酸与中心原子Cu^{2+}形成的环状结构，称为螯合环。该螯合物中，2个螯合环均是由5个原子组成的五元环。能形成螯合环的多齿配体称为螯合剂（chelating agent）。

螯合物由于分子内具有环状结构而有很高的稳定性，在溶液中较难解离，在分析化学上常用于定性、定量测定。实际工作中广泛地用来进行金属离子的沉淀、溶剂萃取和比色分析等。

（二）螯合效应

对于同一种金属阳离子，配位数相同时，与多齿配体生成的螯合物比与单齿配体生成的配合物更

稳定,这种特殊稳定性是由于形成环状结构而产生的。由于螯合环的形成而使配合物的稳定性大大增加的作用称为螯合效应(chelating effect)。如$[Cu(NH_3)_4]^{2+}$的$K_稳$为$2.1×10^{13}$,$[Cu(en)_2]^{2+}$的$K_稳$为$1.0×10^{20}$。

螯合物的稳定性与螯环的大小和数目有关。一般来说,当形成五元或六元环状螯合物时,环的张力较小,螯合物的稳定性较高。因此要形成稳定的螯合物,螯合剂必须至少含有2个配位原子,并且相邻的2个配位原子之间必须间隔2~3个其他原子,以形成稳定的五元环或六元环结构。

同时,配体与中心原子形成的螯环数目越多,配合物越稳定。这是因为螯环越多,同一配体中配位原子与中心原子所形成的配位键越多,配体脱离中心原子的机会就越小,螯合物就越稳定。如EDTA与金属离子形成$1:1$的配合物中含有5个五元环,因此十分稳定。通常不易与其他配体形成配合物的Mg^{2+}、Ca^{2+},都可以和EDTA形成相当稳定的螯合物,其空间构型如图6-1所示。

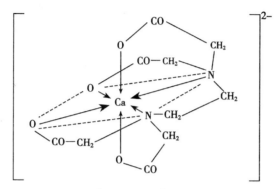

图6-1　$[Ca(EDTA)]^{2-}$的空间构型

（三）生物配体

生物体内的金属元素本身往往没有生物活性,它们不是以自由离子形式存在,而是与配体形成金属配合物,并发挥着各自的作用。生物体中能与生命金属元素配位形成稳定的配合物的离子和分子称为生物配体(biological ligands)。生物配体包括大分子配体(如蛋白质、肽、核酸、多糖以及糖蛋白、脂蛋白等),也包括一些有机分子、无机分子(如氨基酸、核苷酸、有机酸根、Cl^-、HCO_3^-、HPO_4^{2-}等)、某些维生素和激素等小分子配体。广义地讲,O_2、CO分子等也是生物配体。不同配体所含有的各种配位基团决定了对金属离子的配位方式和配位能力,从而决定了生物功能。

生物体内金属离子和生物配体形成的配合物称为生物配位化合物(bio-coordination compound)。血红素、叶绿素、血红蛋白、肌红蛋白、碳酸酐酶以及维生素B_{12}等均为生物配位化合物,在生物体内发挥着重要的生物功能。如在植物生长中起光合作用的叶绿素是含镁的配合物;人体内输送O_2和CO_2的血红蛋白中的亚铁血红素是卟啉与Fe^{2+}的配合物;在人体内调节物质代谢的胰岛素是含锌的配合物;催化生物体内各种生化反应的酶许多都是含有金属元素的生物配合物。

图文:常见生物配体举例

第二节　配位平衡

配合物在水溶液中的稳定性与配离子解离为简单离子和配体的程度大小有关。解离程度越小,配离子或配位分子的稳定性越高。在水溶液中,中心原子与配位体生成配离子的反应称为配位反应,其逆反应称为解离反应。当配离子的生成反应速率与解离反应速率相等时所处的动态平衡称为配位平衡(coordination equilibrium)。化学平衡的一般原理适于配位平衡。

一、配位平衡稳定常数

（一）稳定常数的概念

向$AgNO_3$溶液中加入过量氨水,生成$[Ag(NH_3)_2]^+$:

$$Ag^+ + 2NH_3 \rightarrow Ag[(NH_3)_2]^+$$

该反应为配位反应。若向此溶液中加入 NaCl 溶液，无白色 AgCl 沉淀产生；但加入 KI 溶液，则有黄色的 AgI 沉淀析出。这说明溶液中存在少量游离的 Ag^+，$[Ag(NH_3)_2]^+$ 可发生如下解离反应：

$$[Ag(NH_3)_2]^+ \longrightarrow Ag^+ + 2NH_3$$

一定温度下，当配位反应和解离反应速率相等时，体系达到配位平衡，可表示为：

$$Ag^+ + 2NH_3 \underset{\text{解离}}{\overset{\text{配位}}{\rightleftharpoons}} [Ag(NH_3)_2]^+$$

配位平衡的平衡常数又称为稳定常数（stability constant），用 $K_稳$ 表示：

$$K_稳 = \frac{[Ag(NH_3)_2]^+}{[Ag^+][NH_3]^2}$$

该平衡常数反映了配离子的稳定性。$K_稳$ 值越大，表明生成配离子的倾向越大，解离倾向越小，即配离子越稳定。对于相同配位比的配合物，可利用 $K_稳$ 值直接比较其稳定性。例如 $K_稳([Ag(NH_3)_2]^+) = 1.1 \times 10^7$，$K_稳([Ag(S_2O_3)_2]^{3-}) = 2.9 \times 10^{13}$，$K_稳([Ag(CN)_2]^-) = 1.3 \times 10^{21}$，故稳定性 $[Ag(CN)_2]^- > [Ag(S_2O_3)_2]^{3-} > [Ag(NH_3)_2]^+$。对于配位比不同的配合物，则需通过计算比较其稳定性。

由于配合物的 $K_稳$ 数值均很大，常用 $\lg K_稳$ 表示。常见配离子的 $K_稳$ 和 $\lg K_稳$ 值见附录三。

（二）稳定常数的应用

1. 计算配合物溶液中有关物质的浓度。

例 6-1 向 50.0ml 0.10mol/L $AgNO_3$ 溶液中加入 0.40mol/L 氨水溶液 50.0ml，求平衡时溶液中 Ag^+、$[Ag(NH_3)_2]^+$ 和 NH_3 的浓度各为多少？

解： 溶液中存在下列配位平衡，设平衡时溶液中的 Ag^+ 浓度为 x mol/L，有

$$Ag^+ + 2NH_3 \rightleftharpoons [Ag(NH_3)_2]^+$$

初始浓度　　　　　$\dfrac{0.10}{2}$　　$\dfrac{0.40}{2}$　　　　　0

平衡浓度　　　　　x　　$\dfrac{0.40-0.10\times2}{2}+2x$　　$\dfrac{0.10}{2}-x$

由于平衡时 x 值很小，故

$$\frac{0.40-0.10\times2}{2}+2x \approx \frac{0.40-0.10\times2}{2}, \quad \frac{0.10}{2}-x \approx \frac{0.10}{2}$$

代入稳定常数表达式

$$K_稳 = \frac{[Ag(NH_3)_2]^+}{[Ag^+][NH_3]^2} = \frac{0.05}{x(0.10)^2} = 1.1 \times 10^7$$

$[Ag^+] = x = 4.5 \times 10^{-7} mol/L$，$[Ag(NH_3)_2]^+ = 0.05 mol/L$，$[NH_3] = 0.10 mol/L$

2. 判断配位反应的方向　配离子具有不同的稳定性，稳定性小的配离子容易转化为稳定性大的配离子。因此，利用配离子稳定性的大小可以判断配位反应进行的方向。

例 6-2 试判断下列反应能否向右进行。

$$[Ag(NH_3)_2]^+ + 2CN^- \rightleftharpoons [Ag(CN)_2]^- + 2NH_3$$

解： 查表得配离子的稳定常数分别为

$$K_稳([Ag(CN)_2]^-) = 1.3 \times 10^{21} \quad K_稳([Ag(NH_3)_2]^+) = 1.1 \times 10^7$$

$$[Ag(NH_3)_2]^+ \rightleftharpoons Ag^+ + 2NH_3 \quad K_1 = \frac{[NH_3]^2[Ag^+]}{[Ag(NH_3)_2]^+}$$

$$Ag^+ + 2CN^- \rightleftharpoons [Ag(CN)_2]^- \quad K_2 = \frac{[Ag(CN)_2]^-}{[Ag^+][CN^-]^2}$$

合并上述两式，总反应的平衡常数为

$$K = K_1 \cdot K_2 = \frac{1}{1.1 \times 10^7} \times 1.3 \times 10^{21} = 1.2 \times 10^{14}$$

从 K 值可以看出，反应向着生成 $[Ag(CN)_2]^-$ 的方向进行，而且 K 值很大，说明这一反应进行相当

完全。由此可见,转化反应总是向生成 $K_{稳}$ 值大的配离子方向进行。

二、配位平衡的移动

配位平衡与其他化学平衡一样,也是一种有条件的、暂时的、相对的动态平衡。当平衡条件改变,平衡就会发生移动。金属离子 M^{n+} 和配体 L^- 生成的配离子 $ML_x^{(n-x)+}$ 在水溶液中存在如下平衡:

$$M^{n+} + xL^- \rightleftharpoons ML_x^{(n-x)+}$$

根据平衡移动原理,如向上述溶液中加入某种试剂而使金属离子或配体或配离子浓度发生改变,均会使配位平衡发生移动,直至在新的条件下建立新的平衡。

（一）溶液酸度的影响

1. 酸效应 根据酸碱质子理论,很多配体都是碱,当溶液 pH 减小时,它们能与溶液中的 H^+ 结合生成难电离的共轭弱酸,降低了溶液中配体的浓度,使配位平衡发生移动,导致配离子解离度增大,稳定性降低。这种因溶液酸度增大而导致配离子稳定性降低的现象称为酸效应（acid effect）。

如向 $[Cu(NH_3)_4]^{2+}$ 溶液中加酸,由于 NH_3 与 H^+ 生成 NH_4^+,增大了 $[Cu(NH_3)_4]^{2+}$ 的解离度,降低了其稳定性。

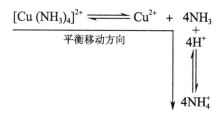

溶液的酸性越强,配离子越容易解离,酸效应越明显。

2. 水解效应 当溶液的 pH 升高时,中心原子（特别是高价态金属离子）将发生水解而使配位平衡向解离方向移动,导致配离子的稳定性降低,这种现象称为水解效应（hydrolytic effect）。

如升高溶液 pH 时,配离子 $[FeF_6]^{3-}$ 可发生如下反应:

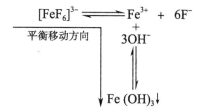

在水溶液中,酸效应和水解效应同时存在,因此酸度对于配位平衡的影响应从这两个方面考虑。一般在不发生水解的前提下,提高溶液的 pH 有利于增加配合物的稳定性。在人体内,酸度对配合物的影响也是普遍存在的。如胃液中 pH 0.9～1.8,许多金属离子无法与配体结合生成配合物,但当这些金属离子随消化液进入肠道或血液时,pH 上升到 7 或更高一些,此时就易形成配合物。

（二）沉淀平衡的影响

若在配离子溶液中加入沉淀剂,由于金属离子和沉淀剂生成沉淀,会使配位平衡向解离的方向移动;反之,若向沉淀中加入能与金属离子形成配合物的配位剂,则沉淀可转化为配离子而溶解。

如向 $[Ag(NH_3)_2]^+$ 溶液中加入 NaBr 溶液,立即生成淡黄色 AgBr 沉淀。若再向溶液中加入 $Na_2S_2O_3$ 溶液,可使 AgBr 沉淀溶解变成 $[Ag(S_2O_3)_2]^{3-}$ 离子。反应如下:

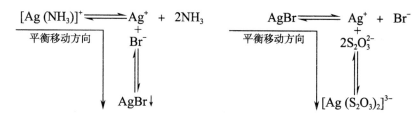

上述反应均为配位剂与沉淀剂共同争夺金属离子的过程,即溶液中同时存在配位平衡和沉淀平衡。这2个平衡既相互联系,又相互制约。当配合物的 $K_稳$ 越大,沉淀的溶解度越大,沉淀越易转化为配离子;反之,当配合物的 $K_稳$ 越小,沉淀的溶解度越小,配离子越易转化为沉淀。

配位平衡和沉淀平衡的相互转化在实际工作中有着广泛的应用。如为消除含氰废液的危害,往往加入 $FeSO_4$ 使 CN^- 转化为毒性很小的稳定配离子 $[Fe(CN)_6]^{4-}$:

$$6NaCN + 3FeSO_4 = Fe_2[Fe(CN)_6] + 3Na_2SO_4$$

第三节 配位滴定法

配位滴定法(chelatometric titration)是以配位反应为基础的滴定分析方法。配位滴定法普遍采用的滴定剂是氨羧配位剂,其中以 EDTA 应用最广泛,故亦称为 EDTA 滴定法。

一、配位滴定法的基本原理

(一) EDTA 的结构和配位特点

1. EDTA 的结构　乙二胺四乙酸(H_4Y)及其二钠盐(Na_2H_2Y)统称为 EDTA。乙二胺四乙酸为白色粉末状晶体,在水中溶解度小,难溶于酸及一般有机溶剂,易溶于碱而生成相应盐溶液,其二钠盐在水中具有较大的溶解度,故广泛应用。EDTA 的酸根离子是六齿配体,其结构如下:

$$\overset{-}{O}OCCH_2 \diagdown \qquad CH_2COO^-$$
$$\overset{N}{}-CH_2-CH_2-\overset{N}{}$$
$$\overset{-}{O}OCCH_2 \diagup \qquad CH_2COO^-$$

2. EDTA 的配位特点　EDTA 有六个配位原子,具有很强的配位能力,能与多数金属离子生成稳定的螯合物,是最常用的配位剂。

(1)配位的广泛性和稳定性:几乎能与所有金属离子配位;与金属离子生成的配合物是含有多个五元环的螯合物。

(2)简单的配位比:无论金属离子的氧化数如何,EDTA 与大多数金属离子反应的配位比都是1:1。反应如下(略去电荷):

$$M + Y \rightleftharpoons MY$$

(3)大多数螯合物易溶于水:EDTA 与大多数金属离子能形成水溶性较好且稳定的螯合物。

(4)滴定终点易于判断:M-EDTA 大多无色,便于用指示剂确定终点。

(二) 配位滴定中 pH 的控制

溶液中螯合物的稳定性除取决于螯合物稳定常数的大小外,还与溶液的酸度有关。溶液的 pH 越小,配体与 H^+ 越易结合,酸效应增强,导致螯合物发生解离,稳定性降低。若提高溶液的 pH,酸效应减弱,但金属离子与 OH^- 结合生成氢氧化物沉淀的水解效应增强,螯合物稳定性也降低。因此 EDTA 滴定法要求在不引起金属离子水解的最低酸度 pH 范围之内进行。表 6-1 列出了 EDTA 滴定一些金属离子允许的最低 pH。

表 6-1　EDTA 滴定时一些金属离子允许的最低 pH

金属离子	$\lg K_稳$	最低 pH	金属离子	$\lg K_稳$	最低 pH
Fe^{3+}	24.23	1.0	Cd^{2+}	16.4	3.9
Sn^{2+}	22.1	1.7	Co^{2+}	16.31	4.0
Hg^{2+}	21.8	1.9	Al^{3+}	16.11	4.2
Cu^{2+}	18.7	2.9	Fe^{2+}	14.33	5.0
Ni^{2+}	18.56	3.0	Mn^{2+}	13.8	5.2
Pb^{2+}	18.3	3.2	Ca^{2+}	11.0	7.5
Zn^{2+}	16.4	3.9	Mg^{2+}	8.64	9.7

在配位滴定过程中，随着螯合物的生成，不断有 H^+ 释放出，为了使溶液 pH 基本稳定，在配合滴定前，需要加入合适的缓冲溶液来控制溶液的酸度。

（三）金属指示剂

在配位滴定中，通常利用一种能与金属离子形成有色配合物的水溶性有机染料显色剂，通过颜色的改变来指示滴定过程中金属离子浓度的变化，这种显色剂称为金属指示剂（metallochromic indicator）。

1. 金属指示剂的作用原理　金属指示剂与被滴定金属离子反应，生成一种与指示剂本身颜色不同的配合物。

滴定前：

$$M + In \rightleftharpoons MgIn$$
$$色1 色2$$

滴定过程中：

$$M + Y \rightleftharpoons MY$$

由于 MIn 远不及 MY 稳定，故终点时：

$$MIn + Y \rightleftharpoons MY + In$$
$$色2 色1$$

当溶液变为指示剂本身的颜色时，显示到达终点。

常用的指示剂有铬黑 T(EBT)、二甲酚橙（XO）等。

铬黑 T 为有机弱酸性偶氮染料，可用符号 NaH_2In 表示。溶液的 pH 不同，铬黑 T 显示不同的颜色。在水溶液中存在下列解离平衡：

$$pK_{a2} = 6.3 \qquad\qquad pK_{a3} = 11.6$$

$$H_2In^- \underset{+H^+}{\overset{-H^+}{\rightleftharpoons}} HIn^{2-} \underset{+H^+}{\overset{-H^+}{\rightleftharpoons}} In^{3-}$$

$$\textbf{紫红} \qquad\qquad \textbf{蓝} \qquad\qquad \textbf{橙}$$

$$pH < 6.3 \quad pH = 6.3 \sim 11.6 \quad pH > 11.6$$

铬黑 T 与金属离子一般形成红色配合物，而在 pH<6.3 或 pH>11.6 时，铬黑 T 本身的颜色与其配合物的颜色没有明显的区别，使滴定终点无法判断；在 pH 6.3～11.6 时，铬黑 T 显蓝色，与其配合物的红色有明显的区别，可指示终点。滴定时，一般用 NH_3-NH_4Cl 缓冲溶液控制溶液的 pH $\approx$ 10。现以 EDTA 滴定 Zn^{2+} 为例，说明滴定过程中颜色的变化。

滴定前：$Zn^{2+} + HIn^{2-} \rightleftharpoons H^+ + ZnIn^-$（红色）

终点前：$Zn^{2+} + H_2Y^{2-} \rightleftharpoons 2H^+ + ZnY^{2-}$

终点时：$ZnIn^-$（红色）$+ H_2Y^{2-} \rightleftharpoons ZnY^{2-}$（蓝色）$+ HIn^{2-} + H^+$

2. 金属指示剂应具备的条件

（1）在一定 pH 条件下，能与金属离子反应，生成的配合物与其自身颜色应有明显的差别。

（2）与金属离子形成的配合物具有足够的稳定性，一般要求 $K_{稳}(MIn) > 10^4$，并且 MIn 的稳定性又小于 MY 的稳定性，一般要求 $K_{稳}(MY)/K_{稳}(MIn) > 10^2$，这样才能减小终点误差。

（3）MIn 应当是可溶的，否则在终点时置换速度将减慢，使终点变色不敏锐。

二、标准溶液的配制与标定

已知准确浓度的溶液称为标准溶液（standard solution）。标准溶液的配制有直接法和间接法两种。凡是基准物质都可以用直接法配制，也可以用间接法配制。对于非基准物质，只能采用间接法配制。

EDTA 标准溶液用间接法配制，常用浓度范围为 0.01～0.05mol/L。一般先用 EDTA 二钠盐配成近似浓度的溶液，然后以 $CaCO_3$、Zn、ZnO 等作为基准物质，以铬黑 T 为指示剂，在 pH $\approx$ 10 的 NH_3-NH_4Cl 缓冲溶液中进行标定。

三、配位滴定应用示例

在医药分析中，配位滴定法广泛应用于测定镁盐、钙盐、铝盐和铋盐等药物中金属离子的含

视频：水的硬度测定

量。如葡萄糖酸钙的含量测定。准确称取一定量的葡萄糖酸钙试样,溶解后加 NH_3-NH_4Cl 缓冲溶液控制溶液的 $pH \approx 10$,以铬黑 T 为指示剂,用 EDTA 标准溶液滴定。葡萄糖酸钙的质量分数按下式计算:

$$\omega\left[(C_6H_{11}O_7)_2Ca \cdot H_2O\right] = \frac{c(\text{EDTA})V(\text{EDTA})M\left[(C_6H_{11}O_7)_2Ca \cdot H_2O\right]}{m_{\text{试样}} \times 1000}$$

式中各物理量的单位分别为:c(mol/L)、V(ml)、M(g/mol)、m(g)。

第四节　配合物在医药学上的意义

配合物与医学关系密切。生物体中的金属元素大多以金属配合物的形式存在,它们或与生物分子形成具有生物活性的化合物,或参与体内代谢反应。

1. 配合物是重要的生物活性物质　机体内的金属元素主要通过形成生物配合物,参与生化反应和代谢过程。如金属酶是一类具有催化作用的金属蛋白;维生素 B_{12} 是咕啉环与 Co^{2+} 的配合物。

2. 配合物的解毒作用　在临床上经常会遇到重金属或类金属(汞、砷)中毒的病人。现代医学根据配位原理及配合物的特点,对机体有毒、有害或过量的金属离子,选择合适的配体或螯合剂与之形成无毒的可溶性螯合物而排出体外,这种方法称为螯合疗法,所用的螯合剂称为解毒剂或促排剂。临床上已广泛应用了这类金属解毒剂。如使用柠檬酸钠来治疗铅中毒,使铅变成稳定无毒的可溶性配合物,从肾脏排出体外;而二巯基丙醇是治疗汞、砷和镉中毒的首选药物。

3. 配合物的抗炎抗癌作用　自 1969 年罗森伯格(Rosenberg)发现了顺式二氯二氨合铂(Ⅳ)(顺铂)具有广谱且较高的抗癌活性以后,以金属配合物为基础的抗癌药物的研制有了明显的进展。在顺铂结构模式的启发下,人们广泛开展了研制抗癌金属配合物的探索工作,现已发现金属茂类化合物、有机锡配合物等具有较高的抗癌活性,有的已应用于临床。同时,又研究出多种抗炎、抗菌、抗病毒的金属配合物和一些有生物功能的配合物药物,如 β-羟基喹啉与铁形成的配合物有抗菌作用,钒氧基皮考林配合物具有与胰岛素同样的作用,对糖尿病的治疗有广泛的前景。

铂配合物的抗癌机制及研究进展

4. 能用于定性和定量分析　在定性分析中,常利用生成有特征颜色的配合物鉴定离子。如用氨水与 Cu^{2+} 反应生成深蓝色溶液来鉴定 Cu^{2+};用二甲基二肟与 Ni^{2+} 生成鲜红色沉淀来鉴定 Ni^{2+}。在定量分析中,利用配体与金属离子生成配合物的特性,测定金属离子的含量。如利用 EDTA 测定水的总硬度。

知识拓展

生命元素

元素周期表中有 112 种元素,其中 92 种存在于自然界。在生物体内已检测出 81 种,总称为生命元素。

按生命元素在人体内的含量多少分类,占人体质量 0.05% 以上的称为常量元素,有 C、H、O、N、Ca、P、S、K、Na、Cl 和 Mg 等 11 种;含量低于 0.05% 的称为微量元素或痕量元素,有 Fe、F、Zn、Cu、V、Sn、Se、Mn、I、Ni、Mo、Cr、Co、Br、As、Si、B 和 Sr 等 18 种。按生命元素对人体正常生命作用不同可分为必需元素、非必需元素和有害元素。

必需元素与生命活动密切相关,涉及各个方面:①构成机体组织的主要成分,如 C、H、O 和 N 等是三大营养物质等的主构成元素;②参与组成许多具有特殊功能的物质,如 Fe 是血红蛋白的组成成分;③保持机体的酸碱平衡等;④维持体液渗透压;⑤维持神经、肌肉应激性。

非必需元素:某些元素与生命活动有一定的关系,没有它们机体仍能维持正常,但不能认为是健康的,这样的元素称为非必需元素。非必需元素分为可能必需元素(如 Li, Rb)与无害元素(如 Ba, Nb, Zr, Ti)。

有害元素:在人体中存在并能显著毒害机体的元素称为有害元素或有毒元素,包括 Pb、Cd、Hg 和 Tl 等。

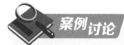

本章小结

配位化合物	学习要点
概念	配离子,配合物,螯合物,生物配体
组成	中心原子与配位体以配位键结合形成内界,内界与外界通过离子键结合组成中性配合物
命名	与无机物命名原则相同。配离子命名顺序:配体数 - 配体名称 -"合"- 中心原子(氧化数)
稳定性	配位数相同的配合物,$K_{稳}$越大,越稳定;配位数不同的配合物,通过计算比较其稳定性
影响因素	影响配合物稳定性的因素主要有:酸效应,水解效应,沉淀反应
滴定原理	①滴定前: M + In $\rightleftharpoons$ MIn;②终点前: M + Y $\rightleftharpoons$ MY;③终点时: MIn + Y $\rightleftharpoons$ MY + In
意义	生物活性物质,解毒,抗炎抗癌,定性和定量分析

学习视角

案例讨论

患儿,7 岁,与班级同龄的孩子相比矮了大半头,且身形瘦弱。据家长反映,患儿不仅身高在近一年里几乎没长之外,在生活中体质也较差,经常感冒发烧;从小就爱挑食,食欲缺乏,头发偏黄且稀少;在学习中,注意力不集中,好动且记忆力低下。前去医院就诊,经医生检查并诊断为体内缺锌。用氨基酸锌治疗一段时间之后,以上症状有较大改善。机体缺乏微量元素锌会带来哪些危害?

（丁冶春）

案例讨论

扫一扫,测一测

练习题

一、命名下列化合物,或根据配合物的名称写出化学式

1. $[Zn(NH_3)_4]SO_4$　　　　2. $[Co(NH_3)_4Cl_2]Cl$　　　　3. $H_2[SiF_6]$

4. 六硫氰酸根合铁(Ⅱ)酸钾　　5. 氢氧化二(乙二胺)合铜(Ⅱ)　　6. 四羰基合镍(0)

二、填空题

1. 在配合物中,配位体与中心原子以_____键结合,内界与外界之间则是_____键。

2. 配合物 $Fe_3[Fe(CN)_6]_2$ 的名称为_____,中心原子为_____,配位体为_____,配离子为_____,配位数为_____,外界为_____。

3. 某配合物的分子式为 $CoBrSO_4 \cdot 5NH_3$,向其溶液中加入 $BaCl_2$ 时,产生白色沉淀,但加入 $AgNO_3$ 溶液没有沉淀生成,滴加强碱溶液没有 NH_3 放出。该配合物化学式为_____。

4. 螯合物是指中心原子与_____结合形成的具有_____的配合物。

5. 已知$[CuI_4]^{2-}$和$[CuCl_4]^{2-}$的稳定常数分别为 K_1 和 K_2,则下列反应的平衡常数 K 为_____。

$$[CuI_4]^{2-} + 4Cl^- = [CuCl_4]^{2-} + 4I^-$$

6. 因溶液酸度_____而导致配离子稳定性_____的现象称为酸效应。

7. $[Fe(NH_3)_2(en)_2](NO_3)_3$ 的配位数为_____,其中单齿配体为_____,多齿配体为_____。

8.配制标准溶液的方法有_____和_____,EDTA 标准溶液通常采取_____配制。

三、简答题

1.配合物与复盐有何区别?

2.在含有 Fe^{3+} 的溶液中加入 KSCN,则由于生成 $[Fe(SCN)_6]^{3-}$ 配离子而使溶液显血红色。若将 KSCN 溶液加入下列溶液中能否显色?说明原因。

(1)$(NH_4)\cdot Fe(SO_4)_2$ (2)$K_3[Fe(CN)_6]$

3.解释下列现象:AgCl 沉淀溶于氨水,再加 HNO_3 酸化,则又有 AgCl 沉淀析出。

四、思考题

1.EDTA 为什么在碱性溶液中配位能力强?

2.向配位平衡体系 $Fe^{3+} + 6CN^- \rightleftharpoons [Fe(CN)_6]^{3-}$ 中加入下列试剂,判断平衡移动的方向。

(1)HCl   (2)NaOH

五、计算题

1.在 0.10mol/L $[Ag(CN)_2]^-$ 溶液中,CN^- 浓度为 0.10mol/L,求溶液中 $[Ag^+]$。

2.精密量取水样 100.00ml 于锥形瓶中,以铬黑 T 为指示剂,用 EDTA 滴定液(0.010 30mol/L)滴定,终点时消耗 11.80ml,计算水的总硬度。(以 $CaCO_3$ mg/L 表示)。

六、推断题

1.在化合物 $CoCl_3\cdot 5NH_3$ 溶液中加入 $AgNO_3$ 溶液,有 AgCl 沉淀生成,过滤除去沉淀后再加入 $AgNO_3$ 溶液并加热至沸,又有 AgCl 沉淀生成,沉淀量为第一次的 1/2,试写出该配合物的化学式。

2.$AgNO_3$ 能从 $Pt(NH_3)_6Cl_4$ 的溶液中将所有的氯沉淀为 AgCl,但在 $Pt(NH_3)_3Cl_4$ 溶液中仅能沉淀出 1/4 的氯,试根据这些事实写出这两种配合物的化学式。

第七章　有机化合物概述

学习目标

1. 掌握：有机物和有机化学的概念。
2. 熟悉：有机物的特征和分类；共价键断裂方式。
3. 了解：有机反应类型。
4. 能力：具备学习有机化学结构和性质特性的基础能力。
5. 素质：能理解有机化学基础知识，并迁移到各类有机物中。

案例导学

有机物和无机物之间没有明显的界限，两者在一定条件下可互相转化，它们都遵循一般的化学规律。有机物与人类的衣食住行、生老病死密切相关。人体的组成中除了水分子和无机离子外，几乎都是有机分子，如蛋白质、核酸、脂类和糖类等。掌握有机物的基础知识，有助于认识生物大分子物质的结构和功能，为探索生命奥秘、揭示生命现象、诊断治疗疾病奠定基础。

问题：

1. 为什么说"生命力学说"阻碍了有机化学的发展？

2. 有机物与无机物在性质上有哪些差异？举例说明有机物与医学、药学的关系。

3. 盐酸普鲁卡因是临床上常用的局部麻醉药物，请分析它的化学结构，判断它含有哪些基团？属哪类化合物质？如何使用？

一、有机化合物和有机化学

有机化合物简称有机物。人类认识有机物是在实践中逐渐深入的。很早以前，人们把来源于有生命的动植物中的物质称为有机物，而把来源于矿物中的物质称为无机物。直到 1828 年，德国化学家维勒（F. Wöhler）利用氰酸钾和氯化铵（无机物）成功合成尿素（有机物）的实践证明，有机物不一定都来自有机体，也可以在实验室人工合成出来。从此，人类摆脱了"生命力学说"的束缚，有机化学得到了极大的发展，同时确立了有机化合物（organic compounds）的现代定义，即有机化合物是含碳的化合物。但有些含碳元素的化合物，如一氧化碳、碳酸及其盐和碳化物等均具有典型的无机化合物的成键方式和化学性质，仍归为无机化合物。因绝大多数有机化合物除含碳元素外，还含有氢，所以有机物也定义为碳氢化合物及其衍生物。

有机化学（organic chemistry）是研究有机化合物的组成、结构、性质及其变化规律的一门科学。它与医学的关系很密切，也为后继医学课程——生物化学、免疫学、药理学以及临床诊断学等的学习

笔记

奠定基础。

二、有机化合物的特征

科学实践证明,有机物和无机物之间没有绝对的界限,两者可以互相转化,它们都遵循一般的化学规律。但是,由于碳原子在元素周期表中的特殊位置,决定了有机物特殊的成键方式,它们主要形成共价键,所以有机物表现出一些不同于无机物的特点。如可燃性(CCl_4等除外),熔点较低(一般在400℃以下),难溶于水而易溶于有机溶剂,导电性差,分子组成复杂,反应速率较小且常伴有副反应,存在多种异构现象等。这是大多数有机物具有的一些共同特点。

三、有机化合物的分类

有机物数目庞大,为了学习和研究的方便,必须进行科学分类。一般分类方法有两种,一种是根据碳的骨架来分类,另一种是根据官能团进行分类。

(一)按碳的骨架分类

根据碳链的基本骨架不同,有机物可分为三类。

1. 链状化合物(脂肪族化合物)　这类有机物分子中的碳原子相互连接形成链状结构。它们最早是从动物脂肪中发现的,故又称为脂肪族化合物。例如:

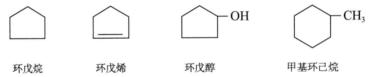

2. 碳环化合物　这类化合物分子中的碳原子相互连接形成环状结构,根据环中碳原子间的成键方式不同,又可分为脂环族化合物和芳香族化合物两类。

(1)脂环族化合物:从结构上可以看作是开链化合物首尾相连成环,由于性质类似于脂肪族化合物,所以称为脂环族化合物。例如:

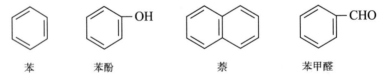

(2)芳香族化合物:分子中含有苯环或稠苯体系的碳环化合物。最初,它们是从植物中得到的树脂或香精油等具有芳香气味的物质,所以称为芳香化合物。后来发现,含有苯环结构的化合物并不一定有香味,甚至有难闻的气味,因而"芳香"二字已失去其原有的含义,并赋予了新的含义。

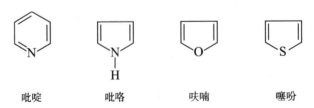

3. 杂环化合物　在环状化合物中,组成环的原子除碳原子外,还有其他元素的原子,常见的有O、S和N等。

(二)按官能团分类

有机化合物分子中能决定某一类化合物主要性质的原子或基团称为官能团(functional groups)。如醇类有机物都含有羟基(—OH),羟基就是醇的官能团。含有相同官能团的化合物,一般都具有相似的化学性质。有机物按官能团分类，有利于认识含有相同官能团的一类化合物的共性。表 7-1 列举了一些常见的官能团及其对应的化合物类别。

表 7-1　常见官能团及其对应的化合物类别

化合物类别	官能	团	实	例
烯烃	$\diagup C = C \diagdown$	双键	$CH_2 = CH_2$	乙烯
炔烃	$-C \equiv C-$	三键	$CH \equiv CH$	乙炔
卤代烃	$-X(Cl, Br, I)$	卤素	CH_3CH_2Br	溴乙烷
醇、酚	$-OH$	羟基	$CH_3CH_2OH \quad C_6H_5OH$	乙醇　苯酚
醛	$-CHO$	醛基	CH_3CHO	乙醛
酮	$\diagup C = O$	酮基	CH_3COCH_3	丙酮
羧酸	$-COOH$	羧基	CH_3COOH	乙酸
胺	$-NH_2$	氨基	$CH_3CH_2NH_2$	乙胺

本教材主要采用以官能团为基础的分类法，并结合碳架结构进行讨论。

四、有机化合物的反应类型

有机反应的实质是旧键的断裂和新键的形成。共价键的断裂方式有两种：均裂和异裂。根据共价键断裂方式不同，有机反应分为自由基反应和离子型反应。

（一）自由基反应

当有机分子的共价键断裂后，形成共价键的 2 个电子平均分给 2 个原子或基团，各带有 1 个未配对电子，这种键的断裂方式称为均裂（homolysis）。示意如下：

$$-\overset{|}{\underset{|}{C}} \colon Y \xrightarrow{\text{均裂}} -\overset{|}{\underset{|}{C}}\cdot \ + \ \cdot Y$$

自由基　　自由基

由均裂产生的带有单电子的原子或基团称为自由基（free radical）或游离基。自由基只是在反应中作为活泼中间体出现，只能瞬间存在。

这种经过均裂生成的自由基，相互之间再碰撞结合所进行的反应称为自由基反应（free radical reaction），也称为游离基反应。自由基反应是一种连锁反应，反应一旦发生，将快速进行，直到反应结束。自由基反应常在光照、加热或过氧化物（$R-O-O-R$）存在下进行。其反应机制大致分为链引发、链增长和链终止 3 个阶段。如甲烷的氯代反应历程就属于自由基反应。自由基反应是有机化学中的一类主要反应，它参与许多生理或病理过程。

（二）离子型反应

当有机分子的共价键断裂后，形成共价键的 2 个电子由某 1 个原子或基团所获得，产生正、负离子，这种键的断裂方式称为异裂（heterolysis）。示意如下：

$$-\overset{|}{\underset{|}{C}} \colon :Y \xrightarrow{\text{异裂}} -\overset{|}{\underset{|}{C}}^{+} \ + \ :Y^{-}$$

正碳离子

$$-\overset{|}{\underset{|}{C}} \colon :Y \xrightarrow{\text{异裂}} -\overset{|}{\underset{|}{C}}^{-} \ + \ Y^{+}$$

负碳离子

由异裂产生的带正电荷的碳原子称为正碳离子，带负电荷的碳原子称为负碳离子。无论正碳离子还是负碳离子都很不稳定，只能瞬间存在。

这种经过异裂生成的正碳离子或负碳离子中间体，再进一步与进攻试剂之间所进行的反应称为离子型反应（ion reaction）。离子型反应大多在酸、碱或极性溶剂存在下进行。如苯的卤代、硝化和磺化反应机制就属于离子型反应。

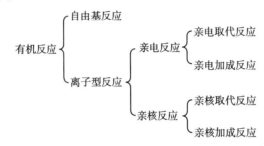

离子型反应分为亲电反应和亲核反应。由亲电试剂（缺电子的分子或正离子，如 $AlCl_3$、H^+ 等）进攻负碳离子所引起的反应称为亲电反应（electrophilic reaction），亲电反应又分为亲电取代反应和亲电加成反应；由亲核试剂（富含电子的分子或负离子，如 H_2O、NH_3、OH^-、CN^- 等）进攻正碳离子所引起的反应称为亲核反应（nucleophilic reaction），亲核反应又分为亲核取代反应和亲核加成反应。

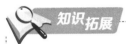

维勒与尿素

维勒（F. Wöhler，1800—1882），外科学博士，因为喜欢神奇的化学实验而成为德国著名的化学家。维勒从 1824 年开始研究氰酸铵，其初衷是要合成氰酸铵，但他发现混合氰酸和氨水后蒸干溶液得到的固体并不是氰酸铵，直到 1928 年才终于证明该实验产物是尿素。与此同时，他还证明了氰酸铵和尿素的分子式是相同的，这也是发现同分异构现象的最早例证。维勒意识到这一发现的重要性，写信给他的老师——当时的化学权威贝采里乌斯（Jons Jakob Berzelius），信中写到："我要告诉您，我可以不借助人或狗的肾脏而制造出尿素"。但贝采里乌斯极力反对，因为他在定义有机化学概念时就曾强调："有机化学是研究在生命力影响下形成的物质的化学，有机物是生命过程的产物，所以有机物只能在细胞中受到一种生命力的作用才能产生。"他还挖苦维勒说："你能否在实验室里制造出一个小孩来"。但维勒并不惧怕权威，他相信"吾爱吾师，吾更爱真理。"于是，他发表了论文"论尿素的人工合成"，在化学界引起了强烈反响。

可否将尿素的人工合成看成是用无机物制造有机物的先例？事实证明这种设想是正确的。随后，人们逐渐在实验室人工合成了乙酸、柠檬酸、葡萄糖等一系列有机物，支持了维勒的观点。人工合成尿素在化学史上具有重大历史意义。首先，它提供了同分异构现象的早期事例，为创建有机结构理论奠定了实验基础；其次，有力地证明了有机物可以从无机物合成，从而推翻了当时阻碍化学发展的生命力论，为辩证唯物主义自然观的诞生提供了科学依据；第三，开创了有机合成时代，迎来了有机化学快速发展的新局面。

维勒的实验经历是科学工作者的一面镜子。在科学面前，不能有半点的疏忽和粗心大意。对任何新的现象和问题，都不可单凭经验去主观猜测。要善于全面客观的观察与分析实验，注意捕捉科学实践中的一切机会。

本章小结

有机物	学习要点
概念	有机物，有机化学，官能团，均裂，异裂
特征	可燃性，熔点低，难溶于水，导电性差，反应速率小，常伴有副反应，存在多种异构现象
分类	根据碳的骨架分类；根据官能团分类
反应类型	自由基反应，离子型反应（亲电反应和亲核反应）

学习视角

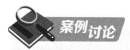案例**讨论**

案例讨论

张先生,68 岁,最近突然视力下降,看东西时会出现重影并特别模糊,而看灯光时,特别刺眼不舒服。请问这种眼病与自由基有关系吗?

（王金铃）

扫一扫,测一测

练习题

一、填空题

1. 有机分子中共价键的断裂方式有两种:＿＿＿＿和＿＿＿＿。

2. 根据共价键断裂方式不同,有机化学反应可分为＿＿＿＿和＿＿＿＿两类。

3. 亲电反应可分为亲电取代反应和亲电加成反应,亲核反应也可分为＿＿＿＿和＿＿＿＿。

4. 自由基反应的反应机制大致分为＿＿＿＿、＿＿＿＿和＿＿＿＿3 个阶段。甲烷的氯代反应其机制是＿＿＿＿。

二、简答题

1. 现代有机化学和有机物的含义是什么?具有什么特征?

2. 简述有机反应类型及其特征,试举例说明。

3. 简述有机化合物的分类,试举例说明。

三、思考题

1. 常见的亲电试剂和亲核试剂有哪些?各具有什么特征?

2. 试写出 CH_3Cl 分子中碳氯键的均裂和异裂的反应式。

08章课件

🗒 **学习目标**

1. 掌握：烷烃、烯烃、炔烃和芳香烃的结构特点、系统命名和化学性质。
2. 熟悉：各类烃的同分异构现象；诱导效应和共轭效应。
3. 了解：烃的物理性质；环烷烃、稠环芳烃的概念。
4. 能力：具备用化学方法鉴别烯烃、炔烃和芳香烃的能力。
5. 素质：通过知识的迁移，将烃的知识应用于各类有机物的学习及医学、生活实践。

📕 **案例导学**

由碳和氢两种元素组成的化合物称为烃。它们是有机物的母体，由其衍生出各类有机物。烃广泛存在于自然界，特别是石油和动植物体内。许多药物含有烃的结构，有些是生命活动不可缺少的物质，有些有毒性，对人体有害，甚至有致癌作用。

问题：

1. 凡士林、石油醚和石蜡有何不同？它们在医学上有哪些应用？
2. 苯有哪些用途和危害？
3. 为什么苯易发生取代反应而难发生加成反应呢？

由碳和氢组成的化合物称为碳氢化合物，简称烃（hydrocarbon）。烃是有机物的母体，其他各类有机物都可看作烃的衍生物，如乙醇 CH_3CH_2OH 可以看作 CH_3CH_3 分子中的 1 个 H 原子被羟基（—OH）取代的衍生物。烃在自然界分布广泛，主要来源于石油和天然气，常用作燃料，以及化工和医药产品的原料。

在烃分子中，四价碳原子之间可以相互结合，形成各种链状和环状骨架，其余的价键均与氢原子连接。根据烃分子中碳原子的连接方式不同，烃分为链烃和环烃。链烃分为饱和烃（烷烃）和不饱和烃（烯烃和炔烃等），环烃分为脂环烃（环烷烃等）和芳香烃（苯等）。

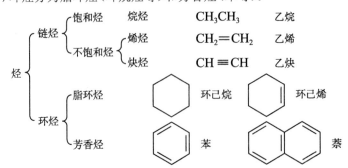

笔记

第一节　烷　烃

烷烃（alkane）分子中碳原子之间都以单键连接，碳原子数的其余价键均与氢原子相结合，所以也称为饱和烃（saturated hydrocarbon），通式为 C_nH_{2n+2}。

一、烷烃的结构和同分异构现象

（一）烷烃的结构

1. 碳原子的 sp^3 杂化　碳原子的电子构型为 $1s^22s^22p^2$，在成键时，由于原子间的相互影响，碳原子中的 1 个 2s 电子首先激发到 2p 轨道形成激发态，然后激发态碳原子的 1 个 2s 轨道和 3 个 2p 轨道杂化形成 4 个能量、形状完全相同的 sp^3 杂化轨道。每 1 个 sp^3 杂化轨道均含有 1/4s 和 3/4p 轨道成分。

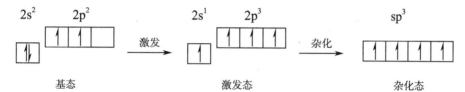

4 个 sp^3 杂化轨道对称地指向正四面体的 4 个顶点，杂化轨道间夹角为 109°28′，如图 8-1。

2. 烷烃的结构　甲烷是最简单的烷烃，其碳原子以 4 个 sp^3 杂化轨道（各有 1 个未成对电子的）分别与 4 个氢原子（各有 1 个未成对电子的）的 1s 轨道重叠，形成 4 个 C—Hσ 键，键角为 109°28′ 的正四面体。其他烷烃分子中的碳原子之间也是通过 sp^3 杂化轨道重叠形成 C—Cσ 键，余下的 sp^3 杂化轨道和氢原子的 1s 轨道重叠形成 C—Hσ 键。如乙烷分子中 2 个碳原子各以 1 个 sp^3 杂化轨道相互重叠形成 C—Cσ 键，余下的 sp^3 杂化轨道分别和 6 个氢原子的 s 轨道重叠形成 6 个 C—Hσ 键，如图 8-2 所示。

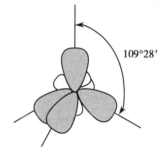

图 8-1　烷烃碳原子的 sp^3 杂化轨道

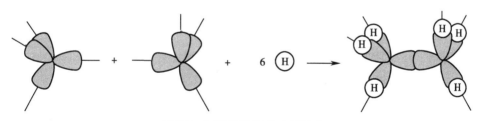

图 8-2　乙烷分子的形成示意图

动画：乙烷分子的形成示意图

（二）烷烃的同分异构现象

分子的组成相同而结构不同的现象称为同分异构现象。有机物中普遍存在同分异构现象，这是有机物种类多、数量大的主要原因。分子式相同的不同化合物互称异构体。而分子式相同，分子中原子相互连接的次序和方式不同所产生的异构现象称为构造异构。

1. 烷烃的构造异构　甲烷、乙烷和丙烷分子中的碳原子只有一种连接方式，不会产生构造异构现象，也没有构造异构体。从含 4 个碳原子的烷烃开始，碳原子有多种连接方式，不仅可以连成直链，也可连成有分支的碳链。如分子式为 C_4H_{10} 的丁烷，有 2 种异构体。

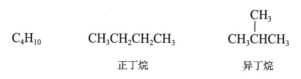

具有相同分子式,仅由于碳链构造不同而产生的异构现象称为碳链异构。碳链异构是构造异构的一种。随着烷烃分子中的碳原子数目的增加,碳链异构体的数目迅速增多。如戊烷有 3 个,己烷有 5 个,而十五烷则有 4347 个碳链异构体。

2. 碳原子和氢原子的类型　烷烃分子中的各个碳原子都是饱和碳原子,根据与它直接连接的碳原子数目不同可以分为伯、仲、叔、季碳原子。

$$\overset{1°}{CH_3} \qquad \overset{1°}{CH_3}$$
$$\overset{1°}{CH_3}-\overset{4°}{C}-\overset{2°}{CH_2}-\overset{}{\underset{3°}{CH}}-\overset{1°}{CH_3}$$
$$\underset{1°}{CH_3}$$

伯碳原子(一级碳原子):只与 1 个其他碳原子直接相连的碳原子,以 1° 表示;

仲碳原子(二级碳原子):与 2 个其他碳原子直接相连的碳原子,以 2° 表示;

叔碳原子(三级碳原子):与 3 个其他碳原子直接相连的碳原子,以 3° 表示;

季碳原子(四级碳原子):与 4 个其他碳原子直接相连的碳原子,以 4° 表示。

伯、仲、叔碳原子上的氢原子分别称为伯氢原子(1°)、仲氢原子(2°)、叔氢原子(3°)。不同类型的碳原子(4 种)和氢原子(3 种),相对反应活性也不相同。

二、烷烃的命名

烷烃的命名是其他各类有机物命名的基础。其命名方法通常分为普通命名法和系统命名法。

(一)普通命名法

普通命名法又称为习惯命名法,适用于结构较简单的烷烃。分子中有 1~10 个碳原子的烷烃,分别用天干(甲、乙、丙、丁、戊、己、庚、辛、壬和癸)表示碳原子数,而 10 个碳原子以上的烷烃用汉字数字表示碳原子数(如 $C_{11}H_{24}$ 命名为十一烷);为了区分烷烃的异构体,常加一些前缀,"正"表示直链的烷烃,"异"表示碳链链端的第二位碳原子上连有 1 个甲基,"新"表示碳链链端的第二位碳原子上连有 2 个甲基。例如:

$$CH_3CH_2CH_2CH_2CH_3 \qquad \overset{CH_3}{\underset{}{CH_3CHCH_2CH_3}} \qquad \overset{CH_3}{\underset{CH_3}{CH_3CCH_3}}$$

（正）戊烷　　　　　　　　异戊烷　　　　　　　新戊烷

(二)系统命名法(IUPAC 命名法)

系统命名法是依据国际纯粹与应用化学联合会(IUPAC)的规则,结合我国汉字特点而制定的命名方法。

1. 烃基的命名　烃分子中去掉 1 个氢原子所剩下的基团称为烃基。脂肪烃分子中去掉 1 个氢原子剩余的基团称为脂肪烃基,常用 R— 表示。命名烷基时,把相应的烷烃命名中的"烷"字改为"基"字。例如:

$$CH_3- \qquad CH_3CH_2- \qquad CH_3CH_2CH_2- \qquad \overset{|}{CH_3CHCH_3}$$

甲基　　　　　乙基　　　　　丙基　　　　　异丙基

2. 次序规则　有机物的命名或构型标记,常需要排列原子或基团的先后次序,对此,采用次序规则。确定某个原子或基团大小排列次序的方法称为次序规则。其要点如下:

(1)某原子或基团的大小次序,按所连第一个原子的原子序数大小排序,原子序数较大者为大基团,也称为优先基团,原子序数较小者为小基团,也称为次优先基团;同位素按原子相对质量大小排序。例如:

$$I>Br>Cl>S>O>N>C>D>H$$

(2)若第一个原子相同,则向外延伸,比较其次相连原子的原子序数,依次类推,直到比较出大小为止。例如,比较—CH₂CH₃ 和—CH₃,前者为—C(H、H、C),后者为—C(H、H、H),由于 C 优先于 H,所以—CH₂CH₃ 的次序比—CH₃优先。常见烷基的优先次序排列如下:

$$-CH(CH_3)_2 > -CH_3CH_2CH_3 > -CH_2CH_3 > -CH_3-CH_3$$

(3)含有双键或三键的基团可看成连接了 2 个或 3 个相同的原子。例如:

$$-C\equiv N\text{看作} \quad -C-N$$

$$-CH=CH_2\text{看作} \quad -C-C-H$$

$$-C\equiv CH\text{看作} \quad -C-C-H$$

$$-C=O\text{ 看作} \quad -C-O$$

常见基团的优先次序排列:

$$-C\equiv N > -C\equiv CH > -CH=CH_2 > -CH_2CH_3, -COOH > -CHO > -CH_2OH$$

3. 烷烃系统命名原则 直链烷烃的系统命名法与普通命名法相同,仅仅是其前不需加"正"字;而带有支链(取代基)的烷烃其系统命名法的基本原则为:选主链—标位次(编号)—定名称。在烷烃名称中包括主链和取代基两部分。

(1)选主链:选择烷烃分子中最长的碳链作为主链,根据主链所含碳原子数目称为某烷。当分子中有几条等长碳链可作主链时,应选择含支链最多的碳链作为主链;

(2)标位次:对选定的主链碳原子进行编号,以确定取代基的位次。从靠近支链的一端开始,依次用 1、2、3、……编号,使取代基的位次尽可能小。当不同的 2 个取代基位于相同位次时,小的取代基要有较小的编号(异丙基>丙基>乙基>甲基)。例如:

$$\overset{6}{CH_3}-\overset{5}{CH_2}-\overset{4}{\underset{|}{CH}}-\overset{3}{\underset{|}{CH}}-\overset{2}{\underset{|}{CH}}-\overset{1}{CH_3}$$
$$\qquad\qquad CH_3\ CH_3\ CH_3$$

2,3,4-三甲基己烷

$$\overset{1}{CH_3}-\overset{2}{CH_2}-\overset{3}{\underset{|}{CH}}-\overset{4}{CH_2}-\overset{5}{\underset{|}{CH}}-\overset{6}{CH_3}$$
$$\qquad\qquad CH_3\qquad\quad CH_2CH_3$$

3-甲基-4-乙基己烷

(3)定名称:将取代基的位次、数目、名称依次写在主链名称前,取代基的位次和名称之间用半字线连接。相同取代基合并书写,并用二、三等表示数目。不同取代基之间用半字线连接,并按照次序规则顺序,将优先基团写在后面。

$$\overset{1}{CH_3}-\overset{2}{CH_2}-\overset{3}{\underset{|}{CH}}-\overset{4}{\underset{|}{CH}}-\overset{5}{CH_2}-\overset{6}{\underset{|}{CH}}-\overset{7}{CH_2}-\overset{8}{CH_3}$$
$$\qquad\qquad CH_3\ CH_2CH_3\qquad\ CH_3$$

3,6-二甲基-4-乙基辛烷

0803

图片:丁烷分子的球棒模型

三、烷烃的性质

(一)物理性质

有机物的物理性质通常是指物态、沸点、熔点、溶解度和密度等,它们是分离、提纯、贮存、合成或鉴定物质的常规数据。

在常温和常压下,含 1~4 个碳原子的烷烃是气体,含 5~17 个碳的正烷烃是液体,18 个碳以上的正烷烃为固体。烷烃的沸点、熔点,随着分子中碳原子数的增加有规律地增高。烷烃是非极性或弱极性的化合物,难溶于水,易溶于四氯化碳、氯仿等有机溶剂,其密度小于 1。

(二)化学性质

1. 稳定性 烷烃分子中的 C—C 键和 C—H 键都是稳定的 σ 键,所以烷烃具有高度的化学稳定性。在常温下,烷烃与强酸(如浓 H_2SO_4)、强碱(如 NaOH)、强氧化剂(如 $KMnO_4$)和强还原剂(如 Na)一般都难以发生反应,所以烷烃常用作溶剂和药物基质。但在适宜的反应条件(如光照、高温或催化剂)下,烷烃也能发生一些反应,如卤代反应。

笔记

2. 卤代反应 有机物分子中的氢原子(或其他原子)或基团被另一原子或基团取代的化学反应称为取代反应。烷烃分子中的氢原子被卤原子取代的反应称为烷烃的卤代反应(halogenation)。

烷烃在紫外光照射、加热或过氧化物条件下能发生很剧烈的卤代反应。反应很难停留在一元取代产物阶段,通常得到的是混合物。如甲烷与氯气发生反应,生成一氯代甲烷、二氯代甲烷、三氯代甲烷、四氯代甲烷和氯化氢的混合物。

甲烷的氯代反应属于自由基反应,其反应历程大致分为链引发、链增长和链终止 3 个阶段。其反应就像一个锁链,一经引发,就一环扣一环地快速进行下去,直至反应结束。

(1) 链引发:氯气从光或加热中吸收能量,发生共价键的均裂,生成 2 个具有单电子高能量的氯自由基,引发反应。

$$Cl—Cl \xrightarrow{热或光} 2Cl·$$

(2) 链增长:氯自由基的化学活性很高,立即与甲烷分子碰撞,夺取甲烷分子中的 1 个氢原子,形成氯化氢分子和 1 个新的甲基自由基($CH_3·$);接着活泼的甲基自由基再夺取氯分子中的 1 个氯原子,生成一氯甲烷和新的氯自由基。

$$Cl· + CH_4 \longrightarrow HCl + CH_3·$$
$$CH_3· + Cl_2 \longrightarrow CH_3Cl + Cl·$$

新生成的氯自由基重复上述反应,这样周而复始进行着自由基的生成和消除的反应,不断生成二氯甲烷、三氯甲烷和四氯化碳。甲烷的氯代反应每一步都消耗一个活泼的自由基,同时又为下一步反应产生另一个活泼的自由基,这就是自由基的链反应。

(3) 链终止:随着反应的进行,甲烷迅速消耗,反应体系中自由基的浓度不断增加,各种自由基之间相互碰撞的机会增多,便相互结合而失去活性,形成稳定的分子,链锁反应随之终止。

$$Cl· + Cl· \longrightarrow Cl_2$$
$$CH_3· + CH_3· \longrightarrow CH_3CH_3$$
$$Cl· + CH_3· \longrightarrow CH_3Cl$$

其他烷烃的卤代反应机制与甲烷的氯代反应类似,都属于自由基反应。

第二节 烯 烃

分子中含有碳碳双键($>C=C<$)的不饱和烃称为烯烃(alkene)。碳碳双键是烯烃的官能团。含有 1 个碳碳双键的烯烃,其分子中比相应的烷烃少 2 个氢原子,通式为 C_nH_{2n}。

一、烯烃的结构和同分异构现象

(一)烯烃的结构

1. 碳原子的 sp^2 杂化 在碳原子的激发态中,1 个 2s 轨道和 2 个 2p 轨道杂化形成 3 个能量、形状完全相同的 sp^2 杂化轨道,剩余的 1 个 2p 轨道未参与杂化。每 1 个 sp^2 杂化轨道含有 1/3s 和 2/3p 轨道成分。

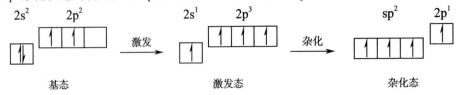

3 个 sp^2 杂化轨道的对称轴处在同一个平面上,指向平面正三角形的三个顶点,sp^2 杂化轨道间的夹角 120°,剩余的未参与杂化的 1 个 2p 轨道的对称轴垂直于平面正三角形(图 8-3)。

2. 烯烃的结构 烯烃与烷烃在结构上的最大差异是其分子中含有碳碳双键。而最简单的烯烃是乙烯

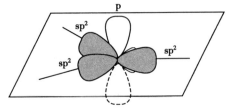

图 8-3 碳原子的 sp^2 杂化轨道

（$H_2C=CH_2$）。在乙烯分子中，2个碳原子均为 sp^2 杂化，碳碳双键由1个σ键和1个π键构成。2个碳原子各以1个 sp^2 杂化轨道相互重叠，形成1个碳碳σ键，再各用2个 sp^2 杂化轨道与氢原子的1s轨道形成碳氢σ键，这样乙烯分子中的5个σ键处于同一平面；每个碳原子上未参与杂化的2p轨道垂直于 sp^2 杂化轨道所在的平面，它们的对称轴彼此平行，侧面平行重叠形成π键，π键电子云对称分布于σ键平面的上下，使得双键上的2个碳原子不能像σ键那样自由旋转（图8-4）。

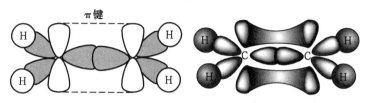

图8-4　乙烯分子的结构示意图

动画：乙烯分子的形成

（二）烯烃的同分异构现象

烯烃的同分异构现象比烷烃复杂，不仅有碳链异构，还有位置异构和顺反异构。

1. 构造异构　烯烃的构造异构除碳链异构外，还有双键在碳链的位置不同引起的位置异构。例如1-丁烯和2-丁烯属于位置异构，1-丁烯和2-甲基丙烯属于碳链异构。

$$CH_3CH_2CH=CH_2 \qquad CH_3CH=CHCH_3 \qquad \underset{CH_3}{\overset{CH_3}{CH_3C=CH_2}}$$

1-丁烯　　　　　　2-丁烯　　　　　　2-甲基丙烯

2. 顺反异构　顺反异构属于立体异构，是由于分子中存在限制旋转的因素（如π键）而使其具有不同的空间排列方式。如2-丁烯的空间排布方式有两种：一种是2个甲基处于双键同侧的称为顺式异构体；另一种是2个甲基处于双键两侧的称为反式异构体。

顺-2-丁烯　　　　　　　　　　反-2-丁烯

像这样由于碳碳双键（或脂环）不能旋转而导致的分子中原子或基团在空间的排列方式不同而引起的异构现象，称为顺反异构（cis-trans isomerism），又称几何异构。通常将相同原子或基团在双键同侧的称为顺式（cis-），在异侧的称为反式（trans-）。

产生顺反异构必须同时具备两个条件：

（1）分子中存在限制2个碳原子自由旋转的因素（如双键、脂环）。

（2）不能自由旋转的2个原子上分别连有2个不同的原子或基团。

如下列结构可产生顺反异构体：

2-戊烯　　　　　　　　　　3-甲基-2-戊烯

而1-丁烯和2-甲基-2-丁烯没有顺反异构体：

1-丁烯　　　　　　　　　　2-甲基-2-丁烯

含有碳碳双键、碳氮双键等的化合物，当双键原子连接的原子或基团在空间排布不同时，会产生顺反异构现象；脂环化合物因环的存在阻碍了环中 C—C 单键的自由旋转，也可产生顺反异构体。

二、烯烃的命名

1. 简单的烯烃常用普通命名法命名,例如:

$$CH_3CH=CH_2 \qquad CH_3CH_2CH=CH_2 \qquad \overset{CH_3}{\underset{|}{CH_3C}}=CH_2$$

丙烯　　　　　　　　　正丁烯　　　　　　　　　异丁烯

2. 复杂的烯烃可用系统命名法命名,其基本原则类似于烷烃:

(1) 选主链:选择含双键碳原子在内的最长碳链为主链,按其碳原子数目命名为某烯。

(2) 标位次:主链编号时首先考虑双键具有最小位次,而后兼顾取代基具有较低位次。

(3) 定名称:烯烃的全名顺序:取代基位次—数目—名称—双键位置—某烯。不同取代基由小到大依次写出,例如:

$$\overset{5}{C}H_3\overset{4}{\underset{|}{C}}H\overset{3}{C}H_2\overset{2}{C}H=\overset{1}{C}H_2 \qquad \overset{3}{C}H_2\overset{4}{C}H_2\overset{5}{C}H_3$$

4-甲基-1-戊烯　　　　　2-乙基-1-戊烯　　　　2-甲基-3-乙基-2-戊烯

烯烃去掉1个氢原子称为烯基。常见的烯基有:

$$CH_2=CH- \qquad CH_3CH=CH- \qquad CH_2=CHCH_2-$$

乙烯基　　　　　　　丙烯基　　　　　　　烯丙基

3. 顺反异构的命名

(1) 顺/反命名法:对于简单顺反异构体的命名,在系统命名的名称前加"顺"或"反"字表示。例如:

顺-2-戊烯　　　　　　　　　　反-3,4-二氯-3-己烯

如果碳碳双键上连有4个不同的取代基时,用顺、反命名法难以确定顺式或反式,则需要采用以"次序规则"为基础的"Z、E"命名法来标记构型。

(2) Z/E命名法:首先根据次序规则确定双键上每1个碳原子所连接的2个原子或基团的优先次序。当2个"优先"基团位于双键同侧时,用Z标记其构型;位于异侧时,用E标记其构型。书写时,将Z或E写在化合物名称前面,并用半字线相隔。例如:

(Z)-1-氟-1-氯-2-溴乙烯　　　　　（E）-3-甲基-4-异丙基-3-辛烯

根据"优先"基团的次序规则,"Br"的原子序号比"H"的大,"Cl"的原子序号比"F"的大,所以"Br"和"Cl"是优先基团在双键的同侧,是Z构型;而$CH_3CH_2->CH_3-$,$(CH_3)_2CH->CH_3CH_2CH_2CH_2-$,所以优先基团"$CH_3CH_2-$"和"$(CH_3)_2CH-$"在双键的两侧,是E构型。

顺反异构体属于不同的化合物,不仅在理化性质上存在差异,而且在生理活性上也有很大不同,如己烯雌酚,临床药用的是反式异构体,其生理活性较强,是顺式异构体的7~10倍。

顺-己烯雌酚　　　　　　　反-己烯雌酚

三、烯烃的性质

（一）物理性质

烯烃与烷烃的物理性质相似，在常温和常压下，含2～4个碳原子的烯烃是气体，含5～18个碳的烯烃是液体，19个碳以上的烯烃为固体。烯烃的沸点、熔点和密度都随着分子中碳原子数的增加有规律地增高。

（二）化学性质

烯烃的化学性质比烷烃活泼，其反应主要发生在碳碳双键上。因为π键电子受原子核的束缚力较弱，流动性较大，极易发生断裂。加成反应和氧化反应是烯烃的主要化学性质。

1. 加成反应　烯烃分子中的π键断裂，双键2个碳原子上各加1个原子或基团，形成2个新的σ键，生成饱和化合物，这类反应称为烯烃的加成反应（addition reaction）。

（1）催化加氢：在催化剂（Pt、Pd、Ni 等）作用下，烯烃与氢气加成生成烷烃。例如：

$$CH_3CH_2CH=CH_2 + H_2 \xrightarrow{催化剂} CH_3CH_2CH_2CH_3$$

丁烯　　　　　　　　　　　丁烷

催化加氢可定量完成，在实际工作中可根据反应吸收氢气的量来推测分子中所含双键的数目。

（2）与卤素的加成：烯烃与卤素（氯、溴）易发生加成反应，生成邻二卤代烷。实验室常常在烯烃中加入溴的四氯化碳溶液，溴的红棕色立即褪去，此反应作为烯烃的鉴别方法。例如：

$$CH_3CH=CH_2 + Br_2 \xrightarrow{CCl_4} CH_3\overset{\displaystyle Br}{\underset{|}{C}}H\overset{\displaystyle Br}{\underset{|}{C}}H_2$$

丙烯　　　　　　　　　　　　1, 2-二溴丙烷

（3）与卤化氢的加成：烯烃与卤化氢发生加成反应生成卤代烷。卤化氢反应活性为：HI>HBr>HCl，HI 和 HBr 很容易与烯烃加成，HCl 与烯烃反应的速度较慢。

乙烯等对称烯烃与卤化氢加成时只有一种加成产物；丙烯等不对称烯烃加成时可有两种产物，但以一种产物为主。例如：

$$CH_2=CH_2 + HBr \longrightarrow CH_3CH_2-Br$$

乙烯　　　　　　　　　　　溴乙烷

$$CH_3CH=CH_2 + HBr \longrightarrow CH_3\overset{\displaystyle Br}{\underset{|}{C}}HCH_3 + CH_3CH_2\overset{\displaystyle Br}{\underset{|}{C}}H_2$$

丙烯　　　　　　　2-溴丙烷（90%）　　1-溴丙烷（10%）

实验证明，反应主产物是 2- 溴丙烷。其他不对称烯烃与不对称试剂发生加成反应时也有类似的产物。1870 年，俄国化学家马尔柯夫尼柯夫（V.V.Markovnikov）根据大量实验事实总结出一条经验规则：当不对称烯烃与 HX 等不对称试剂加成时，HX 的 H^+ 总是加到含氢较多的双键碳原子上，而带负电荷的 X^- 则加到含氢较少的双键碳原子上。此规律称为马尔柯夫尼柯夫规则，简称马氏规则。马氏规则可从诱导效应得到很好的解释。

需要指出的是，当反应体系中存在少量过氧化物（R—O—O—R）时，不对称烯烃与 HBr 加成，主要生成"反"马氏规则的产物（H^+ 主要加到含氢较少的双键碳原子上），这种现象称为过氧化物效应。在烯烃和卤化氢的加成反应中，仅溴化氢存在过氧化物效应。其原因是由于过氧化物的存在改变了

反应历程,由原来的离子型亲电加成反应变成了自由基加成反应。例如:

$$CH_3C\!=\!CH_2 + HBr \begin{cases} \longrightarrow CH_3\underset{\underset{CH_3}{|}}{\overset{\overset{Br}{|}}{C}}CH_3 & \text{2-甲基-2-溴丙烷} \\[2em] \xrightarrow{ROOR} CH_3\underset{\underset{CH_3}{|}}{\overset{\overset{Br}{|}}{C}}HCH_2 & \text{2-甲基-1-溴丙烷} \end{cases}$$

2-甲基丙烯

2. 氧化反应　在有机化学中,有机物分子加氧或去氢的反应称为氧化反应。烯烃的双键极易被氧化,在高锰酸钾溶液中,较温和的条件(中性或碱性)π 键断裂,若反应条件剧烈(酸性或加热)时 σ键也随之断裂。

烯烃与中性(或碱性)高锰酸钾的冷溶液反应,双键处被氧化,生成邻二醇,$KMnO_4$ 溶液的紫红色褪去,生成 MnO_2 沉淀。

$$R_1CH\!=\!CHR_2 + KMnO_4 \xrightarrow{H_2O} R_1CH\underset{\overset{|}{OH}}{-}CHR_2 + MnO_2\downarrow$$

若烯烃与酸性(或加热)高锰酸钾溶液条件下氧化,其双键中的 π 键、σ 键相继断裂,最终反应产物为酮、羧酸、CO_2 或它们的混合物,紫红色的高锰酸钾溶液褪去。此反应也可作为烯烃的鉴别方法。例如:

$$CH_3CH\!=\!CH_2 + KMnO_4 \xrightarrow{H_3O+} CH_3COOH + CO_2\uparrow$$

丙烯　　　　　　　　　　　丙酸

$$CH_3\underset{\underset{CH_3}{|}}{C}\!=\!\underset{\underset{CH_3}{|}}{C}CH_3 + KMnO_4 \xrightarrow{H_3O+} 2CH_3COCH_3$$

2,3-二甲基-2-丁烯　　　　　　　　　　丙酮

不同结构的烯烃,其氧化产物也不同。"$CH_2\!=$"被氧化为 CO_2,"$RCH\!=$"被氧化为 $RCOOH$,"$R_1R_2C\!=$"被氧化为"$R_1R_2C\!=\!O$",根据氧化产物的结构可推测原来烯烃的结构。

四、二烯烃

含有 2 个或 2 个以上碳碳双键的不饱和烃称为多烯烃,其中含有 2 个碳碳双键的不饱和烃称为二烯烃(dienes),开链二烯烃的通式为 $C_nH_{2n-2}(n\geq3)$。

(一)二烯烃的分类和命名

二烯烃根据分子中碳碳双键的相对位置不同,将其分为累积二烯烃(如丙二烯)、隔离二烯烃(如 1,4 戊二烯)和共轭二烯烃(如 1,3-丁二烯)。

其命名原则与烯烃相似,只是在"烯"前面加个"二"字,并分别标明双键位次;若 2 个双键有顺反异构时,用顺、反或 Z、E 分别标明。例如:

$$CH_2\!=\!CH\!-\!CH\!=\!\underset{\underset{CH_3}{|}}{C}\!-\!CH_3$$

4-甲基-1,3-戊二烯　　　　　　　　　反,顺-2,4-庚二烯

(二)共轭二烯烃的结构

1,3-丁二烯是最简单的共轭二烯烃,其中 4 个碳原子都是 sp^2 杂化,σ 键都在同一平面上,每个碳原子上的 1 个未杂化的 p 轨道都垂直于该平面,并彼此平行。不仅 $C_1—C_2$ 之间、$C_3—C_4$ 之间的 p 轨道电子云可平行重叠形成 2 个 π 键,而且 $C_2—C_3$ 之间的 p 轨道电子云也可相互平行重叠,结果使 4 个

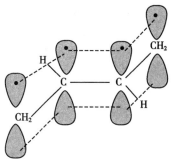

碳原子的 p 轨道电子云扩展到 4 个碳原子的范围,形成 1 个 4 原子 4 电子的大 π 键(共轭 π 键),这样使得电子云密度分布均匀化,键长平均化,分子更稳定,如图 8-5 所示。通常把具有共轭 π 键结构的体系称为共轭体系,共轭体系中参加共轭 π 键形成的部分称为共轭链。

图片:1,3- 丁二烯的结构

（三）共轭二烯烃的主要化学性质

共轭二烯烃与单烯烃的化学性质相似,也能发生加成反应和氧化反应等,此外,共轭二烯烃还能发生一些特殊的反应,即 1,2- 加成反应和 1,4- 加成反应。如 1,3- 丁二烯加成时,发生 1,2- 加成反应(1 个双键碳原子加成)得到 1,2- 加成产物,发生 1,4- 加成反应(共轭体系两端加成)得到 1,4- 加成产物。低温有利于前者,高温有利于后者。

图 8-5　1,3- 丁二烯分子中的共轭 π 键示意图

$$CH_2=CH-CH=CH_2 \xrightarrow{Br_2} CH_2-\overset{Br}{CH}-CH=CH_2 \ + \ \overset{Br}{CH_2}-CH=CH-\overset{Br}{CH_2}$$

$$CH_2=CH-CH=CH_2 \xrightarrow{HBr} \overset{H}{CH_2}-\overset{Br}{CH}-CH=CH_2 \ + \ \overset{H}{CH_2}-CH=CH-\overset{Br}{CH_2}$$

1,2-加成产物　　　　　　　1,4-加成产物

五、诱导效应和共轭效应

有机分子中原子间的相互影响是有机化学中极为重要并普遍存在的现象,可以用电子效应和立体效应来描述。电子效应(electric effect)是指分子中电子云密度分布的改变对物质性质所产生的影响;立体效应(stereo effect)是指分子中的空间结构对物质性质所产生的影响。电子效应可分为诱导效应和共轭效应,它们在分析有机物性质和推测有机物结构等方面有重要作用。

（一）诱导效应

1. 诱导效应(I 效应)　在多原子分子中,一个键的极性将会影响到分子中的其他部分,使分子中电子云的密度分布发生一定程度的改变,从而影响到整个分子的性质。如 1- 氯丁烷分子中电子云密度分布如下:

$$\underset{4}{CH_3} \longrightarrow \underset{3}{\overset{\delta\delta\delta^+}{CH_2}} \longrightarrow \underset{2}{\overset{\delta\delta^+}{CH_2}} \longrightarrow \underset{1}{\overset{\delta^+}{CH_2}} \longrightarrow \overset{\delta^-}{Cl}$$

由于氯原子的电负性大于碳原子,C—Cl 键的电子云偏向氯原子一方而使氯原子带有部分负电荷(δ^-),与氯直接相连的 C_1 上带有部分正电荷(δ^+),C_1 上的正电荷又吸引 C_1—C_2 键的共用电子对,使 C_2 带有比 C_1 更少一些的正电荷,依次传递下去。这种影响沿着分子链向某一方向传递下去并逐渐减弱,一般经过 3 个碳原子以后,就可以忽略不计。这种由于某成键原子或基团的电负性不同,引起分子中的电子云沿着分子链向某一方向传递而导致分子中的电子云密度分布发生改变的现象称为诱导效应(inductive effect)。诱导效应是由分子内静电作用产生的永久性效应,与外界条件无关。

诱导效应分为吸电子诱导效应和斥电子诱导效应。以 C—H 键中的 H 为比较标准,当电负性不同的原子或基团(X 或 Y)取代 C—H 键的 H 后,其电子云密度分布不同于 C—H 键,X 的电负性大于 H,C—X 键的电子云偏向 X,X 称为吸电子基,由它引起的诱导效应称为吸电子诱导效应,也称 -I 效应;Y 的电负性小于 H,C—Y 键的电子云偏离 Y,Y 称为斥电子基,由它引起的诱导效应称为斥电子诱导效应,也称 +I 效应。

$$-\overset{|}{\underset{|}{C}} \longrightarrow X \qquad\qquad -\overset{|}{\underset{|}{C}}-H \qquad\qquad -\overset{|}{\underset{|}{C}} \longleftarrow Y$$

-I效应　　　　　对照标准　　　　　+I效应

根据实验结果,有机物中常见取代基的电负性大小的次序如下:

　　—COOH>—F>—Cl>—Br>—I>—OCH$_3$>—C$_6$H$_5$>—CH=CH$_3$>—H>—CH$_3$>—CH$_2$CH$_3$

在—H前面的是吸电子基,在H后面的是斥电子基。诱导效应仅仅使共价键中的电子云密度由于电负性差异而引起定向偏移,并不改变各原子电子层的结构,因此只产生局部的正负电荷分布改变。

　　2. 诱导效应的应用　应用诱导效应能比较容易解释丙烯与卤化氢的加成反应主产物是2-溴丙烷的原因。

　　乙烯是对称烯烃,分子中π电子云分布是均匀的;丙烯是不对称烯烃,其双键碳原子中,1个C连接2个H,另1个C连着H和—CH$_3$。由于甲基的电负性小于氢,甲基表现出向双键的斥电子诱导效应,所以,碳碳双键上电子云密度比乙烯的大,并且π电子云分布也不均匀,甲基所连的双键碳原子电子云密度较小,带有部分正电荷,而另一侧双键碳原子电子云密度较大,带有部分负电荷。当HBr与之加成时,H$^+$加到带有部分负电荷的双键碳原子上,而Br$^-$加到带有部分正电荷的双键碳原子上,所以主产物是2-溴丙烷。

$$CH_3 \longrightarrow \overset{\delta^+}{CH} = \overset{\delta^-}{CH_2}$$

（二）共轭效应

能形成共轭π键的体系称为共轭体系(如1,3-丁二烯),共轭效应发生在共轭体系中。

　　1. 共轭体系特点　在有机分子中,3个或3个以上的p轨道相互平行重叠形成的共轭π键体系,称为共轭体系。共轭体系有以下特点:

（1）形成共轭体系的原子均在同一个平面上。

（2）必须有可以平行重叠的p轨道,有一定数量的供成键用的p电子。

（3）键长平均化。

（4）共轭体系能量降低。

　　2. 共轭效应(C效应)　在共轭体系中,由于共轭π键的形成而使分子内的原子间相互影响,以致引起电子云密度改变,键长平均化,体系能量趋于稳定的电子效应称为共轭效应(conjugation effect)。常见的共轭效应有三种类型。

（1）π-π共轭:像1,3-丁二烯、苯(C$_6$H$_6$)这样的具有单、双键交替排列的结构体系称为π-π共轭体系,发生在2个π键之间的共轭效应称为π-π共轭效应,简称π-π共轭。

（2）p-π共轭:分子中具有p轨道的原子通过单键与形成π键的原子相连时,该p轨道与π轨道相互平行重叠形成的体系称为p-π共轭体系。在该体系中,p电子产生离域,引起电子云密度分布平均化的现象称为p-π共轭效应,简称p-π共轭。氯乙烯和氯苯分子中存在p-π共轭。如在氯乙烯分子中,氯原子的1对孤对电子所处的p轨道与双键中的π轨道平行重叠,形成p-π共轭体系。该体系的电子云向双键方向发生离域,使得碳氯键键长缩短,分子中的键长平均化,氯原子变得不活泼。如图8-6所示。

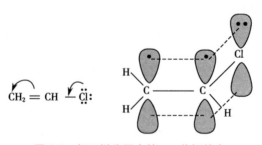

图8-6　氯乙烯分子中的p-π共轭效应

（3）σ-π共轭(超共轭):分子中的σ轨道(通常是C—Hσ轨道)与π轨道被1个单键隔开时,虽然它们的键轴不平行,但是也可发生部分重叠,这样形成的共轭体系称为σ-π共轭体系(超共轭体系)。在该体系中,发生σ电子离域,引起电子云密度平均化的现象称为σ-π共轭效应(超共轭效应)。如丙

烯分子中存在 σ-π 共轭,甲基上的 C—Hσ 键与 π 键成 σ-π 共轭体系,C—H 键上的电子云部分离域到 π 键上,产生 σ-π 超共轭效应。

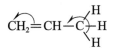

图片:丙烯分子中的超共轭效应

第三节 炔 烃

分子中含有碳碳三键(—C≡C—)的不饱和烃称为炔烃(alkyne),它比相应的烯烃少 2 个氢原子。其通式与二烯烃的通式相同为 C_nH_{2n-2},官能团是碳碳三键。

一、炔烃的结构和同分异构现象

(一)炔烃的结构

1. 碳原子的 sp 杂化 处于激发态的碳原子,1 个 2s 轨道和 1 个 2p 轨道杂化形成 2 个能量、形状完全相同的 sp 杂化轨道。每 1 个 sp 杂化轨道含有 1/2s 和 1/2p 轨道成分,剩余的 2 个相互垂直的 2p 轨道未参与杂化。

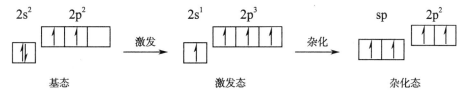

2 个 sp 杂化轨道对称地分布在碳原子的周围,呈直线形,两者之间的夹角为 180°,剩余的未参与杂化的 2 个相互垂直的 2p 轨道又垂直于这条直线,如图 8-7。炔烃分子中的三键碳原子是都是 sp 杂化的。

2. 炔烃的结构 乙炔(CH≡CH)是最简单的炔烃。在乙炔分子中,2 个碳原子均为 sp 杂化,各形成 2 个 sp 杂化轨道,其中每个碳原子各以 1 个 sp 杂化轨道沿对称轴方向相互重叠,形成 1 个碳碳 σ 键,又各以 sp 杂化轨道与 1 个氢原子的 1s 轨道重叠,形成 1 个碳氢 σ 键,分子中的 4 个原子处于一条直线上。2 个碳原子的未杂化的 2 对 p 轨道,分别从侧面重叠,形成 2 个 π 键,相互垂直地分布在 σ 键周围。这样就在 2 个碳原子间形成 1 个 σ 键和 2 个 π 键(碳碳三键),如图 8-8 所示。

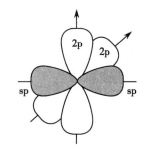

图 8-7 碳原子的 sp 杂化轨道

动画:乙炔分子

图 8-8 乙炔分子的结构示意图

图片:乙炔分子的形成

(二)炔烃的同分异构现象

炔烃分子中的三键碳原子上只能有 1 个取代基,且分子为直线型结构,所以,炔烃无顺反异构现象,三键碳原子处也不能形成支链。与相同碳原子数的烯烃相比,炔烃的同分异构体数目相对较少。例如戊炔只有 3 种异构体:

$CH_3CH_2CH_2C≡CH$ $CH_3CH_2C≡CCH_3$ $\overset{\displaystyle CH_3}{\underset{\displaystyle CH_3CHC≡CH}{|}}$

1-戊炔   2-戊炔   3-甲基-丁炔

笔记

二、炔烃的命名

炔烃的系统命名方法与烯烃相似,只需将"烯"改为"炔"即可。

$$\overset{5}{C}H_3\overset{4}{C}H\overset{3}{C}H_2\overset{2}{C}{\equiv}\overset{1}{C}H$$
（上带 CH_3）

$$\overset{1}{C}H{\equiv}\overset{2}{C}\overset{3}{C}H\overset{4}{C}H_2\overset{5}{C}H_3$$
（上带 $CH_2CH_2CH_3$，编号 4 5 6）

$$\overset{5}{C}H_3\overset{4}{C}H_2\overset{3}{C}\overset{2}{C}{\equiv}\overset{1}{C}H$$
（上带 CH_2CH_3，下带 CH_3）

4-甲基-1-戊炔　　　　　3-乙基-1-己炔　　　　　3-甲基-3-乙基戊炔

当分子中同时含有双键和三键时,选择同时含双键和三键碳原子在内的最长碳链为主链,称为"某烯炔",编号从最先遇到双键或三键的一端开始,如果双键和三键处于同等位置,则从靠近双键一端开始编号。

$$\overset{1}{C}H{\equiv}\overset{2}{C}-\overset{3}{C}H{=}\overset{4}{C}H-\overset{5}{C}H_3$$

$$\overset{7}{C}H_3-\overset{6}{C}{\equiv}\overset{5}{C}-\overset{4}{C}H_2-\overset{3}{C}H{=}\overset{2}{C}H-\overset{1}{C}H_3$$

3-戊烯-1-炔　　　　　　　　　　2-庚烯-5-炔

三、炔烃的性质

（一）物理性质

炔烃的物理性质与烯烃的类似,乙炔、丙炔和 1-丁炔在常温下是气体。炔烃也难溶于水,易溶于有机溶剂(丙酮、四氯化碳和石油醚)。简单炔烃的熔点、沸点和密度比相应的烯烃要高。

（二）化学性质

炔烃与烯烃相似,都存在 π 键,能发生加成、氧化等反应。但炔烃的三键碳原子是 sp 杂化,使其化学性质又与烯烃有一些差别。

1. 加成反应　炔烃能与 H_2、X_2 和 HX 进行加成反应。

（1）催化加氢:在 Pt、Pd 等催化剂存在下,炔烃加氢生成烯烃,继而生成烷烃。例如:

$$CH_3C{\equiv}CH+H_2 \xrightarrow{Pt} CH_3CH{=}CH_2 \xrightarrow[Pt]{H_2} CH_3CH_2CH_3$$

丙炔　　　　　　　　　丙烯　　　　　　　　丙烷

（2）与卤素加成:炔烃能与卤素(Cl_2 或 Br_2)发生加成反应,但反应比烯烃略慢些。首先生成邻二卤代烯,再生成四卤代烷。例如:

$$CH_3C{\equiv}CH \ + \ Br_2 \longrightarrow CH_3\overset{Br}{\underset{}{C}}{=}\overset{Br}{\underset{}{C}}H \xrightarrow{Br_2} CH_3-\overset{Br}{\underset{Br}{C}}-\overset{Br}{\underset{Br}{C}}H$$

丙炔　　　　　　　　1,2-二溴丙烯　　　　　1,1,2,2-四溴丙烷

炔烃能使溴的 CCl_4 溶液的红棕色褪去,由此用于炔烃的鉴别。

（3）与卤化氢加成:炔烃与卤化氢发生加成反应,先形成卤代烯烃,进而生成二卤代烷。加成反应也遵循马氏规则。例如:

$$CH_3C{\equiv}CH \ + \ HBr \longrightarrow CH_3\overset{Br}{\underset{}{C}}{=}CH_2 \xrightarrow{HBr} CH_3-\overset{Br}{\underset{Br}{C}}-CH_3$$

丙炔　　　　　　　　2-溴丙烯　　　　　　2,2-二溴丙烷

2. 氧化反应　炔烃也能被 $KMnO_4$ 等强氧化剂氧化,使 $KMnO_4$ 溶液褪色,碳碳三键发生断裂,生成羧酸或二氧化碳等产物。由此作为炔烃的鉴别反应,也可以根据生成物的种类和结构推断炔烃的结构。

$$CH_3C \equiv CH \xrightarrow[H^+]{KMnO_4} CH_3COOH + CO_2 \uparrow$$

3. 炔氢的反应　炔烃分子中与三键碳原子连接的氢原子称为炔氢,它具有一定的弱酸性,可被一些金属离子取代生成金属炔化物。例如:

$$R - C \equiv CH + Ag(NH_3)_2NO_2 \longrightarrow R - C \equiv CAg \downarrow + NH_4NO_3 + NH_3$$

炔化银(白色)

$$R - C \equiv CH + Cu(NH_3)_2Cl \longrightarrow R - C \equiv CCu \downarrow + NH_4Cl + NH_3$$

炔化亚铜(红棕色)

上述反应现象很明显,常用来鉴别含炔氢的炔烃。

第四节　脂环烃

分子中含有碳环结构,具有脂肪烃性质的环烃称为脂环烃(alicyclic hydrocarbon)。脂环烃及其衍生物广泛存在于自然界中,如植物中的萜类化合物,动物体内的甾体激素等。

一、脂环烃的分类和命名

(一)脂环烃的分类

根据脂环中是否含有官能团,脂环烃可分环烷烃、环烯烃和环炔烃。

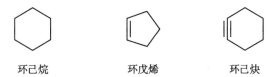

环己烷　　　　环戊烯　　　　环己炔

根据分子中所含碳环的数目,脂环烃可分为单环、双环和多环脂环烃;而单环脂环烃根据成环碳原子数目可分为小环($C_3 \sim C_4$)、常见环($C_5 \sim C_6$)、中环($C_7 \sim C_{12}$)和大环(C_{12} 以上)。

(二)脂环烃的命名

单环脂环烃的系统命名原则与脂肪烃相似,只是在相应脂肪烃的名称之前加 1 个"环"字,分别称为环烷烃、环烯烃和环炔烃。环碳原子的编号,应使环上取代基的位次最小。如有不同取代基时,以较小数字表示较小取代基的位次。若环上有复杂的取代基时,也可将环作为取代基命名。例如:

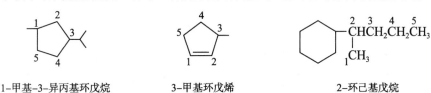

1-甲基-3-异丙基环戊烷　　　　3-甲基环戊烯　　　　2-环己基戊烷

二、脂环烃的稳定性

脂环烃中最常见的是环烷烃,其中环丙烷和环丁烷不稳定、易发生开环反应;环戊烷和环己烷稳定、很难发生开环反应。

现代理论认为:环烷烃分子中的碳原子都以 sp^3 杂化轨道成键,杂化轨道之间的夹角为 $109°28'$,只有其分子中的 C—C—C 键角越接近正四面体角($109°28'$),2 个成键原子的杂化轨道才能达到最大程度的重叠,分子越稳定。

在环丙烷分子中,两条 C—C 键的夹角为 $60°$,与正四面体角相差 $49°28'$,导致 sp^3 杂化轨道彼此不能沿键轴方向达到最大程度的重叠,只能部分重叠形成弯曲键,从而减弱了键的强度和稳定性,使分子不稳定,容易发生开环反应。环丁烷的情况与环丙烷类似。

所以环丙烷最不稳定,环丁烷次之,环戊烷比较稳定,环己烷以上的大环都稳定,这反映了环的稳定性与环的结构有着密切的联系。

第五节　芳　香　烃

芳香烃（aromatic hydrocarbon）简称芳烃，是芳香族化合物的母体。

一、芳香烃的分类

根据芳烃分子中是否含有苯环，芳烃分为苯型芳烃和非苯型芳烃。分子中含有苯环结构的烃称为苯型芳烃；不含有苯环，却有芳香烃特性的烃称为非苯型芳烃。通常的芳香烃特指苯型芳烃。根据分子中所含苯环数目和连接方式不同，芳烃分为单环芳烃和多环芳烃，只含有 1 个苯环结构的芳烃是单环芳烃，含有 2 个或 2 个以上苯环的芳烃是多环芳烃。

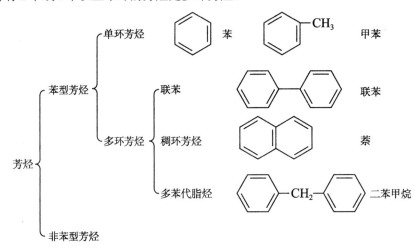

二、单环芳烃

（一）单环芳烃的结构和同分异构现象

1. 苯的结构　苯（benzene）是芳烃的母体，其分子式为 C_6H_6，近代物理方法证明，苯分子的 6 个碳原子和 6 个氢原子都在同一平面上，6 个 C 组成 1 个正六边形，所有碳碳键的键长相等，键角均为 120°。

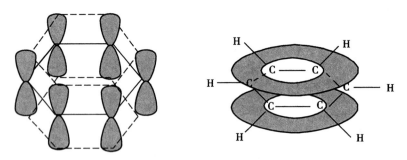

图 8-9　苯的结构示意图

杂化轨道理论认为，苯分子中的碳原子都是 sp^2 杂化，每个碳原子都是以 3 个 sp^2 杂化轨道分别与相邻的 2 个碳原子和 1 个氢原子形成 3 个 σ 键，这样 6 个碳原子形成 1 个正六边形结构，所有原子都在 1 个平面上。每个碳原子上未参与杂化的 2p 轨道垂直于上述平面，且相互平行从侧面重叠形成 1 个包含 6 个碳原子的闭合"大 π 键"，形成 π-π 共轭体系，电子云分布在环平面的两侧（图 8-9）。由于 π-π 共轭效应的作用，π 电子离域至整个体系中，电子云完全平均化，环上没有单键和双键的区别。

苯结构的表示方法，除沿用凯库勒式外，还采用正六边形中心加 1 个圆圈来表示，其圆圈表示离域的 π 电子云。

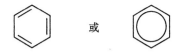 或

2. 单环芳烃的同分异构现象 当苯环上有 2 个或 2 个以上取代基时，芳烃也存在同分异构现象。例如二甲基苯有三种异构体：

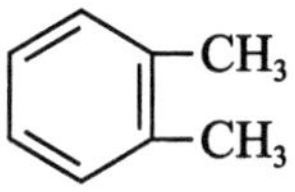

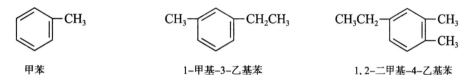

| 1,2-二甲基苯（邻二甲苯） | 1,3-二甲基苯（间二甲苯） | 1,4-二甲基苯（对二甲苯） |

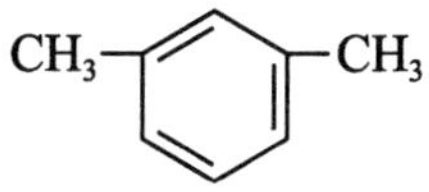

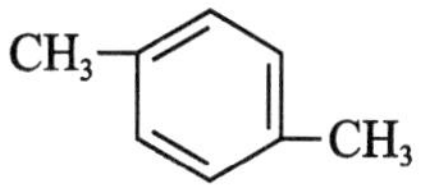

（二）单环芳烃的命名

1. 以苯为主链 当苯环上连接有简单的烷基时，烷基为取代基，称为"某苯"。例如：

甲苯　　　　　　　　1-甲基-3-乙基苯　　　　　　　1,2-二甲基-4-乙基苯

2. 以苯为取代基 当苯环上连接不饱和烃基或复杂烷基时，常常以苯作为取代基命名。例如：

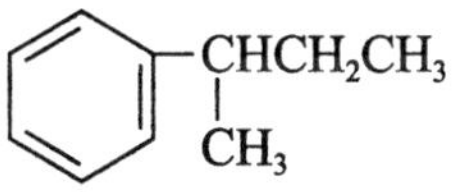

2-苯基丁烷 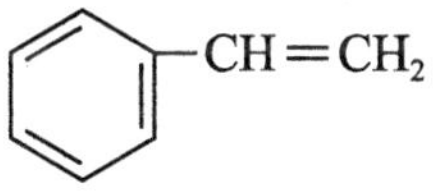　　　　　　　　苯乙烯 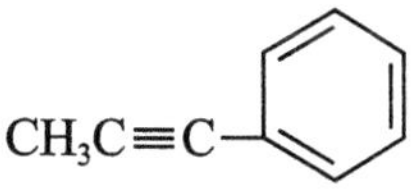　　　　　　　　1-苯基丙炔

芳烃分子中去掉 1 个氢原子后，剩下的基团称为芳烃基（aryl），常用 Ar— 表示。常见的有苯基，表示为 Ph— 或 C_6H_5—；苯甲基（苄基）表示为 $C_6H_5CH_2$—。

（三）单环芳烃的性质

单环芳烃均不溶于水，而易溶于乙醚、四氯化碳等有机溶剂。它们的密度比水小，一般都有毒性，长期吸入它们的蒸气会损坏神经系统和造血器官，并能导致白血病，因此在操作时需采取防护措施。

苯环是稳定的共轭体系，其化学性质主要表现为芳香性（aromaticity），即易进行取代反应，难发生加成反应和氧化反应。

1. 苯环上的取代反应 苯环非常稳定，因此苯环上的取代反应是单环芳烃最重要的反应，其包括卤代反应、硝化反应、磺化反应。

（1）卤代反应：苯在三卤化铁催化作用下，与卤素（Br_2、Cl_2）反应，苯环上的氢原子被卤原子取代，生成卤代烃。例如：

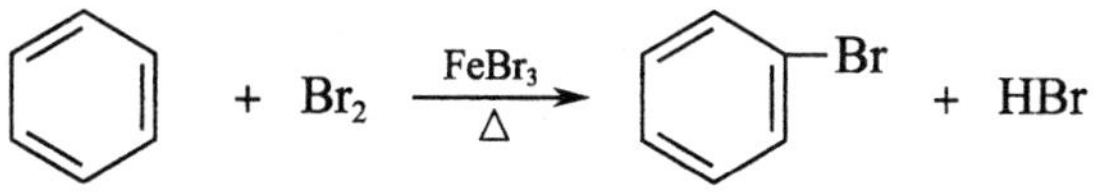

$$\text{苯} + Br_2 \xrightarrow[\Delta]{FeBr_3} \text{苯溴} + HBr$$

（2）硝化反应：苯与混酸（浓硝酸和浓硫酸）作用，苯环上的氢原子被硝基（—NO_2）取代，生成硝基苯。

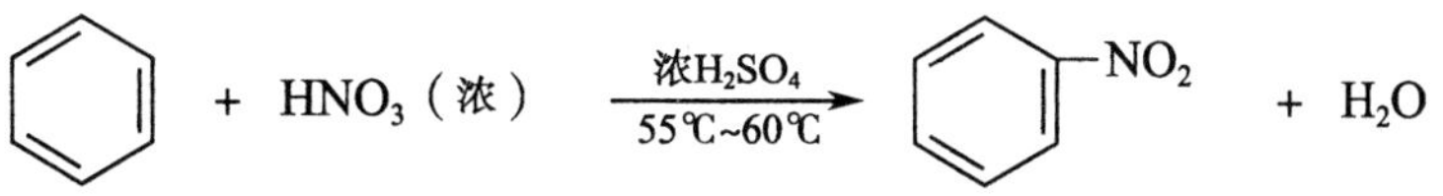

$$\text{苯} + HNO_3\text{（浓）} \xrightarrow[55\,℃\sim60\,℃]{\text{浓}H_2SO_4} \text{硝基苯} + H_2O$$

（3）磺化反应：苯与发烟硫酸或浓硫酸共热，苯环上的氢原子被磺酸基（—SO_3H）取代，生成苯磺酸。磺化反应是可逆的，在较高温度时，苯磺酸水解脱去磺酸基，又生成苯。

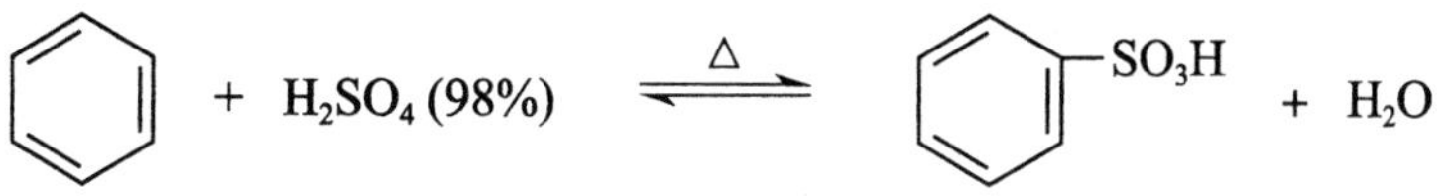

$$\text{苯} + H_2SO_4\,(98\%) \underset{}{\overset{\Delta}{\rightleftharpoons}} \text{苯磺酸} + H_2O$$

苯磺酸

苯磺酸易溶于水,而有些芳香类药物难溶于水,常常通过磺化反应增强其水溶性。

在同样条件下,烷基苯比苯更容易发生卤代、硝化和磺化反应。

2.苯环侧链的氧化反应　　直接连于苯环的碳原子称为 α-碳原子,其上面连接的氢原子称为 α-氢原子。α-氢原子受苯环的影响比较活化,易发生氧化反应。苯环很稳定,不易被氧化,但烷基苯侧链却能被高锰酸钾等强氧化剂氧化,且无论侧链长短都能氧化成苯甲酸,如果 α-碳上没有氢原子时,侧链不被氧化。例如:

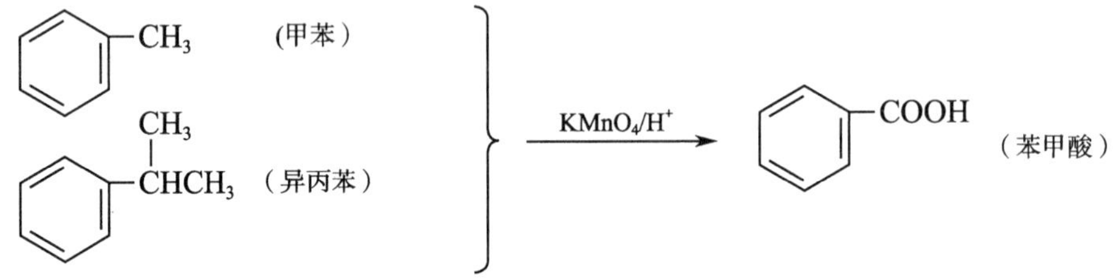

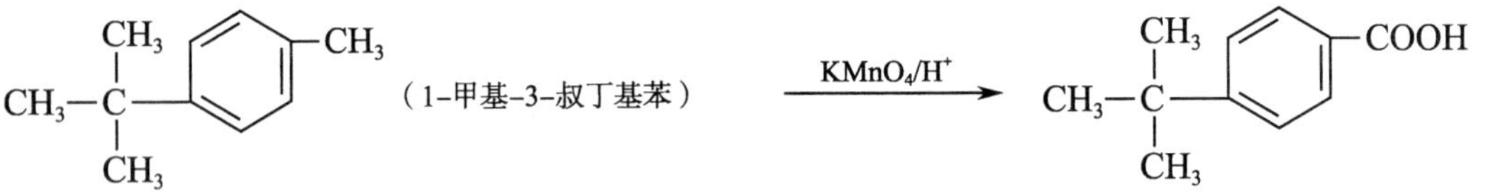

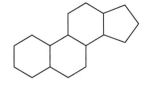

三、稠环芳烃

由 2 个或 2 个以上苯环共用 2 个或多个邻位碳原子稠合而成的芳香烃称为稠环芳烃。萘、蒽、菲等是常见的稠环芳烃,它们是合成药物、染料的重要原料,而芘是致癌作用最强的苯并芘的母体。例如:

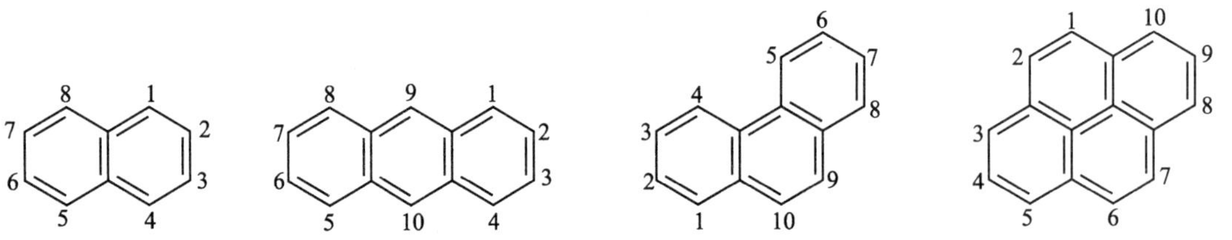

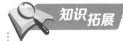

萘
蒽
菲
芘

萘、蒽和菲都存在于煤焦油中,是无色晶体。其结构与苯相似,都是由多个 p 轨道组成的闭合共轭体系。它们的衍生物广泛存在于动植物体内,具有重要的生物活性,如甾族化合物的甾醇、胆甾酸和甾体激素等,其分子中都含有环戊烷并多氢菲的基本骨架。

环戊烷并多氢菲

知识拓展

致癌稠环芳烃

某些复杂的稠环芳烃及其衍生物是有致癌活性和促进致癌的物质,通常称为致癌稠环芳烃。它们是化学致癌物家族成员之一,主要存在于煤、石油、焦油和沥青中,也可由含碳氢元素的化合物不完全燃烧产生。汽车等各种机动车辆所排出的废气中、香烟的烟雾中均含有多种致癌性稠环芳烃,糖类、脂类和蛋白质等加热"燃烧"时都会产生此类致癌物质,烟熏、烘烤及焙焦的食品也能遭到此类致癌物的污染。

致癌芳香烃主要是稠环芳香烃及其衍生物。含 3 个苯环的稠环芳烃（蒽、菲）本身不致癌，但在分子中某些碳原子上连有甲基时就有致癌性；4 环或 5 环稠环芳烃及其部分衍生物有致癌性；6 环稠环芳烃部分能致癌。下面列举几种重要的致癌稠环芳烃，其中以苯并芘的致癌作用最强。

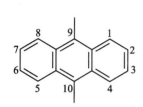

9, 10-二甲基蒽

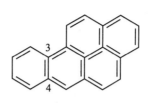

3, 4-苯并芘

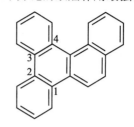

1, 2, 3, 4-二苯并菲

本章小结

内容	学习要点		
	烷烃	烯烃	炔烃
概念	分子中所有原子之间均以单键连接，碳原子数和氢原子数的比例达到了最高值	分子中含有碳碳双键的不饱和烃	分子中含有碳碳三键的不饱和烃
结构	通式：C_nH_{2n+2}，无官能团，C：sp^3 杂化	通式：C_nH_{2n}，官能团：碳碳双键（C=C），双键 C：sp^2 杂化	通式：C_nH_{2n-2}，官能团：碳碳三键（C≡C），三键 C：sp 杂化
分类	根据与碳原子直接连接的其他碳原子数目不同可分为伯、仲、叔、季碳原子	根据双键的数目不同，烯烃分为单烯烃和多烯烃	根据三键的位次不同，炔烃分为端炔和非端炔
命名	系统命名法，普通命名法	普通命名法，系统命名法，顺反命名法，Z/E 命名法	系统命名法
性质	稳定性，卤代反应	加成反应（催化加氢、加卤素、加卤化氢）和氧化反应	加成反应、氧化反应和炔氢反应
应用	液体石蜡用作滴鼻剂基质，海底可燃冰有望取代石油和煤炭成为未来的燃料	乙烯是植物激素，可作水果催熟剂	乙炔焰常用于切割和焊接金属

内容	学习要点	
	脂环烃	芳香烃
概念	分子中含有碳环结构，具有脂肪烃性质的环烃	分子中含有苯环结构的碳氢化合物
结构	通式：C_nH_{2n}，脂环 C：sp^3 杂化，环丙烷和环丁烷不稳定，环戊烷和环己烷稳定	苯及其同系物通式：C_nH_{2n-6}（n≥6），苯环 C：sp^2 杂化
分类	单环脂环烃根据成环碳原子数目可分为小环、常见环、中环和大环	根据芳烃分子中含苯环数目，芳烃分为单环芳烃和多环芳烃
命名	系统命名法	系统命名法
性质	小环易发生开环反应、普通环难发生开环反应	苯环上的取代反应和苯环侧链的反应
应用	自然界广泛存在的甾族化合物是脂环烃的衍生物，在人体中发挥着重要作用	芳烃是重要化工原料，但一般有毒性，长期吸入其蒸气会损害造血器官及神经系统

学习视角

笔记

案例讨论

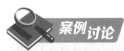

2011年，一波接一波的食品安全事件使公众神经紧绷，如乙烯利事件。2011年6月，一则"使用乙烯利催熟香蕉存在食品安全问题"的不实报道，导致合理使用的化学催熟类药品喷洒的香蕉大量滞销。几天之内，香蕉价格下跌50%以上，部分消费者也产生了恐慌心理。那么乙烯利催熟的香蕉到底能不能吃？

（王金铃）

扫一扫，测一测

练习题

一、填空题

1. 分子中仅含有碳和氢两种元素的化合物称为_____。链烃分为_____和_____；环烃分为_____和_____。

2. 烯烃、炔烃的官能团分别是_____和_____。乙烯和乙炔分子中碳原子的杂化方式分别是_____和_____。

3. 烷烃分子中的碳原子根据与其直接连接碳原子数目不同分为_____、_____、_____和_____碳原子，伯、仲、叔碳原子上的氢原子分别称为_____、_____和_____氢原子。

4. 芳香烃具有_____性，具体表现为_____的反应特性。

5. α- 碳原子上连接的氢原子称为_____，化学性质比较_____。

二、简答题

1. 简述 sp^3、sp^2 和 sp 杂化轨道的特点，并说明 $CH_3-CH=CH-CH_2-C≡CH$ 中所有碳原子的杂化类型。

2. 比较 σ 键和 π 键的异同点，并指出下列化合物中各有几个 σ 键和 π 键？
(1) CH_3CH_3　　　　　　　(2) $CH_2=CH_2$　　　　　　　(3) $HC≡CH$

3. 诱导效应和共轭效应有何异同点？下列化合物分子中存在何种电子效应？
(1) $CH_2=CH-CH=CH_2$　　(2) $CH_3-CH=CH_2$　　　　(3) $CH_3-\overset{Cl}{\underset{|}{C}}=CH_2$

4. 简述苯及其同系物产生芳香性的原因。

三、思考题

1. 试分析系统命名法中是如何使用次序规则的，举例说明。

2. 试分析各种二甲基环己烷的顺反异构，并命名。

四、命名化合物或写出结构式

1. $CH_3CH_2\overset{CH_2CH_3}{\underset{|}{CH}}CH_3$

2. $(CH_3)_3CCH_2CH_2CH_3$

3. $CH_3\overset{CH_3}{\underset{|}{CH}}CH=\overset{CH_3}{\underset{|}{C}}CH_3$

4. $CH_3\overset{CH_3}{\underset{|}{CH}}C≡CCH_3$

5. $CH_3-\overset{CH_3}{\underset{|}{C}}=CH-C≡CH$

6. $CH_3-CH=\overset{CH_3}{\underset{|}{C}}-CH=CH_2$

7.
8.
9.

笔记

10. 4- 甲基 -2- 戊烯　　　11. 1- 甲基 -3- 乙基环戊烷　　　12. 1,2- 二甲基苯

五、用化学方法鉴别化合物

1. 丁烷、丁烯和丁炔　　　2. 苯和乙苯

六、完成化学反应方程式

1. $\overset{\overset{\displaystyle CH_3}{|}}{CH_3CH_2C}=CHCH_3 \ + \ HBr \longrightarrow$

2. $\overset{\overset{\displaystyle CH_3}{|}}{CH_3C}=CHCH_3 \ \xrightarrow[H^+]{KMnO_4}$

3. $CH_3CH_2C\equiv CH + Ag(NH_3)_2NO_2 \longrightarrow$

4. $CH_3-\!\!\!\overset{\bigcirc}{}\!\!\!-C_2H_5 \ \xrightarrow[\triangle]{KMnO_4}$

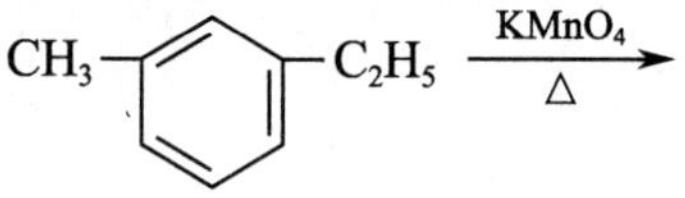

七、推断题

1. 分子式为 C_5H_{10} 的化合物 A，在室温下能使 Br_2 的 CCl_4 溶液褪色；能使酸性高锰酸钾溶液褪色，并氧化生成 2 种不同的羧酸；试写出该化合物的构造式，并写出有关反应式。

2. 分子式为 C_8H_8 的化合物 A，不能与 $AgNO_3$ 的氨溶液发生反应，但能使 Br_2 的 CCl_4 溶液褪色，同时，A 转化为 B；A 还能被酸性 $KMnO_4$ 溶液氧化生成 C，而 C 的分子式为 $C_7H_6O_2$，试写出 A、B 和 C 的构造式，并写出各步反应方程式。

第九章　　醇　酚　醚

学习目标

1. 掌握：醇酚醚的概念、分类、命名和化学性质。
2. 熟悉：醇酚醚的结构特点。
3. 了解：常见醇酚醚类化合物及其在医药上的应用。
4. 能力：具备用化学方法鉴别醇酚醚的能力。
5. 素质：能理解醇酚醚的组成、结构和性质，并应用于医学和生活实践。

案例导学

醇、酚和醚都是烃的含氧衍生物，与医药学关系十分密切，且用途广泛，可作为消毒剂、防腐剂、抗氧化剂和麻醉剂等使用。

问题：

1. 请举消毒剂和麻醉剂各2例，说说它们的作用过程。
2. 维生素 A、E 各属哪类化合物？它们有什么作用？
3. 酒精在体内是如何代谢的？长期饮酒会给人带来哪些危害？为何含甲醇的酒不能喝？
4. 酒驾及醉驾是违法的，用酒精检测仪能快速查出驾驶员是否酒后驾车，常用的酒精检测仪有哪几种类型？其原理是什么？

醇、酚、醚都是烃的含氧衍生物。醇（alcohol）是脂肪烃、脂环烃或芳香烃侧链上的氢原子被羟基（—OH，醇羟基）取代所形成的化合物；酚（phenol）是芳香环上的氢原子被羟基（—OH，酚羟基）取代而形成的化合物；醚（ether）可看作是醇和酚分子中羟基上的氢原子被烃基（—R 或—Ar）取代而成的化合物。醇、酚、醚可分别用通式表示：

$$R-OH \qquad Ar-OH \qquad (Ar)R-O-R'(Ar)$$
$$\text{醇} \qquad\qquad \text{酚} \qquad\qquad\quad \text{醚}$$

醇、酚、醚都是重要的有机化合物，它们在有机合成及医药中具有重要的作用。

第一节　醇

一、醇的分类和命名

（一）醇的分类

根据烃基结构不同，醇可分为脂肪醇、脂环醇和芳香醇。例如：

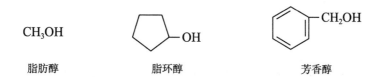

根据分子中所含羟基数目不同,可将醇分为一元醇、二元醇和多元醇。例如:

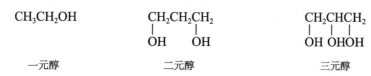

根据羟基所连的碳原子类型不同,将醇分为伯醇、仲醇和叔醇。例如:

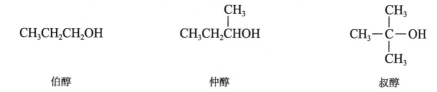

(二)醇的命名

结构简单的醇采用普通命名法,即在相应的烃基名称后加上"醇",省去"基"字。

$$CH_3CH_2CH_2CH_2CH_2OH \qquad \underset{CH_3}{CH_3CHCH_2OH} \qquad$$

正戊醇   异丁醇   苄醇

系统命名法适用于各种结构醇的命名,其基本原则为:①选择分子中连有羟基的碳原子在内的最长碳链为主链,根据主链上碳原子的数目称为"某醇";②从靠近羟基的一端给主链依次编号;③将取代基的位次、数目、名称及羟基的位号依次写在母体名称的前面,并在阿拉伯数字与汉字之间用半字线隔开。例如:

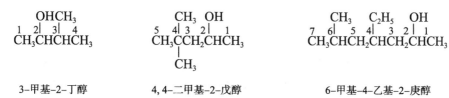

3-甲基-2-丁醇   4,4-二甲基-2-戊醇   6-甲基-4-乙基-2-庚醇

脂环醇按脂环烃基的名称后加"醇"的方式命名,从羟基所连的碳原子开始编号,并使环上其他取代基处于较小位次;而命名芳香醇时,则以侧链的脂肪醇为母体,把芳基作为取代基。例如:

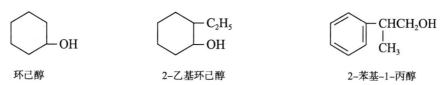

环己醇   2-乙基环己醇   2-苯基-1-丙醇

不饱和一元醇命名时,应选择连有羟基的碳原子和不饱和键在内的最长碳链作为主链,根据主链所含碳原子数称为某烯(或某炔)醇。编号时应使羟基位次尽可能小,标注不饱和键和羟基的位次。多元醇命名时,应尽可能选择连有多个羟基的碳原子在内的最长碳链作为主链,按羟基数称为某二醇、某三醇,并在醇名称前标明羟基位次。例如:

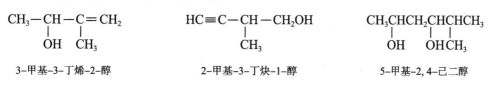

3-甲基-3-丁烯-2-醇   2-甲基-3-丁炔-1-醇   5-甲基-2,4-己二醇

二、醇的性质

（一）醇的物理性质

含有 1～4 个碳原子的醇为挥发性无色透明液体，易溶于水，具有酒香味；含有 6～11 个碳原子的醇为油状黏稠的液体；含 12 个碳原子以上的醇为蜡状固体。

低级醇可与水形成氢键，甲醇、乙醇和丙醇可与水混溶。随着碳原子数的增多，烃基的影响逐渐增大，醇的水溶性逐渐降低，高级醇几乎不溶于水。

低级醇分子间能形成氢键，所以醇的沸点比相对分子质量相近的烷烃要高。

（二）醇的化学性质

醇羟基是醇的官能团，醇的化学反应主要发生在羟基及与羟基相连的碳原子上，主要反应形式是 O—H 键和 C—O 键的断裂。此外，由于 α-H 和 β-H 有一定的活泼性，因此它们还能发生氧化反应和消除反应等。

$$\text{α-H 氧化反应} \longrightarrow H$$

$$\underset{|}{\overset{|}{\underset{\alpha}{C}}} \mid O \mid H \quad \longleftarrow \text{酸性}$$

$$\longleftarrow \text{取代反应，酯化反应，消除反应}$$

1. 与活泼金属反应 醇与水相似，羟基上的氢原子可被活泼金属取代生成醇的金属化合物，放出氢气。例如：

$$CH_3CH_2OH + Na \longrightarrow CH_3CH_2ONa + H_2\uparrow$$
乙醇钠

该反应比水与金属钠的反应缓和得多，说明醇的酸性比水还弱。生成的醇钠是强碱，不稳定，遇水分解成氢氧化钠和醇。

$$CH_3CH_2ONa + H_2O \longrightarrow NaOH + CH_3CH_2OH$$

2. 与无机酸反应

（1）与氢卤酸的反应：醇与氢卤酸反应，生成卤代烃和水。

$$ROH + HX \rightleftharpoons RX + H_2O$$

醇的反应活性：叔醇>仲醇>伯醇

氢卤酸的反应活性：HI>HBr>HCl

盐酸与醇的反应较困难，加无水氯化锌可催化反应的进行。无水氯化锌的浓盐酸溶液称为卢卡斯试剂（Lucas reagent）。含有 6 个碳以下的醇可溶于卢卡斯试剂中，但反应生成的氯代烃却不溶于该试剂中，而以细小的液珠分散在卢卡斯试剂中，使反应液变浑浊，从反应液出现浑浊所需要的时间可以衡量醇的反应活性，判断醇的类型。室温下，叔醇立即浑浊；仲醇在 5～10min 内反应，溶液变浑浊；伯醇在数小时后亦不反应。

（2）与无机含氧酸反应：醇与无机含氧酸（硫酸、硝酸、亚硝酸或磷酸等）反应生成相应的无机酸酯。醇与酸作用生成酯的反应称为酯化反应（esterification）。例如，甘油与硝酸反应生成甘油三硝酸酯，临床上称为硝酸甘油。它具有扩张血管的功能，能缓解心绞痛发作，用于防治心绞痛。

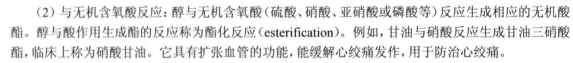

$$\begin{array}{c} CH_2OH \\ | \\ CHOH \\ | \\ CH_2OH \end{array} + 3HNO_3 \xrightarrow{98\%H_2SO_4} \begin{array}{c} CH_2ONO_2 \\ | \\ CHONO_2 \\ | \\ CH_2ONO_2 \end{array} + 3H_2O$$

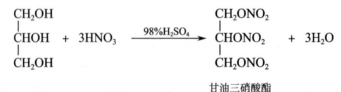
甘油三硝酸酯

醇的无机酸酯具有重要的作用，如存在于软骨中的硫酸软骨素就具有硫酸酯结构；组成细胞的重要成分核酸、磷脂和供能物质三磷酸腺苷（ATP）中都含有磷酸酯结构。

3. 脱水反应 醇的脱水反应有两种方式，即分子内脱水生成烯；分子间脱水生成醚。常用的脱水剂有浓硫酸、无水氧化铝等。例如：

笔记

分子内脱水：$\underset{\underset{\boxed{\text{H}}\quad\underset{}{\boxed{\text{OH}}}}{\overset{|\quad\quad|}{\text{CH}_2-\text{CH}_2}}} \xrightarrow[170℃]{浓\text{H}_2\text{SO}_4} \text{CH}_2=\text{CH}_2 + \text{H}_2\text{O}$

分子间脱水：$\text{CH}_3\text{CH}_2\boxed{\text{OH}} + \boxed{\text{H}}\text{O}-\text{CH}_2\text{CH}_3 \xrightarrow[140℃]{浓\text{H}_2\text{SO}_4} \text{CH}_3\text{CH}_2\text{OCH}_2\text{CH}_3 + \text{H}_2\text{O}$

乙醚

有机物在适当的条件下，从一个分子中脱去一个或几个小分子（如 H_2O、HX 等）而生成不饱和化合物的反应称为消除反应（elimination reaction）。醇分子内脱水生成烯烃的反应遵循扎依采夫规则（Saytzeff rule），即主要产物是双键上连有较多烃基的烯烃。

$\underset{\text{CH}_3\text{CH}_2\overset{\overset{\text{OH}}{|}}{\text{CH}}\text{CH}_3}{} \xrightarrow[100℃]{60\%\text{H}_2\text{SO}_4} \underset{（主要产物）}{\text{CH}_3\text{CH}=\text{CHCH}_3} + \underset{（次要产物）}{\text{CH}_3\text{CH}_2\text{CH}=\text{CH}_2}$

4. 氧化反应 有机分子中加氧或脱氢的反应称为氧化反应（oxidation reaction）。

由于羟基的影响，使得 α-H 比较活泼，容易与羟基中的氢原子一起脱去而发生氧化反应。伯醇和仲醇分子中含有 α-H，很容易被氧化。伯醇被氧化生成醛，进一步氧化生成羧酸；仲醇则被氧化生成相应的酮。叔醇因没有 α-H，在相同的条件下不被氧化，但在强氧化剂作用下，发生 C−C 键断裂，生成小分子的醛、酮或羧酸。常用的氧化剂有 $K_2Cr_2O_7/H^+$、$KMnO_4/H^+$ 溶液等。

$$\underset{伯醇}{\text{R}-\text{CH}_2\text{OH}} \xrightarrow{[O]} \underset{醛}{\text{R}-\text{CHO}} \xrightarrow{[O]} \underset{羧酸}{\text{R}-\text{COOH}}$$

$$\underset{仲醇}{\text{R}-\overset{\overset{\text{OH}}{|}}{\text{CH}}-\text{R}'} \xrightarrow{[O]} \underset{酮}{\text{R}-\overset{\overset{\text{O}}{\|}}{\text{C}}-\text{R}'}$$

在体内，乙醇主要在肝内脱氢酶的作用下氧化成乙醛，再进一步氧化生成乙酸，供机体利用。肝脏处理乙醇的能力有限，过量饮酒将会造成酒精中毒。

5. 邻二醇的特性 具有 2 个相邻羟基的醇称为邻二醇。邻二醇能与新制得的氢氧化铜作用生成深蓝色的物质，利用此反应可鉴别具有邻二羟基结构的有机物。

三、常见的醇

1. 甲醇 俗称木醇或木精。它为无色液体，沸点 64.7℃，易燃。它是良好的有机溶剂，可与水混溶。甲醇有毒，误服少量（10ml）可致人失明，30ml 即可致死。

2. 乙醇 俗称酒精，是酒的主要成分。它是无色、透明、易挥发的液体，沸点为 78.5℃。它是重要的有机溶剂，能与水及大多数有机溶剂混溶。在临床上，常用 75% 乙醇水溶液作外用消毒剂；用 50% 乙醇水溶液为长期卧床病人涂擦皮肤，具有收敛作用，并能促进血液循环，预防压疮；95% 的乙醇水溶液常用于制备酊剂及提取中草药的有效成分。

3. 丙三醇 又称甘油，是无色的黏稠液体，具有甜味，能与水或乙醇混溶。甘油有润肤作用，但由于其吸湿性极强，会对皮肤产生刺激，故使用时需先用适量水稀释。制剂上常用作溶剂、赋形剂和润滑剂。

第二节 酚

一、酚的分类和命名

根据酚羟基的数目不同，酚分为一元酚、二元酚和多元酚。根据所含芳烃基的不同，酚又可分为苯酚、萘酚等。

简单酚的命名是在酚字前加上芳环名称作为母体,再冠以取代基的位次、数目和名称。多元酚命名时,要标明酚羟基的相对位置。对结构复杂的酚,可将酚羟基作取代基来命名。例如:

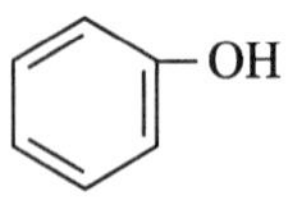

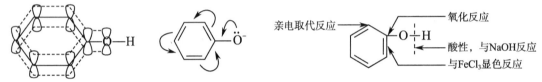

苯酚 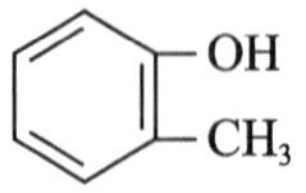　　　　　　邻甲基苯酚 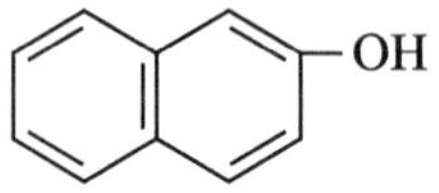　　　　　　β-萘酚 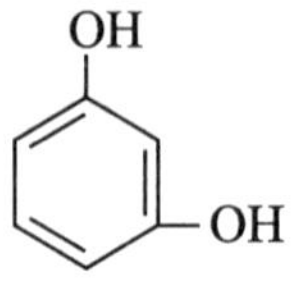　　　　　　1,3-苯二酚

二、酚的性质

(一)酚的物理性质

在常温下,酚类化合物多数为结晶性固体,少数酚为高沸点液体。由于酚分子间及酚与水分子间能形成氢键,所以其熔点、沸点和水溶性均比相应的烃高。酚具有特殊的气味,能溶于乙醇、乙醚和苯等有机溶剂。一元酚微溶于水,加热时易溶于水,多元酚易溶于水。

(二)酚的化学性质

酚类化合物中的酚羟基与苯环形成 p-π 共轭体系,使 O—H 键极性增强,有利于氢原子解离而显弱酸性;同时,p-π 共轭效应使苯环上的电子云密度增加,因此酚易发生亲电取代反应,尤其是羟基的邻、对位。酚与醇在结构上的差异造成它们在性质上的不同。

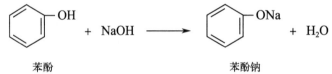

1. **弱酸性**　酚类显弱酸性。如苯酚与氢氧化钠反应生成易溶于水的苯酚钠。

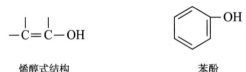

苯酚　　　　　　　　　　　　　　　苯酚钠

若向苯酚钠溶液中通入二氧化碳,则苯酚又游离出来。苯酚($pK_a = 10.0$)的酸性比碳酸($pK_a = 6.35$)还弱,因此苯酚只能溶于氢氧化钠或碳酸钠溶液,而不溶于碳酸氢钠溶液。利用这一特性可对酚进行分离提纯,也可区分酚与羧酸。

2. **与三氯化铁的显色反应**　大多数具有烯醇式结构的化合物与三氯化铁溶液可发生显色反应。酚类化合物也具有此种结构:

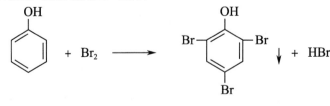

烯醇式结构　　　　　　　　苯酚

多数酚能与三氯化铁溶液发生显色反应,显示不同的颜色。如苯酚、间苯二酚、1,3,5-苯三酚显紫色;甲酚显蓝色;邻苯二酚和对苯二酚显绿色;1,2,3-苯三酚显红色。

利用显色反应可鉴别酚或具有烯醇式结构的化合物。

3. **亲电取代反应**　由于 p-π 共轭效应使苯环活化,尤其是羟基的邻、对位,因此苯酚的邻、对位上很容易发生卤代、硝化和磺化等反应。例如:

OH

+ Br$_2$ ⟶ (结构式) ↓ + HBr

2,4,6-三溴苯酚

该反应非常灵敏，现象十分明显且定量进行，常用于苯酚的定性和定量分析。

4. 氧化反应　酚类易被氧化，无色的苯酚在空气中能逐渐被氧化而显红色或暗红色，产物很复杂。如果用重铬酸钾的酸性溶液作氧化剂，苯酚能被氧化成对苯醌。多元酚更容易被氧化，在室温下也能被弱氧化剂氧化。因此保存酚类药物时，应避免与空气接触，必要时需加抗氧剂。

0905

视频：苯酚的溴代反应

三、常见的酚

1. 苯酚　俗称石炭酸，是无色的晶体，熔点 43℃，沸点 182℃，具有特殊气味。苯酚微溶于水，68℃以上则可完全溶解，易溶于乙醇、乙醚和苯等有机溶剂。苯酚能凝固蛋白质，有杀菌作用，在医药上用作消毒剂和防腐剂。由于苯酚有毒，现已不用作人体消毒剂。

2. 甲苯酚　简称甲酚，因其来源于煤焦油，又称为煤酚。它有邻、间、对三种异构体，由于它们的沸点接近，不易分离，故实际常用其混合物。因其难溶于水，能溶于肥皂溶液，常配成 50% 的肥皂溶液，称为煤酚皂溶液（俗称“来苏儿”）。甲酚的杀菌能力比苯酚强，用作器械和环境消毒。

3. 维生素 E　是一种天然存在的酚，广泛分布于植物中，由于它与动物生殖功能有关，故又称为生育酚。自然界中有 α-、β-、γ-、δ- 多种异构体，其中 α- 生育酚活性最高。

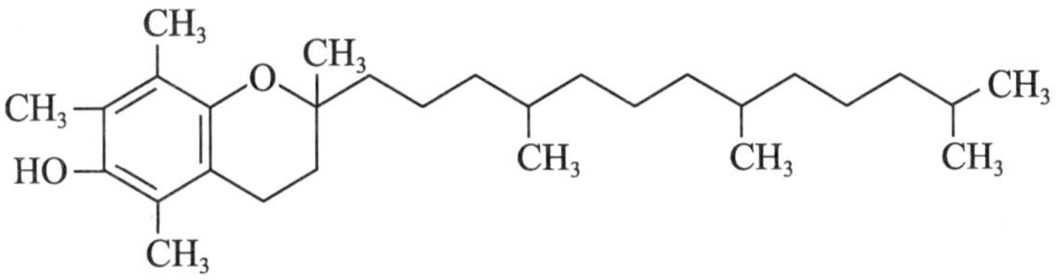

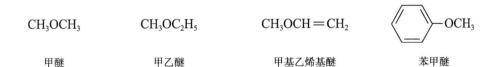

维生素 E 是一种人体所必需的营养素，临床上常用于先兆流产和习惯性流产的治疗。近年来用于治疗心血管疾病，具有提高机体的免疫功能，防癌、抗癌以及抗衰老作用。

第三节　醚

一、醚的分类和命名

（一）醚的分类

根据与氧原子相连烃基的结构或方式不同，可将醚分为单醚、混醚和环醚。与氧原子相连的 2 个烃基相同的称为单醚；2 个烃基不相同的称为混醚；具有环状结构的醚称为环醚。2 个烃基都是脂肪烃基的称为脂肪醚；1 个或 2 个烃基是芳烃基的称为芳香醚。

0906

图片：甲醚分子的结构

（二）醚的命名

结构简单的醚采用普通命名法。单醚命名时，在烃基（“基”字常省去）名称后加上“醚”字，（“二”字可以省略）；脂肪混醚命名时，一般将较简单的烃基名称写在前面；命名芳香混醚时，则将芳香烃基的名称放在烷基的前面。例如：

CH_3OCH_3　　甲醚

$CH_3OC_2H_5$　　甲乙醚

$CH_3OCH{=}CH_2$　　甲基乙烯基醚

苯甲醚

对于结构复杂的醚，采用系统命名法，将烃氧基当作取代基来命名。例如：

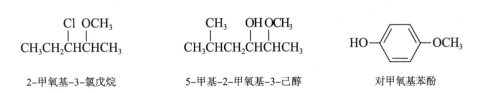

2-甲氧基-3-氯戊烷

5-甲基-2-甲氧基-3-己醇

对甲氧基苯酚

二、醚的性质

（一）醚的物理性质

大多数醚为无色的液体，易挥发、易燃烧，有特殊气味，沸点与相对分子质量相近的烷烃接近。醚可与水形成氢键，所以在水中的溶解度比烷烃大，醚能溶解许多有机物，因此常用作有机溶剂。

（二）醚的化学性质

醚的化学性质不活泼，在常温下不易与稀酸、稀碱、氧化剂和还原剂发生反应，但在一定条件下也能发生某些反应。

1. 锌盐的生成　醚中氧原子有孤对电子，能接受质子，所以醚能与强酸（如 HCl、H_2SO_4 等）作用，生成锌盐。

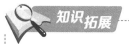

$$R-\ddot{O}-R'+HCl \longrightarrow [R-\overset{H}{\underset{|}{\ddot{O}}}-R']^+Cl^-$$

醚的锌盐不稳定，遇水分解，恢复成原来的醚。由于锌盐能溶于强酸中，而烷烃不能，因此可利用此反应区别醚与烷烃。

2. 过氧化物的生成　醚与空气长期接触，α-C 上的氢可被氧化，形成过氧化物。过氧化物不稳定，受热容易分解而发生爆炸。为安全起见，储存过久的醚在使用前，特别是在蒸馏前，应检查是否含有过氧化物存在。常用的检查方法是：①用淀粉碘化钾试纸测试，若试纸呈蓝色变化，表明有过氧化物存在；②加入硫酸亚铁和硫氰酸钾溶液，若有过氧化物存在显红色。加入适当的还原剂（硫酸亚铁等）并振摇，便能除去过氧化物。醚类的贮存应避光、密封，并加入少量抗氧剂。

三、常见的醚

乙醚是常见的醚类化合物，是无色的液体，沸点 34.5℃，有特殊气味，易挥发，非常易燃，乙醚的蒸气与空气混合达到一定比例时，遇火即可引起爆炸。因此在制备和使用乙醚时，周围要避免明火，并采取必要的安全措施。乙醚比水轻，微溶于水。它是一种良好的有机溶剂，能溶解多种有机化合物，常用于提取中草药的有效成分。乙醚有麻醉作用，曾用作吸入型全身麻醉剂，由于可引起恶心、呕吐等副作用，现已被更高效、安全的麻醉剂异氟醚和七氟醚等代替。

知识拓展

硝酸甘油

硝酸甘油，又称三硝酸甘油酯，是一种黄色的油状透明液体。硝酸甘油在临床上主要用作血管舒张药，是防止冠心病、心绞痛的特效常用药品之一。它的基本作用是松弛血管平滑肌，尤其是小血管平滑肌，使得周围血管舒张，减小外周阻力，减少回心血量，减轻心脏负荷，减少心肌氧耗量，解除心肌缺氧，因而缓解心绞痛。临床上，硝酸甘油片剂不能吞服，要放在舌下含服，作用迅速而短暂。同时它也是诺贝尔发明的硝化甘油炸药的主要成分。高浓度硝酸甘油属于极度危险化学品，极不稳定，遇到震动、升温甚至常温都会发生强烈爆炸，为了便于运输和储存，通常将其与一些惰性的材料混合在一起使用。

本章小结

内容	学习要点		
	醇	酚	醚
概念	脂肪烃、脂环烃或芳烃侧链上的氢原子被羟基取代所形成的化合物	芳香环上的氢原子被羟基取代所形成的化合物	醇和酚分子中羟基上的氢原子被烃基取代所形成化合物

续表

内容	学习要点		
	醇	酚	醚
结构	通式：R—OH 官能团：醇羟基（—OH）	通式：Ar—OH 官能团：酚羟基（—OH）	通式：（Ar₁）R₁—O—R₂（Ar₂） 官能团：醚键 C—O—C
分类	根据烃基结构、α-碳原子类型和羟基数目不同进行分类	根据芳环种类、羟基数目不同进行分类	根据与氧相连的烃基结构或方式不同分为单醚、混醚和环醚
命名	系统命名法，普通命名法	系统命名法，普通命名法	普通命名法，系统命名法
性质	与活泼金属、无机酸反应，脱水，氧化，邻二醇反应	弱酸性，与 $FeCl_3$ 显色，芳环取代反应，易被氧化	与强酸反应，过氧化反应
应用	酒精消毒，硝酸甘油辅助治疗心绞痛	甲酚杀菌、消毒	乙醚常用的有机溶剂

学习视角

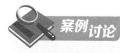

病人，男，40岁。因两天前自饮散装白酒 600ml 左右后，次晨醒来，自觉视物模糊，但尚能辨别颜色。随后，视力急剧下降至无光感，并伴随头昏、恶心。经过临床检查与诊断，该病人为甲醇中毒。请分析中毒的机制。

案例讨论

（牛 颖）

扫一扫，测一测

练习题

一、填空题

1. 醇分子内脱水生成烯烃的反应遵循_____规则。

2. 酚是羟基与_____直接相连形成的化合物，最简单的酚是_____。

3. 乙醇俗称_____，其结构简式为_____。

4. 医用酒精的体积分数是_____。

5. 在有机化合物中，与_____直接相连的碳原子称为 α-碳原子，α-碳原子上的氢原子称为_____。

6. 按与氧相连的两个烃基是否相同，醚可分为_____和_____。

二、简答题

1. 试比较苯酚、乙醇、水的酸性强弱。

2. 试从结构和化学性质上比较醇和酚的异同点。

三、命名化合物或写出结构式

1. 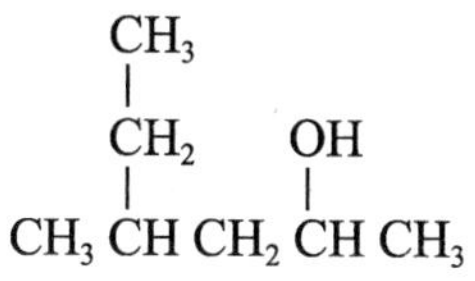
$$CH_3CHCH_2CHCH_3$$
（CH₃ 上方，OH 在右侧）

2. 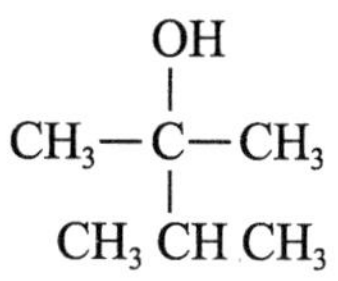 $CH_3-\overset{\overset{\displaystyle OH}{|}}{\underset{\underset{\displaystyle CH_3}{|}}{C}}-CH_3$

3.

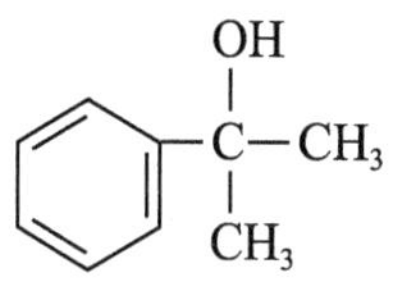

笔记

4. 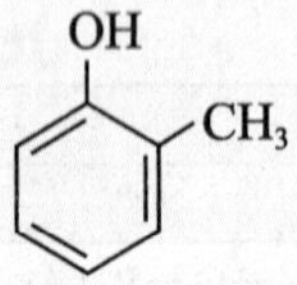 (邻甲苯酚) 5. 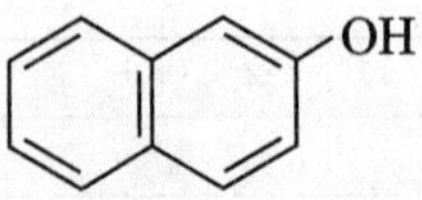 (2-萘酚) 6. 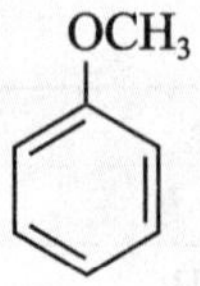 (苯甲醚)

7. 甘油   8. 2,4-戊二醇   9. 邻苯二酚

10. 邻羟基苯甲醇

四、用化学方法鉴别化合物

1. 苯甲醇, 苯酚, 苯甲醚

2. 正丁醇, 仲丁醇, 叔丁醇

3. 乙醇, 甘油, 乙醚

五、完成化学反应方程式

1.

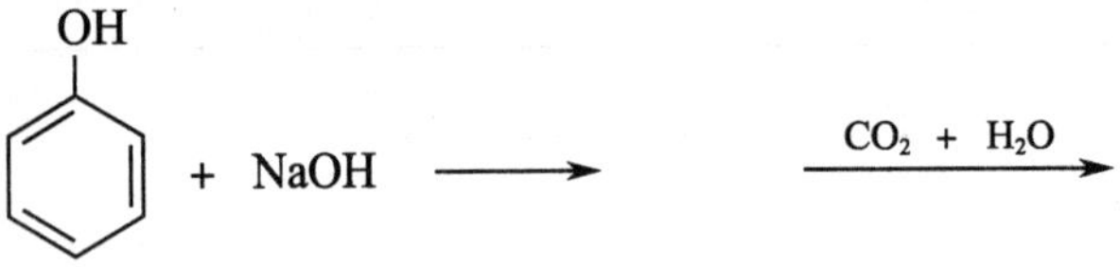

$$\text{(苯酚OH)} + \text{NaOH} \longrightarrow \xrightarrow{\quad CO_2 + H_2O \quad}$$

2.

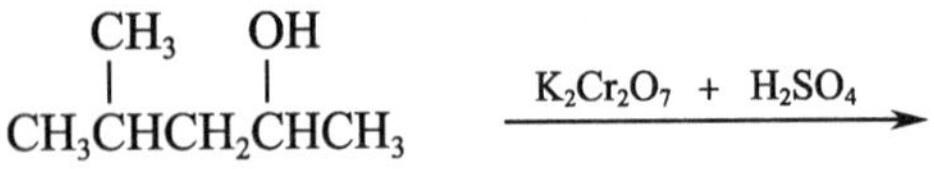

$$CH_3CHCH_2CHCH_3 \xrightarrow{\quad K_2Cr_2O_7 + H_2SO_4 \quad}$$

(带有 CH_3 和 OH 取代基)

3.

$$CH_3CHCHCH_3 \xrightarrow{\quad -H_2O \quad}$$

(带有 OH 和 CH_3 取代基)

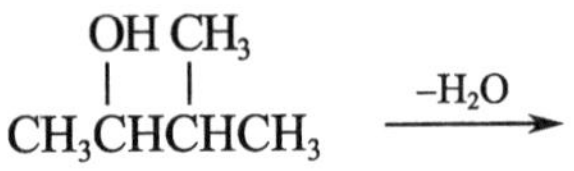

六、推断结构式

1. 某化合物 $A(C_7H_8O)$, A 可溶于 NaOH 溶液中, 但不溶于 $NaHCO_3$ 溶液中; A 与 $FeCl_3$ 试剂呈紫色; 与溴水反应生成白色沉淀 $(C_7H_5OBr_3)$。试写出 A 的结构式。

2. 有机物 A 为仲醇, 分子式为 $C_6H_{14}O$, 与浓硫酸共热生成烯烃, 将此烯烃催化加氢, 得到 2,2-二甲基丁烷。试写出 A 的结构式。

第十章　醛　和　酮

学习目标

1. 掌握：醛酮的概念、分类、命名和化学性质。
2. 熟悉：醛酮的结构特点。
3. 了解：常见醛酮及其医药应用。
4. 能力：具备用化学方法鉴别醛、酮的能力。
5. 素质：能理解醛酮结构与性质，并应用于医学、生活实践。

案例导学

醛、酮也是烃的含氧衍生物，与生命活动或医药学有密切关系。它通常是动植物代谢的中间产物，或是药物合成的重要原料，也是一些药物的有效成分，有显著的生理活性。

问题：

1. 甲醛、丙酮在医学上有哪些应用？
2. 如何测定血清谷丙转氨酶（GPT）的活性？
3. 维生素K属于哪类化合物？它在医学上有何应用？

第一节　醛和酮的基本知识

醛（aldehyde）和酮（ketone）是烃的含氧衍生物，其分子中都含羰基（carbonyl group），因此醛酮又称为羰基化合物（carbonyl compound）。醛和酮在自然界广泛存在，许多是工业原料，有些是药物的有效成分，有些是动植物代谢的中间体，因此，它们是一类非常重要的化合物。

组图：自然界中常见醛酮

一、醛和酮的分类

醛是羰基与1个氢原子、1个烃基相连的化合物（甲醛例外），官能团是醛基（—CHO）；酮是羰基与2个烃基相连的化合物，其官能团是酮基（—CO—）。

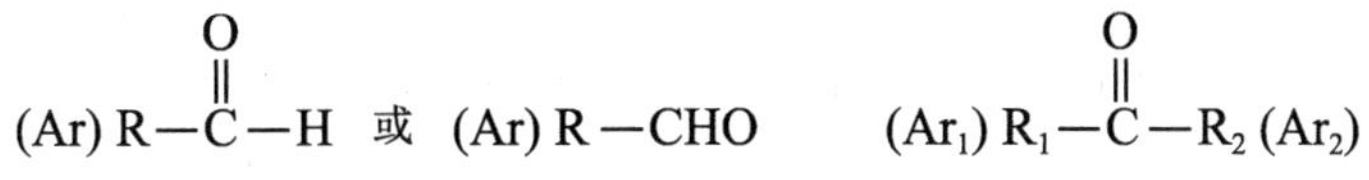

$$\text{(Ar) R}-\overset{\overset{\displaystyle O}{\|}}{C}-H \quad 或 \quad \text{(Ar) R}-CHO \qquad \text{(Ar}_1\text{) R}_1-\overset{\overset{\displaystyle O}{\|}}{C}-R_2\text{ (Ar}_2\text{)}$$

醛　　　　　　　　　　　　　　　酮

根据羰基所连接的烃基结构不同，醛和酮分为脂肪醛酮、脂环醛酮和芳香醛酮。对于脂肪醛酮，

笔记

根据烃基的饱和程度不同又可分为饱和醛酮和不饱和醛酮。芳香醛酮的羰基与芳环直接相连。还可根据分子中羰基的数目不同分为一元醛酮和多元醛酮。

二、醛和酮的命名

简单醛酮采用普通命名法。脂肪醛按含碳原子数的多少称为某醛;脂肪酮依据羰基两侧烃基的名称命名。芳香醛酮命名时,把芳烃基作为取代基,放在名称前面。

结构复杂的醛酮的命名主要采用系统命名法。①选主链:选择含有羰基碳原子在内的最长碳链作为主链,称为某醛或某酮;②标位次:从醛基或靠近羰基的一端开始编号,编号也可以用希腊字母表示(与羰基碳直接相连接的碳原子编为 α 位,依次为 β,γ…… 位);③定名称:表示羰基位次的数字写在其名称前,并在母体醛酮名称前标明支链或取代基的位次、数目和名称。例如:

$$
\begin{array}{c}
\overset{4}{CH_3}-\overset{3}{\underset{\underset{\beta}{|}}{CH}}-\overset{2}{\underset{\underset{\alpha}{|}}{CH}}-\overset{1}{CHO}\\
\quad\quad CH_3 \quad CH_3
\end{array}
$$

2,3-二甲基丁醛(α,β-二甲基丁醛)

$$
\overset{4}{CH_3}-\overset{3}{\underset{\underset{CH_3}{|}}{CH}}-\overset{2}{\underset{\overset{O}{||}}{C}}-\overset{1}{CH_3}
$$

3-甲基-2-丁酮

$$
\overset{4}{CH_3}-\overset{3}{\underset{CH_3}{\underset{|}{C}}}=\overset{2}{CH}-\overset{1}{CHO}
$$

3-甲基-2-丁烯醛

命名不饱和醛和酮时,羰基的编号应尽可能小并标明不饱和键的位置;脂环酮的命名类似于脂肪酮,编号从羰基碳原子开始,在名称前加"环"字;芳香醛酮是以脂肪醛酮作为母体,芳烃基作为取代基来命名;多元醛酮命名时要标明羰基的位置和数目。例如:

4-甲基环己酮

2-苯基丙醛

$$
\overset{O}{\underset{||}{CH_3-C}}-CH_2-\overset{O}{\underset{||}{C}}-CH_3
$$

2,4-戊二酮

第二节 醛和酮的性质

室温下甲醛是气体,其他的醛和酮是液体或固体。由于醛酮不能形成分子间氢键,所以它们的沸点比相对分子质量相近的醇要低。而醛酮羰基氧能与水分子形成氢键,因而低级醛和酮易溶于水,但随着碳原子数目的增加,它们的水溶性迅速降低。醛和酮一般易溶于苯、乙醚等有机溶剂。

醛和酮的化学性质主要由羰基决定。羰基中氧的电负性大于碳,使 π 电子云偏向氧原子一方,氧原子带部分负电荷,碳原子带部分正电荷,因此醛和酮有较高的化学活性。它们的许多相似化学性质主要表现在羰基的亲核加成反应、α-H 反应和还原反应等。但醛酮结构上的差异,导致它们在反应性能上表现出不同。

$$
\underset{\underset{H}{\underset{|}{\overset{\alpha}{R-C}}}}{\overset{\overset{H}{\overset{|}{}}}{}}\overset{\overset{O}{||}}{C}-H(R)
$$

← 还原反应
← 醛的特殊反应(氧化,显色反应)
← 亲核加成反应(HCN,NH₂—G,R—OH)
← α-H反应(卤代,羟醛缩合)

$$
\overset{\delta^+}{\underset{}{C}}=\overset{\delta^-}{O}
$$

一、醛酮的相似性质

(一)亲核加成反应

由亲核试剂(nucleophilic reagent)进攻带正电荷的羰基碳而引起的加成反应称为亲核加成(nucleophilic addition)反应,它是羰基的特征反应。反应分两步进行:首先是亲核试剂中带负电荷的部分 Nu⁻ 加到羰基碳原子上,然后试剂中带正电荷部分 H⁺ 再加到羰基氧原子上。示意如下:

$$
\overset{\delta^+}{\underset{}{C}}=\overset{\delta^-}{O} \quad \xrightarrow{:Nu^-} \quad \left[-\overset{\overset{Nu}{|}}{\underset{|}{C}}-O^-\right] \quad \xrightarrow{H^+} \quad -\overset{\overset{Nu}{|}}{\underset{|}{C}}-OH
$$

醛和酮进行亲核加成反应的难易程度不同,通常醛比酮活泼,由易到难的顺序如下:

$$\underset{\text{甲醛}}{\overset{H}{\underset{H}{>}}C=O} > \underset{\text{醛}}{\overset{(Ar)R}{\underset{H}{>}}C=O} > \underset{\text{脂肪族甲基酮}}{\overset{R}{\underset{CH_3}{>}}C=O} > \underset{\text{芳香甲基酮}}{\overset{Ar}{\underset{CH_3}{>}}C=O}$$

醛和酮可以与氢氰酸、醇及氨的衍生物等亲核试剂发生加成反应。加成时都是试剂中的氢加到羰基的氧原子上,其余部分加到羰基的碳原子上,形成新的化合物。

1. 与氢氰酸的加成 醛、脂肪族甲基酮和 8 个碳原子以下的环酮与氢氰酸(HCN)作用生成相应的 α- 羟基腈,也称为氰醇。

$$-\overset{O}{\overset{\|}{C}}- + HCN \rightleftharpoons -\overset{OH}{\underset{CN}{\overset{|}{C}}}- \quad \alpha\text{-羟基腈(氰醇)}$$

此反应在有机合成中可用来增长碳链,因为生成物比反应物增加了一个碳原子。

2. 与醇的加成 醇是较弱的亲核试剂,在干燥氯化氢的催化下,1 分子醛能与 1 分子醇发生亲核加成反应,生成半缩醛(hemiacetal)。半缩醛分子中新生成的羟基与原来的醇羟基相比,它的化学活性较高,称为半缩醛羟基。半缩醛一般不稳定,可以继续与另 1 分子醇作用,失去 1 分子水生成稳定的缩醛(acetal)。

$$R-\overset{O}{\overset{\|}{C}}-H + HOR_1 \xrightarrow{\text{干燥HCl}} R-\overset{\overset{\text{半缩醛羟基}}{[OH]}}{\underset{OR_1}{\overset{|}{C}}}-H \xrightleftharpoons[R_1OH]{\text{干燥HCl}} R-\overset{OR_1}{\underset{OR_1}{\overset{|}{C}}}-H + H_2O$$

半缩醛   缩醛

缩醛在碱性溶液中比较稳定,但遇到稀酸则水解成原来的醛和醇。因此在有机合成中,常利用生成缩醛来保护易被氧化的醛基。在同样情况下,酮也能发生类似的反应,生成半缩酮(hemiketal)和缩酮(ketal),但是比醛困难。

在同一分子中既含有羰基又含有羟基时,有可能发生分子内的醇羟基和羰基的亲核加成反应,生成稳定的环状半缩醛(酮),糖类化合物的环状结构就属于这类半缩醛(酮)。

3. 与氨衍生物的加成 醛和酮能与羟胺、肼、苯肼和 2,4- 二硝基苯肼等氨的衍生物发生亲核加成反应,生成的加成产物再脱去 1 分子水,生成稳定的含碳氮双键的化合物。如果用 H_2N-G 代表不同的氨的衍生物,其反应过程可用通式表示如下:

$$\overset{}{C=O} + NH-G \longrightarrow -\overset{[OH}{\underset{|}{\overset{|}{C}}}-\overset{H]}{N}-G \xrightarrow{-H_2O} \overset{}{C=N-G}$$

表 10-1 列出了常见的氨的衍生物及其与醛和酮反应的产物。这些产物大多为固体,具有固定的晶形和熔点,常用于鉴别羰基化合物及分离、提纯醛或酮,所以通常把这些氨的衍生物称为羰基试剂(carbonyl reagent)。特别是 2,4- 二硝基苯肼,几乎能与所有的醛或酮迅速反应,生成橙黄色或橙红色结晶状 2,4- 二硝基苯腙,此反应应用最为广泛,临床上用于组织器官转氨酶的活性测定。

表 10-1 常见氨的衍生物及其与醛酮反应的产物

氨衍生物	氨衍生物的结构式	加成缩合产物结构式	加成缩合产物名称
羟胺	H_2N-OH	$C=N-OH$	肟
肼	H_2N-NH_2	$C=N-NH_2$	腙

续表

氨衍生物	氨衍生物的结构式	加成缩合产物结构式	加成缩合产物名称
苯肼	H₂N—NH—C₆H₅	＼C＝N—NHC₆H₅	苯腙
2,4-二硝基苯肼	H₂NNH—〈O₂N / NO₂〉	＼C＝N—NH〈O₂N / NO₂〉	2,4-二硝基苯腙

（二）α-H 的反应

由于羰基的强吸电子作用，使醛酮 α-碳上的 C—H 键极性增强，α-H 变得异常活泼，很容易发生反应。如果 α-碳上连接 3 个活泼氢原子，则称其为活泼甲基。具有 α-H 的醛或酮能发生卤代反应和羟醛缩合反应等。

1. 卤仿反应　在酸或碱的催化下，醛和酮的 α-H 能被卤素取代，生成 α-卤代醛酮。例如：

$$
\text{苯乙酮} \quad C_6H_5\!-\!\overset{O}{\overset{\|}{C}}\!-\!CH_3 + Br_2 \longrightarrow C_6H_5\!-\!\overset{O}{\overset{\|}{C}}\!-\!CH_2Br + HBr \quad \text{α-溴苯乙酮}
$$

含有活泼甲基的醛和酮，3 个 α-H 都能被卤素取代，生成三卤代物，但它在碱性溶液中很不稳定，立刻分解为三卤甲烷（卤仿）和羧酸盐，此反应称为卤仿反应（haloform reaction）。若用的是碘的碱溶液（I₂/NaOH），反应产物之一为碘仿（CHI₃），因此称为碘仿反应（iodoform reaction）。碘仿是具有特殊气味的黄色晶体，难溶于水，易于观察。实验室常用碘仿反应来鉴别含有活泼甲基的醛或酮。

$$
CH_3\!-\!\overset{O}{\overset{\|}{C}}\!-\!H\,(R) \xrightarrow{X_2 + NaOH} CX_3\!-\!\overset{O}{\overset{\|}{C}}\!-\!H\,(R) \xrightarrow{OH^-} CHX_3\downarrow + (R)\,HCOONa
$$

$$
X_2 + 2NaOH \longrightarrow NaOX + NaX + H_2O
$$

因为碘和氢氧化钠溶液歧化生成的次碘酸钠（NaOI）是一种氧化剂，能将 α-甲基醇（如乙醇、异丙醇等）氧化为乙醛或 α-甲基酮。因此，能发生碘仿反应的有机物有：

$$
CH_3\!-\!\overset{O}{\overset{\|}{C}}\!-\!H\,(R) \quad \text{（乙醛、甲基酮）} \qquad \text{和} \qquad CH_3\!-\!\overset{OH}{\underset{H}{\overset{|}{C}}}\!-\!H\,(R) \quad \text{（α-甲基醇）}
$$

视频：碘仿反应

2. 醇醛缩合反应　在稀碱（10% NaOH）溶液中，含有 α-H 的醛，能和另 1 分子醛发生加成反应。1 分子醛的 α-H 加到另 1 分子醛的羰基氧原子上，余下的部分加到羰基碳原子上，生成 β-羟基醛的反应称为醇醛缩合（aldol condensation）或羟醛缩合反应。这是有机合成中增长碳链的一种重要方法。

$$
CH_3\!-\!\overset{O}{\overset{\|}{C}}\!-\!OH + \overset{\alpha}{CH_2}\!-\!CHO \xrightarrow{\text{稀}OH^-} CH_3\!-\!\underset{\beta}{\overset{OH}{\overset{|}{CH}}}\!-\!\overset{\alpha}{CH_2}\!-\!CHO \xrightarrow{\triangle} CH_3CH\!=\!CHCHO
$$

3-羟基丁醛　　　　　　2-丁烯醛

动画：醇醛缩合反应

当生成的 β-羟基醛上仍有 α-H 时，受热容易发生分子内脱水，生成 α,β-不饱和醛。

含有 α-H 的酮也能发生类似的反应，只不过缩合困难，一般较难进行。

（三）还原反应

在铂和镍等催化剂存在下，醛和酮的羰基经催化加氢还原为羟基，醛被还原成伯醇，酮被还原成仲醇，可用于制备相应的醇。反应通式如下：

笔记

$$
\text{醛：} R\!-\!\overset{O}{\overset{\|}{C}}\!-\!H + H_2 \xrightarrow{Ni} RCH_2OH \text{（伯醇）}
$$

$$\text{酮}:\ R_1-\overset{\displaystyle O}{\overset{\|}{C}}-R_2\ +\ H_2\ \xrightarrow{\ Ni\ }\ R_1-\underset{\underset{\displaystyle H}{|}}{\overset{\overset{\displaystyle OH}{|}}{C}}-R_2\ （仲醇）$$

二、醛的特殊性质

1. **醛与弱氧化剂的反应**　在醛分子中，醛基上的氢原子较活泼，极易被氧化，故醛具有较强的还原性。除了可被 $KMnO_4$ 等强氧化剂氧化外，还可被一些弱氧化剂氧化；酮分子中无此活泼氢，在一般条件下难被氧化。这是醛和酮化学性质的主要差异之一。因此可以利用弱氧化剂能氧化醛而不能氧化酮的特性，来鉴别醛与酮。常见的弱氧化剂有托伦试剂（Tollens reagent）、斐林试剂（Fehling reagent）和班氏试剂（Benedict reagent）等。如表 10-2 所示。

表 10-2　醛与弱氧化剂的反应

名称	组成	反应式	现象	范围
托伦试剂	$AgNO_3$ 的氨水溶液	$RCHO+[Ag(NH_3)_2]OH\ \xrightarrow{\triangle}\ RCOONH_4+Ag\downarrow$	$Ag\downarrow$ 银镜	所有醛
斐林试剂	$CuSO_4$ 与酒石酸钾钠的 $NaOH$ 等体积混合液	$RCHO+Cu^{2+}\ \xrightarrow[\triangle]{碱性溶液}\ RCOONa+Cu_2O\downarrow$	$Cu_2O\downarrow$ 砖红	脂肪醛
班氏试剂	$CuSO_4$、Na_2CO_3 及柠檬酸钠的混合液	$RCHO+Cu^{2+}\ \xrightarrow[\triangle]{碱性溶液}\ RCOONa+Cu_2O\downarrow$	$Cu_2O\downarrow$ 砖红	脂肪醛

综上所述，斐林试剂、班氏试剂只能氧化脂肪醛，不能氧化芳香醛，由此用来鉴别脂肪醛和芳香醛。在临床上常用班氏试剂来检查尿液中的葡萄糖。

2. **醛与品红亚硫酸试剂的显色反应**　品红亚硫酸试剂又称希夫试剂（Schiff reagent）。醛和品红亚硫酸试剂作用呈紫红色，而酮却不显色，可用希夫试剂来鉴别醛与酮。甲醛与希夫试剂作用后生成的紫红色在加入 H_2SO_4 后不消失，而其他醛却褪色，由此来鉴别甲醛和其他醛。

三、常见的醛和酮

1. **甲醛**　俗名蚁醛，是一种无色、具有辛辣刺激性气味、易溶于水的气体，沸点 $-21℃$。甲醛具有使蛋白质凝固和广谱杀菌的作用，对真菌、乙肝病毒和细菌等都有较好的杀灭能力。常用 35%～40% 的甲醛水溶液（俗称福尔马林）作为保存标本的防腐剂和临床上用于外科器械、手套和污染物等的消毒剂。

2. **戊二醛**　带有刺激性气味的无色透明油状液体，溶于热水和乙醇、氯仿、乙醚等有机溶剂。戊二醛属高效消毒剂，具有广谱、高效、低毒、对金属腐蚀性小、受有机物影响小、稳定性好等特点。适用于医疗器械和耐湿忌热的精密仪器的消毒与灭菌。

3. **丙酮**　是无色、具有特殊气味、易挥发、极易溶于水的液体，沸点 $56.5℃$，是一种常见的有机溶剂。它还是重要的有机合成原料，可用于生产环氧树脂、有机玻璃和医用药物等。丙酮是糖类物质的分解产物，其在正常人血清中的含量很低，但糖尿病病人，体内常有过量丙酮产生，并随呼吸或尿液排出。临床上检查病人尿中丙酮时，常用到亚硝酰铁氰化钠 $[Na_2Fe(CN)_5NO]$ 的氨水溶液，若有丙酮存在，尿液就呈现鲜红色。也可用碘仿反应来检查。

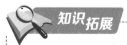

知识拓展

甲醛的应用和危害

甲醛是一种无色、易溶于水且具有刺激性气味的气体。它具有凝固蛋白质的作用，35%～40% 的甲醛水溶液常用作消毒、防腐剂，对真菌、乙肝病毒和细菌等都有效，临床上用于外科器械、污染物等的消毒，也用于保存动物标本。在工业上，甲醛是制造油漆、涂料、人造纤维和酚醛树脂胶等的重要原料。

甲醛对人体健康有负面影响，其危害主要表现在嗅觉异常、刺激、过敏以及肝、肺和免疫功能异常等方面。长期接触低剂量甲醛可引起慢性呼吸道疾病、妊娠综合征和鼻咽癌等，还可引起胎儿染色体异常，青少年记忆力和智力下降等，尤其对儿童、孕妇的危害更大。甲醛已被世界卫生组织确定为致癌、促癌和致畸形物质，是公认的变态反应源，也是潜在的强致突变物之一，被国家列为高毒化学品。

甲醛是室内环境的污染物之一。它主要来自装饰板（如刨花板、胶合板）、装饰材料（如贴墙纸、化纤地毯、油漆和涂料）等。这些材料一旦遇热、变潮等，甲醛就会散发出来，尤其人造板材和黏合剂是室内甲醛污染的元凶，其释放期可长达 3～15 年。据调查，人类大部分的病症与室内环境有关，很多的幼儿白血病是进住新装修房一年内患病的。

我国《居室空气中甲醛的卫生标准》规定：室内空气中甲醛的最高浓度为 $0.08mg/m^3$。通常室内装饰装修 7 个月后，甲醛含量可降至 $0.08mg/m^3$ 以下，因此采用低甲醛含量的室内装修、装饰材料是降低室内空气中甲醛污染的根本措施，而保持室内空气流通是清除室内甲醛的有效办法。

本章小结

内容	学习要点	
	醛	酮
概念	脂肪烃或芳香烃分子中的氢原子被醛基（—CHO）取代所形成的化合物	羰基与两个烃基直接相连所形成的化合物
结构	通式：(Ar)R—CHO 官能团：醛基（—CHO）	通式(Ar₁)R₁—CO—R₂(Ar₂) 官能团：酮基（—CO—）
分类	根据醛基所连烃基结构、烃基饱和程度不同或醛基数目不同进行分类	根据羰基所连烃基结构不同、烃基饱和程度不同或羰基数目不同进行分类
命名	系统命名法，普通命名法	系统命名法，普通命名法
性质	亲核加成，α-H 反应，还原反应，与弱氧化剂反应，与希夫试剂反应	亲核加成，α-H（卤代、羟醛缩合）反应，还原反应
应用	甲醛防腐，戊二醛消毒	检测尿液中的丙酮含量，为临床诊断糖尿病等提供依据

学习视角

案例讨论

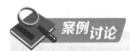

2014 年，张先生购买新房，进行了装修，完工后 2 个月举家入住新房。次年，其 12 岁的女儿，多次出现流鼻血，牙龈出血，皮肤不明原因瘀斑，面色苍白，经常感到虚弱乏力、多汗等症状。经医院检查，被确诊为白血病。

问题：

1. 请对诱因分析进行分析。
2. 简述儿童白血病早期症状体现。
3. 如何预防装修中的甲醛污染，降低白血病的发生概率。

案例讨论

（丁冶春）

扫一扫, 测一测

练习题

一、命名化合物或写出结构式

1. CH_3CHCH_2CHCHO （含 CH_3 与 CH_3 取代基）

2. $CH_3CH_2CCH_2CHCH_3$ （含 O 与 CH_3）

3. 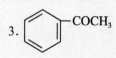 $—COCH_3$

4. $CH_3CCH_2CCH_3$ （含两个 O）

5. $CH_3CHCH_2CHCH_3$ （含两个 CHO）

6. $CH_3CH_2CCH_2C=CH_2$ （含 O 与 CH_3）

7. 对羟基苯乙酮

8. 邻苯二甲醛

9. 4-甲基环己酮

10. 3-甲基-2-丁烯醛

11. 丁二醛

12. 1,4-环己二酮

二、填空题

1. 乙醛的沸点比乙醇的低是因为_____。

2. 醛酮的分子结构特征是都含有_____。

3. 醛、_____酮和_____的环酮都能与氢氰酸溶液发生加成反应, 生成对应的 α-羟基腈。

4. 体积分数为 0.35～0.40 的甲醛水溶液称为_____, 是医药上常用的消毒剂。

5. 甲醛、乙醛、苯乙酮和丙酮发生亲核加成反应由难到易的顺序排列为: _____。

6. 缩醛和醚分子结构很相似, 但化学性质却有差异, 醚遇_____稳定, 缩醛则分解。

7. 羰基经催化氢化可还原为羟基, 醛被还原生成_____, 酮被还原生成_____。

8. 醇醛缩合反应又称为_____反应。

三、简答题

1. 为什么烯烃易发生亲电加成反应, 而醛酮却易发生亲核加成反应?

2. 在稀碱条件下, 乙醛和丙醛发生醇醛缩合反应, 能得到几种缩合产物?

四、用化学方法鉴别下列各组化合物

1. 甲醛, 乙醛, 丙醛

2. 乙醇, 乙醚, 乙醛

3. 丙醇, 丙醛, 丙酮

4. 苯乙醛, 苯乙酮, 苯酚

五、完成下列化学反应式

1. $2CH_3{-}\overset{O}{\overset{\|}{C}}{-}H \xrightarrow{\text{稀}OH^-} \xrightarrow{\triangle}$

2. $CH_3CCH_2CH_2CH_3 + NH_2NHC_6H_5 \xrightarrow{-H_2O}$ （含 O）

3. $CH_3{-}\overset{O}{\overset{\|}{C}}{-}CH_3 \xrightarrow[CH_3CH_2OH]{\text{干燥}HCl}$

4. 环己酮 $=O + HCN \longrightarrow$

5. $CH_3{-}\overset{O}{\overset{\|}{C}}{-}CH_3 + H_2 \xrightarrow{Ni}$

六、推断结构式

1. 某化合物 A(C_8H_8O)，不与托伦试剂作用，但能与 2,4-二硝基苯肼生成黄橙色结晶，还能与碘的氢氧化钠溶液生成黄色沉淀。试写出 A 的结构式。

2. 化合物 A、B、C，分子式均为 C_4H_8O，无侧链；A、B 可以和苯肼反应生成黄色结晶而 C 不能；A 可以与托伦试剂反应而 B、C 不能；B、C 能发生碘仿反应而 A 不能。试写出 A、B、C 的结构式。

第十一章　羧酸和取代羧酸

学习目标

1. 掌握：羧酸和取代羧酸的结构、分类和命名；羧酸的化学性质。
2. 熟悉：取代羧酸的化学性质。
3. 了解：羧酸及取代羧酸在医药方面的应用。
4. 能力：具备辨析羧酸和取代羧酸结构和性质的能力，并能应用于糖类、脂类代谢过程。
5. 素质：能将羧酸和取代羧酸的知识应用于医学和生活实践。

案例导学

羧酸和取代羧酸是烃的含氧衍生物，广泛存在于动植物体内，参与其生命过程，在其生长、繁殖和新陈代谢等过程中起着重要的作用，有些是物质代谢的中间体或产物，有些具有显著的生物活性，它们都与医药学关系十分密切。

问题：

1. 什么是三羧酸循环？它由哪些物质构成？有何生理意义？
2. 常将药用抗生素氯霉素转变为前药即其棕榈酸酯给病人服用，你知道是什么原理吗？
3. 糖尿病酸中毒的机制是什么？
4. 阿司匹林是如何发现的？它在医药中有哪些应用？

分子中含有羧基（—COOH）的有机化合物称为羧酸（carboxylic acid）。羧酸分子中烃基上的氢原子被其他原子或基团取代生成的化合物称为取代羧酸（substituted carboxylic acid）。羧酸和取代羧酸广泛存在于动植物体内，它们是代谢的中间体或产物，许多有明显的生物活性，有些是临床上使用的药物。本章主要讨论羧酸、羟基酸和酮酸。

第一节　羧　　酸

羧酸的官能团是羧基（carboxyl group），即—COOH。除甲酸外，羧酸可看成是烃分子中的氢原子被羧基取代生成的化合物，即烃的羧基衍生物。一元羧酸的通式如下：

$$(Ar) R-\overset{O}{\underset{\|}{C}}-OH \quad 或 \quad (Ar) RCOOH（R=H甲酸）$$

一、羧酸的结构、分类和命名

（一）羧酸的结构

从形式上看，羧基由羰基和羟基组成，但它不是两者的简单组合。羧基中的碳原子是 sp^2 杂化，其三个杂化轨道分别与羰基氧、羟基氧和 α 碳原子（甲酸是氢原子）形成共平面的三个 σ 键，键角约为 120℃。羧基碳原子上未参与杂化的 p 轨道与羰基氧原子的 p 轨道侧面重叠形成 π 键，此 π 键与羟基氧原子上含孤对电子的 p 轨道形成 p-π 共轭体系。

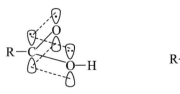

游离羧酸羧基中的 p-π 共轭导致碳氧双键和碳氧单键的键长平均化。羧酸羰基中碳氧双键的键长比醛、酮分子中羰基的键长略长，碳氧单键的键长较醇中的碳氧单键的键长要短，说明羧酸中的羰基和羟基发生了相互作用。

（二）羧酸的分类

根据羧酸分子中烃基的种类不同，可分为脂肪酸和芳香酸；根据脂肪烃基饱和程度可分为饱和脂肪酸和不饱和脂肪酸；根据分子中羧基的数目，分为一元、二元和多元羧酸等。

$$CH_3-CH_2-COOH$$

脂肪酸

—COOH

芳香酸

$$CH_3-(CH_2)_{14}-COOH$$

饱和脂肪酸

$$CH_2=CH-COOH$$

不饱和脂肪酸

$$HOOC-CH_2-CH_2-COOH$$

二元酸

（三）羧酸的命名

羧酸通常用俗名。许多羧酸最初从天然产物中得到，故常根据其来源而得俗名。如甲酸从蚂蚁中得到而称为蚁酸，乙酸是食醋的主要成分而称为醋酸。许多高级一元羧酸，最初由油脂水解得到，又称为高级脂肪酸。

羧酸的系统命名与醛相似，将醛字改为酸字即可。饱和脂肪酸命名时，选择含有羧基碳原子在内的最长碳链作主链，称为"某酸"，取代基的位置也可用希腊字母表示，与羧基直接相连的碳原子编号为 α，依次为 β、γ、δ 等。不饱和脂肪酸命名时，选择含有羧基碳原子和不饱和键在内的最长碳链为主链，称为某烯（或炔）酸，并把不饱和键的位次写在某烯酸或炔酸之前；双键也可用"△"表示，位次写在"△"的右上角；当主链碳原子数大于 10 时，需在中文数字后加上"碳"字。二元脂肪酸命名时，可选择包含 2 个羧基碳原子在内的最长碳链作主链，命名为某二酸。脂环羧酸命名时把脂环当作取代基，以脂肪酸作为母体命名。芳香酸的羧基直接与芳环连接，其命名可以苯甲酸为母体，其他基团作为取代基。例如：

$$\overset{\gamma}{\underset{4}{CH_3}}-\overset{\beta}{\underset{3}{CH_2}}-\overset{\overset{\displaystyle CH_3}{|}}{\underset{2}{\overset{\alpha}{CH}}}-\overset{}{\underset{1}{COOH}}$$

2-甲基丁酸（α-甲基丁酸）

$$\overset{18}{CH_3}(CH_2)_4-\overset{13}{CH}=\overset{12}{CH}-\overset{11}{CH_2}-\overset{10}{CH}=\overset{9}{CH}-(CH_2)_7\overset{1}{COOH}$$

9,12-十八碳二烯酸或 $\triangle^{9,12}$-十八碳二烯酸（亚油酸）

邻甲基苯甲酸

邻苯二甲酸

3-苯基丙烯酸（肉桂酸）

羧酸分子中去掉羧基上的羟基，余下的基团称为酰基（acyl group），根据原来羧酸的名称命名为某酰基，如乙酰基（$CH_3CO—$）。

二、羧酸的性质

常温下，饱和一元羧酸中，含 10 个碳原子以下的羧酸都是具有刺激性气味的液体；含 10 个碳原子以上的高级羧酸为蜡状无味固体；脂肪二元羧酸和芳香酸均为晶体。

含 4 个碳原子以下的羧酸易溶于水，但随着碳原子数的增加，水溶性明显下降；高级一元羧酸不溶于水，但能溶于乙醇、苯等有机溶剂；芳香酸大多难溶于水，多元羧酸易溶于水。

羧酸的沸点随相对分子质量的增加而升高，并比相对分子量相近的醇高得多。如甲酸的沸点 100.5℃，乙醇的沸点 78.5℃。这是因为羧酸分子间形成氢键的能力比醇强，2 个羧酸分子间通过 2 个氢键缔合成二聚体。

$$
\begin{array}{c}
\qquad\qquad O\cdots HO—C—R \\
R—C—OH\cdots O
\end{array}
$$

饱和一、二元羧酸的熔点随分子中碳原子数目的增加呈锯齿状变化，含偶数碳原子的羧酸比相邻 2 个含奇数碳原子的羧酸熔点高，这种现象被认为与分子的对称性有关。

羧酸的官能团是羧基，因其中的羰基和羟基形成了 p-π 共轭体系，所以羧酸的化学性质并不是羰基和羟基性质的简单加合，而是具有自身独特的性质。p-π 共轭效应使羟基氧原子上的电子云密度降低，O—H 键极性增强，有利于质子的解离而显酸性；同时羰基碳上的电子云密度增大，正电性降低，不利于发生亲核加成反应。羧酸的化学反应主要发生在羧基上，具体表现为酸性、羟基被取代和脱羧反应等。

$$
\begin{array}{c}
\qquad\qquad\qquad\longleftarrow \text{脱羧反应}\\
—C—C+O+H \\
\qquad\qquad\qquad\longleftarrow \text{呈酸性}\\
\qquad\qquad\qquad\longleftarrow \text{羟基被取代反应}
\end{array}
$$

（一）酸性

羧酸在水中能解离出 H^+，具有明显的酸性，能与 NaOH 发生中和反应。

$$RCOOH + H_2O \rightleftharpoons RCOO^- + H_3O^+$$

$$RCOOH + NaOH \rightleftharpoons RCOONa + H_2O$$

一元羧酸的 pK_a 一般在 3～5 之间，如乙酸 $pK_a=4.75$ 属于弱酸，但比碳酸（$pK_a=6.35$）和苯酚（$pK_a=10.00$）酸性强，因此羧酸能与 $NaHCO_3$ 反应放出 CO_2，而酚不能，利用这个性质可以区别羧酸和酚类化合物。

$$RCOOH + NaHCO_3 \longrightarrow RCOONa + CO_2\uparrow + H_2O$$

羧酸的钾、钠和铵盐易溶于水，医药上常将含羧基的难溶性药物制成盐，以增大其在水中的溶解度。如常用的抗生素青霉素 G 就是含羧基的难溶性药物青霉素的钠盐或钾盐。

（二）羧酸衍生物的生成

羧酸分子中羧基上的羟基可被烃氧基（—OR）、氨基（—NH_2）、酰氧基（—OOCR）和卤原子（—X）等取代，分别生成酯、酰胺、酸酐和酰卤等羧酸衍生物（carboxylic acid derivative）。

1. 酯的生成 在酸（如浓硫酸）催化下，羧酸与醇生成酯和水的反应称为酯化反应。

$$
\underset{\text{乙酸}}{CH_3—\overset{O}{\overset{\|}{C}}+OH} + \underset{\text{乙醇}}{H\!:\!O—CH_2CH_3} \underset{\triangle}{\overset{H^+}{\rightleftharpoons}} \underset{\text{乙酸乙酯}}{CH_3—\overset{O}{\overset{\|}{C}}—OCH_2CH_3} + H_2O
$$

该反应可逆，在相同条件下，酯水解生成羧酸和醇，称为酯的水解反应。为提高酯的产率，可适当增大反应物羧酸和醇的浓度，或将生成物酯和水不断蒸出反应体系，使平衡向右移动。

2. 酰胺的生成 羧酸与氨反应生成的羧酸铵盐，加热后分子内失水生成酰胺（amide）。

动画：羧酸与苯酚的分离纯化

动画：酯化反应

笔记

$$CH_3-\overset{\overset{\displaystyle O}{\|}}{C}-OH + NH_3 \longrightarrow R-\overset{\overset{\displaystyle O}{\|}}{C}-ONH_4$$

$$R-\overset{\overset{\displaystyle O}{\|}}{C}-ONH_4 \xrightarrow{\triangle} R-\overset{\overset{\displaystyle O}{\|}}{C}-NH_2 + H_2O$$

3．酸酐的生成　羧酸与脱水剂共热，2 分子羧酸脱去 1 分子水生成酸酐（anhydride）。

$$CH_3-\overset{\overset{\displaystyle O}{\|}}{C}-\overline{OH + H}O-\overset{\overset{\displaystyle O}{\|}}{C}-CH_3 \xrightarrow[\triangle]{P_2O_5} CH_3-\overset{\overset{\displaystyle O}{\|}}{C}-O-\overset{\overset{\displaystyle O}{\|}}{C}-CH_3 + H_2O$$

    乙酸   乙酸   乙酐

4．酰卤的生成　羧酸能与磷的卤化物（PCl_3、PCl_5）反应生成酰卤（acyl halide）。

$$CH_3-\overset{\overset{\displaystyle O}{\|}}{C}-OH + PCl_5 \longrightarrow CH_3-\overset{\overset{\displaystyle O}{\|}}{C}-Cl + POCl_3 + HCl$$

   乙酸   乙酰氯 三氯氧磷

酰卤是一类具有高度反应活性的化合物，广泛用于药物和有机合成中。

（三）脱羧反应

羧酸分子脱去羧基放出 CO_2 的反应，称为脱羧反应（decarboxylation）。饱和一元羧酸对热较稳定，不易发生脱羧反应。如羧酸的钠盐与碱石灰（NaOH/CaO）共热才能脱羧，生成少 1 个碳原子的烃。常用此法制备低级烷烃如甲烷。

$$CH_3COONa + NaOH \xrightarrow[\triangle]{NaOH/CaO} CH_4\uparrow + Na_2CO_3$$

二元羧酸对热较敏感，乙二酸或丙二酸受热时，脱羧生成少一个碳原子的一元羧酸。

$$HOOC\overline{+COO}H \xrightarrow{\triangle} CO_2\uparrow + HCOOH$$

机体内的脱羧反应是在脱羧酶的作用下进行的，是一类非常重要的生化反应。

三、常见的羧酸

1．甲酸　最早是在蚂蚁体内发现的，故名蚁酸。它是无色具有刺激性臭味的液体，沸点 100.7℃，易溶于水，有很强的腐蚀性。甲酸的结构比较特殊，分子中既有羧基的结构又有醛基的结构。因而既有羧酸的酸性，又有醛的还原性，能和托伦试剂、斐林试剂和班氏试剂发生反应，还能使高锰酸钾溶液褪色。这些反应常用于甲酸的鉴别。12.5g/L 甲酸水溶液称为蚁精，可用于治疗风湿症。甲酸还可作为消毒或防腐剂。

2．乙酸　俗称醋酸，是食醋的主要成分。纯乙酸是无色具有强烈刺激气味的液体，易溶于水，沸点 118℃，熔点 16.6℃，当温度低于熔点时，易凝结为冰状固体，故称为冰醋酸。乙酸在医药上有多种应用价值：①乙酸的稀溶液（5～20g/L）作为消毒防腐剂，用于灼伤或烫伤感染的创面清洗；②消肿治癣作用；③"食醋熏蒸法"预防流行性感冒。

3．乙二酸　俗称草酸，是最简单的二元羧酸，常以盐的形式存在于许多草本植物的细胞壁中。草酸是无色结晶，含有 2 分子结晶水，加热到 100℃ 即失去结晶水成为无水草酸。草酸熔点 189℃，易溶于水和乙醇，而不溶于乙醚。草酸的酸性比一元羧酸和其他的饱和脂肪二元羧酸酸性强。它除具有一般羧酸的性质外，还具有还原性，在分析化学中可作为基准物质，用来标定 $KMnO_4$ 溶液的浓度。

第二节　取代羧酸

取代羧酸包括羟基酸、酮酸、氨基酸和卤代酸等。本节主要讨论羟基酸和酮酸。

取代羧酸是多官能团化合物，分子中同时含有羧基和其他官能团。所以，取代羧酸除了具有羧基和取代基团的一些典型性质外，还具有羧基和取代基相互作用导致的特殊性质。本节着重介绍取代羧酸的一些特殊性质。

一、羟基酸

分子中同时含有羧基和羟基的化合物称为羟基酸（hydroxy acid）。羟基酸广泛存在于动植物体内，在许多代谢过程中发挥重要作用，有些是药物合成的原料和食品的调味剂。

（一）羟基酸分类和命名

羟基连在脂肪烃基上的羟基酸称为醇酸（alcoholic acid），羟基连在芳环上的羟基酸称为酚酸（phenolic acid）；根据分子中羟基和羧基的相对位置不同，可分为 α、β、γ 羟基酸等。

羟基酸的命名是以羧酸为母体，羟基作为取代基，用阿拉伯数字或 α、β、γ……ω（ω 为碳链最末端）表示羟基的位置。许多羟基酸是天然产物，常根据其来源而得俗名。例如：

$$
\begin{array}{c}
\text{OH} \\
| \\
CH_3-CH-COOH
\end{array}
\qquad
\begin{array}{c}
HO-CH-COOH \\
| \\
CH_2-COOH
\end{array}
\qquad
\begin{array}{c}
HO-CH-COOH \\
| \\
HO-CH-COOH
\end{array}
$$

α-羟基丙酸（乳酸）　　　　　羟基丁二酸（苹果酸）　　　　2,3-二羟基丁二酸（酒石酸）

$$
\begin{array}{c}
CH_2-COOH \\
| \\
HO-C-COOH \\
| \\
CH_2-COOH
\end{array}
$$

3-羧基-3-羟基戊二酸（柠檬酸）　　　邻羟基苯甲酸（水杨酸）　　　3,4,5-三羟基苯甲酸（没食子酸）

（二）羟基酸的性质

羟基酸除具有醇（酚）和羧酸的一般性质外，由于羟基和羧基间相互影响，又具有一些特殊性质，因羟基和羧基的相对位置不同而表现出一定的差异。

$$
\begin{array}{c}
\text{氧化反应} \longrightarrow \text{OH} \qquad\quad O \qquad \longleftarrow \text{脱水反应} \\
| \qquad\qquad\ || \\
CH_3-CH\text{-----}C+O+H \\
\qquad\qquad\qquad\qquad \longleftarrow \text{酸性}
\end{array}
$$

1. 酸性　醇酸分子中羟基具有吸电子诱导效应，使醇酸的酸性比相应的羧酸强。但诱导效应随羟基与羧基距离增大而减弱，所以羟基位置对酸性的影响为：α>β>γ。例如：

$$
\text{酸性：} CH_3CH_2COOH \ < \ \overset{\underset{\beta}{OH}}{CH_2}CH_2COOH \ < \ \overset{\underset{\alpha}{OH}}{CH_3CH}COOH
$$

$$
\text{p}K_a \qquad\quad 4.88 \qquad\qquad\quad 4.51 \qquad\qquad\quad 3.87
$$

酚酸的酸性与电子效应等因素有关，随羟基与羧基的相对位置不同而表现出差异。

2. 氧化反应　由于羧基也影响羟基，醇酸中的羟基比醇中的羟基更易被氧化，托伦试剂、稀硝酸不能氧化醇，但能把醇酸氧化为醛酸或酮酸。例如：

$$
\begin{array}{c}
\text{OH} \\
| \\
CH_3-CH-COOH
\end{array}
\xrightarrow[\text{稀硝酸}]{\text{托伦试剂}}
\begin{array}{c}
O \\
|| \\
CH_3-C-COOH
\end{array}
$$

乳酸　　　　　　　　　　　　　　　丙酮酸

$$
\begin{array}{c}
\text{OH} \\
| \\
CH_3-CH-CH_2-COOH
\end{array}
\xrightarrow{\text{稀硝酸}}
\begin{array}{c}
O \\
|| \\
CH_3-C-CH_2-COOH
\end{array}
$$

β-羟基丁酸　　　　　　　　　　　　β-丁酮酸（乙酰乙酸）

机体代谢过程中产生的醇酸，在酶作用下氧化。如苹果酸是糖代谢的中间产物，在脱氢酶作用下生成草酰乙酸。

动画：醇酸与托伦试剂的反应

$$HO-\underset{\underset{CH_2-COOH}{|}}{CH}-COOH \xrightarrow[-2H]{\text{脱氢酶}} O=\underset{\underset{CH_2-COOH}{|}}{C}-COOH$$

苹果酸　　　　　　　　　　　　　　　　　草酰乙酸

3. 脱水反应　醇酸的热稳定性较差，加热时易发生脱水反应，脱水方式随羟基与羧基相对位置不同而异。

α- 醇酸受热时，2 分子间交叉脱水，生成六元环交酯。例如：

α-羟基丙酸（乳酸）　　　　　　　　　　　　　　丙交酯

β- 醇酸受热时，α-H 同时受羧基和羟基影响，比较活泼，易与 β- 羟基脱水，生成 α,β- 不饱和羧酸。例如：

$$\underset{\beta\text{-羟基丁酸}}{\overset{\overset{OH}{\overset{\beta|}{}}\quad\overset{H}{\overset{\alpha|}{}}}{CH_3CH-CHCOOH}} \xrightarrow{\triangle} \underset{\text{2-丁烯酸}}{\overset{\beta}{CH_3CH}=\overset{\alpha}{CH}COOH} + H_2O$$

γ- 或 δ- 醇酸易发生分子内脱水，生成稳定的五元或六元环内酯。例如：

γ-羟基丁酸　　　　　　　　　　　　　γ-丁内酯

某些药物的有效成分含有内酯结构。如抗菌消炎药穿心莲的主要成分穿心莲内酯就含 γ- 内酯的结构。自然界也存在许多内酯化合物，如香豆素、茉莉花等。

二、酮酸

分子中同时含有羧基和酮基的化合物称为酮酸（ketonic acid）。酮酸是人体内糖、脂肪、蛋白质代谢的中间产物，它们在机体代谢过程中起着十分重要的作用。

（一）酮酸的分类和命名

根据酮基与羧基相对位置不同，酮酸分为 α、β、γ- 酮酸。其中 α、β 酮酸较为重要。

酮酸的命名以羧酸为母体，酮基为取代基，用阿拉伯数字或希腊字母表示酮基的位置。

$$\underset{\text{丙酮酸}}{CH_3-\overset{\overset{O}{\|}}{C}-COOH} \qquad \underset{\beta\text{-丁酮酸（乙酰乙酸）}}{CH_3-\overset{\overset{O}{\|}}{C}-CH_2-COOH} \qquad \underset{\alpha\text{-酮戊二酸}}{HOOC-\overset{\overset{O}{\|}}{C}-CH_2-CH_2-COOH}$$

（二）酮酸的性质

酮酸含有羧基和酮基 2 种官能团，它既有羧酸的性质，如酸性、成酯等。又有酮的典型性质，如加氢还原、与羰基试剂发生加成反应等。由于羧基和酮基相互影响及两者相对位置不同，酮酸还有一些特殊反应。

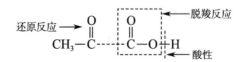

1. **酸性**　由于羰基氧吸电子能力强于羟基,酮酸的酸性比相应的醇酸和羧酸强。

酸性:$CH_3COCOOH > CH_3COCH_2COOH > CH_3CH(OH)CH_2COOH > CH_3CH_2COOH$

	丙酮酸	β-丁酮酸	β-羟基丁酸	丙酸
pK_a	2.49	3.51	3.86	4.88

2. **还原反应**　酮酸加氢还原生成羟基酸。例如:

$$CH_3-\overset{O}{\overset{\|}{C}}-COOH \xrightarrow{[H]} CH_3-\overset{OH}{\underset{}{\overset{|}{CH}}}-COOH$$

丙酮酸　　　　　　　　　　　乳酸

3. **脱羧反应**　α-酮酸分子中酮基与羧基直接相连,因氧原子电负性较大,使酮基与羧基碳原子间的电子云密度降低,C—C键易断裂,α-酮酸与稀硫酸共热到150℃即发生脱羧,生成少1个碳原子的醛。β-酮酸受热时比α-酮酸更易脱羧,原因是分子中除了羰基的吸电子诱导效应外,酮基还能与羧基氢形成分子内氢键发生电子转移,故它只在低温下稳定,在室温以上易脱羧生成酮。例如:

$$CH_3-\overset{O}{\overset{\|}{C}}-CH_2-COOH \xrightarrow{\triangle} CH_3-\overset{O}{\overset{\|}{C}}-CH_3 + CO_2\uparrow$$

β-丁酮酸　　　　　　　　　　　丙酮

视频:酮酸
的脱羧反应

β-丁酮酸的酯是稳定的化合物,因此β-丁酮酸一般制成β-丁酮酸乙酯(又称为乙酰乙酸乙酯)便于保存,它存在酮式和烯醇式的互变异构现象,在有机合成中具有重要的作用。

三、常见的羟基酸和酮酸

1. **乳酸**　因最初在酸牛奶中发现而得名。乳酸是无色或淡黄色黏稠液体,熔点18℃,有强吸水性,能溶于水、乙醇和甘油中。它也存在于动物体内,是糖代谢的中间产物。人在剧烈活动时,急需大量能量,通过糖酵解产生乳酸,并释放能量以供急需。当肌肉中乳酸含量增加时,会使人体肌肉有酸胀的感觉,休息后,肌肉中的乳酸转化为水、二氧化碳和糖等,酸胀感消失。

乳酸具有消毒防腐作用,还大量用于食品、饮料工业中;乳酸钙是补钙药物,用来治疗佝偻病等钙缺乏症;乳酸钠在临床上用于纠正酸中毒。

2. **柠檬酸**　又称为枸橼酸。它存在于多种植物中,以柠檬中含量最多。柠檬酸为无色透明晶体,熔点153℃,易溶于水、乙醇和乙醚。柠檬酸是人体内糖、脂肪和蛋白质代谢的中间产物,也是体内三羧酸循环的起始物质。柠檬酸钠常用作抗凝血剂,柠檬酸铁铵常用作补血剂。柠檬酸在食品工业中用作糖果和饮料的调味剂。

3. **水杨酸**　又名柳酸,主要存在于柳树、水杨树皮中。它是白色针状结晶,熔点159℃,微溶于水,易溶于乙醇中,加热易脱羧生成苯酚。水杨酸是酚酸,具有酚和羧酸的化学性质,如水溶液呈酸性,易被氧化,遇$FeCl_3$溶液呈紫红色,能成盐、成酯等。

水杨酸具有清热、解毒和杀菌作用,其乙醇溶液可用于治疗因霉菌感染而引起的皮肤病。因它对肠胃道有较大刺激作用,不宜内服,临床上多采用水杨酸的衍生物,如乙酰水杨酸(阿司匹林)。

乙酰水杨酸由水杨酸与乙酐在浓硫酸的使用下,加热至80℃进行酰化而制得。

水杨酸　　　　　　　乙酐　　　　　　　　　　　乙酰水杨酸

乙酰水杨酸为白色针状结晶,熔点143℃,微溶于水,易溶于乙醇、乙醚中。商品名为阿司匹林,具有解热、镇痛、抗血栓形成及抗风湿的作用,且刺激性比水杨酸小,是内服退热镇痛药。

4. β-丁酮酸 也称乙酰乙酸,为无色黏稠液体,低温下稳定,温度高于室温易脱羧生成丙酮。β-丁酮酸、β-羟基丁酸和丙酮三者在医学上总称为酮体,是糖类、油脂和蛋白质代谢的中间产物。正常人血液中只存在少量酮体(一般低于 10mg/L),但糖尿病病人因糖代谢发生障碍,其血液中酮体含量可增加至 3~4g/L 以上,并从尿中排出。临床上通过检查病人尿液中的葡萄糖和酮体的含量,诊断病人是否患有糖尿病。如果血液中酮体增加,会使血液酸性增大,易导致酮症酸中毒。

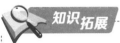

酮血症与酮尿症

正常情况下,人体血液中酮体含量很少,仅为 0.03~0.5mmol/L,但在饥饿、低糖高脂膳食及糖尿病时,因机体不能很好地利用葡萄糖氧化供能,致使脂肪动员增强,脂肪酸 β-氧化加强,酮体生成增加。当肝内酮体的生成量超过肝外组织的利用能力时,引起血中酮体升高,称为酮血症,若尿中出现酮体称为酮尿症。由于酮体中的 β-羟基丁酸、乙酰乙酸都是酸性较强的物质,当血中浓度过高时,可导致血液 pH 下降,引起酮症酸中毒。丙酮在体内含量过高时,可随呼吸排出体外。

学习视角

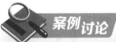

内容	学习要点	
	羧酸	取代羧酸
概念	分子中含有羧基(—COOH)的有机物 通式:(Ar)R—COOH	羧酸分子烃基上的氢原子被其他原子或基团取代后的化合物
结构	官能团—COOH(羧基)	羟基酸,酮酸
分类	据分子中烃基结构和羧基数目不同分类	羟基酸和酮酸;羟基酸分为醇酸和酚酸
命名	普通命名法和系统命名法	俗名,系统命名法
性质	酸性,羧酸衍生物的生成,脱羧反应	羟基酸:酸性,氧化反应,脱水反应; 酮酸:酸性,还原反应,脱羧反应
应用	羧酸成盐增加药物水溶性	乳酸、水杨酸用于医药领域,酮体医学意义

案例讨论

一位女性病人误服过量乙二酸几分钟后,感到口、咽和胸骨后灼热、疼痛,咽下困难,口干,烦渴,频繁呕吐,呕吐物呈血性,上腹剧痛,血便。口腔、咽部黏膜红肿、溃烂;牙关紧闭、肌肉抽搐、四肢麻木和疼痛。送至医院后,医生立即让该女病人饮用 10% 葡萄糖酸钙溶液 250ml,稍后用手指刺激喉头催吐,重复三次。催吐后,饮用牛奶 250ml。临床初步诊断:乙二酸中毒。试分析乙二酸引起中毒的原因。

(于姝燕)

扫一扫,测一测

练习题

一、填空题

1. α-羟基酸受热生成_____，β-羟基酸受热得到_____。

2. 酮体是_____、_____和_____的总称。

3. 甲酸、草酸、乙醇和苯酚的酸性由强到弱的顺序是_____>_____>_____>_____。

4. 羧酸分子去掉羧基中的羟基剩余的部分称为_____。

二、简答题

1. 酯化反应是可逆的，采用哪些方法可以提高酯的产率？

2. 为什么羧酸的沸点和在水中的溶解度较相对分子量相近的其他有机物高？

三、命名化合物或写出结构简式

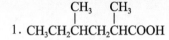

1. CH₃CH₂CHCH₂CHCOOH（上方两个CH₃取代基）

2.
$$CH_3CH_2CCH_2CH_2COOH$$
（含 O 酮基）

3. 苯环—CH₂CH₂COOH

4. HO—苯环—COOH

5. CH₃C=CHCOOH（下方 C₂H₅）

6. HOOCCOOH

7. 乙酰水杨酸

8. 乙酰乙酸乙酯

9. α-萘乙酸

10. 苹果酸

四、用化学方法鉴别化合物

1. 乙醛、甲酸、乙酸、草酸

2. 苯酚、水杨酸、阿司匹林

3. 苯甲酸、苯甲醛、苯甲醇

4. 苯乙醚、苯乙酮、苯乙酸

五、完成化学反应方程式

1.
$$CH_3-\overset{O}{\overset{\|}{C}}-CH_2-COOH \xrightarrow{\triangle}$$

2. 苯环—COOH + $C_2H_5OH \xrightarrow[\triangle]{H^+}$

3. 水杨酸（COOH、OH）+ $(CH_3CO)_2O \xrightarrow[\triangle]{浓硫酸}$

4. 间羟基苯甲酸（COOH、OH）+ $NaHCO_3 \longrightarrow$

5.
$$CH_3-\overset{OH}{\overset{|}{CH}}-COOH \xrightarrow{托伦试剂}$$

6.
$$CH_3CH-CHCOOH \xrightarrow{\triangle}$$
（OH、CH₃）

六、推断结构式

1. 有机物 A 分子式为 $C_9H_8O_3$，能溶于 NaOH 和 Na_2CO_3 溶液，与 $FeCl_3$ 溶液发生显色反应，能使 Br_2 水褪色，用 $KMnO_4$ 氧化生成对-羟基苯甲酸。试写出 A 的结构式。

2. 取代羧酸 A 分子式为 $C_4H_8O_3$，加热得到化合物 B（分子式为 $C_4H_6O_2$），B 可与碳酸钠溶液反应放出 CO_2 气体，也可与溴水反应。A 可被稀硝酸氧化得到分子式为 $C_4H_6O_3$ 的产物 C，C 加热得到酮类化合物 D，D 可以发生碘仿反应。试写出 A、B、C、D 可能的结构式。

第十二章 对映异构

12章课件

学习目标

1. 掌握：对映异构的概念、产生条件；手性碳原子和手性分子概念。
2. 熟悉：旋光性、旋光度；费歇尔投影式书写方法；D/L 构型标记法。
3. 了解：对映异构体的生物学性质。
4. 能力：具备判断有机物是否存在对映异构的能力。
5. 素质：能运用立体异构知识理解手性药物生理活性差异。

案例导学

自然界中的许多物质都存在对映异构现象，它是自然界的基本属性之一。在生物体内，一些重要的生理活性物质如氨基酸、糖类和酶都存在对映异构现象。据报道，世界范围内销售的药物中，约 1/3 存在对映异构现象；这类药物中，只有部分有疗效，另一部分没有药效，甚至是副作用。手性药物研究是目前世界医药领域的热点和亮点之一。

问题：

1. 顺式 - 己烯雌酚与反式 - 己烯雌酚的结构和生理功能有什么差别？
2. 举 2 个例子说明你所认识的临床上常用的手性药物，它有何作用？
3. 如何用 D/L 命名法标记氨基酸、糖类、脂类的构型？

有机化合物中普遍存在同分异构现象，这是有机物种类多、数量大的主要原因。同分异构分为构造异构(constitutional isomerism)和立体异构(stereo isomerism)两大类。构造异构是指分子式相同，而分子中原子或基团连接的方式和次序不同而引起的异构现象。立体异构是指分子的构造相同，而原子或基团在空间排列的方式不同所引起的异构现象，包括构型异构和构象异构，构型异构又分为顺反异构和对映异构。

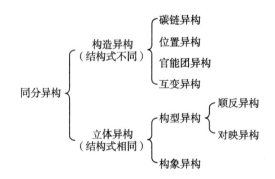

对映异构又称旋光异构（optical isomerism）或光学异构。许多药物以及生物体内的重要物质如氨基酸、糖类都具有光学活性。不同的对映异构体，除了具有光学特性外，又因其结构上的差异而产生明显不同的生理活性和药理作用。

一、偏振光和旋光性

（一）平面偏振光

光是一种电磁波，其振动方向与前进方向垂直。普通光的光波在与传播方向垂直的平面内振动，当普通光通过尼科尔（Nicol）棱镜时，由于尼科尔棱镜只允许与其晶轴相平行的平面内振动的光通过，因而通过尼科尔棱镜的光只在一个平面上振动，这种仅在一个平面上振动的光称为平面偏振光，简称偏振光（polarized light）。如图12-1a段所示。

动画：平面偏振光的形成

（二）物质的旋光性

偏振光的振动平面，称为振动面。许多有机物（如乳酸、葡萄糖等）可以使偏振光的偏振面旋转一定的角度，像这种能使偏振光的振动面发生旋转的性质称为旋光性（optical activity），具有旋光性的物质称为旋光性物质或光学活性物质。否则称为非旋光性物质，如乙醇、丙酮等。

二、旋光度和比旋光度

（一）旋光度

测定物质旋光性的仪器称为旋光仪。旋光仪是由一个光源和两个尼科尔棱镜组成的，在两个棱镜中间有一个盛放样品的旋光管。如图12-1所示。

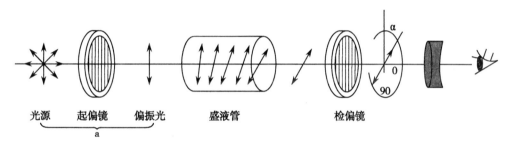

光源　起偏镜　偏振光　　　盛液管　　　检偏镜

图 12-1　旋光仪简图

第一个棱镜是固定的，称为起偏镜，第二个棱镜可以旋转，称为检偏镜。普通光通过起偏镜后变成偏振光，然后通过盛有旋光性物质溶液的样品管，偏振光方向发生偏转，由检偏镜检测偏振光旋转的方向和角度，再由检偏镜上连有的刻度盘读出旋光度。旋光性物质使偏振光振动面旋转的角度称为该物质的旋光度（optical rotation），以 α 表示。使平面偏振光振动面向右（顺时针）旋转的称为右旋体，以（+）或 d 表示；使平面偏振光振动面向左（逆时针）旋转的称为左旋体，以（−）或 l 表示。例如：d-2- 丁醇表示它向右旋转偏振光。所有旋光性化合物，不是左旋体就是右旋体。（+）和（−）仅仅表示旋光方向不同，与旋光度的大小无关。

（二）比旋光度

同一种旋光性物质在不同实验条件下测得的旋光度 α 是不同的，通常用 1 分米（dm）长的盛液管，盛放浓度为 1g/ml 的待测物质，使用波长为 589nm 的钠光（D- 线）作光源，所测得的旋光度，称为比旋光度（specific rotation），用 $[\alpha]_D^t$ 表示。

$$[\alpha]_D^t = \frac{\alpha}{l \times \rho_B}$$

式中：α 为测定的旋光度；t 为测定时的温度（℃）；D 为旋光仪使用的钠光光源（D- 线，波长 589nm）；l 为旋光管的长度（dm）；ρ_B 表示溶液的质量浓度（g/ml，纯液体用密度 ρ，g/ml）。

在一定条件下，旋光性物质的比旋光度像物质的熔点、沸点和密度等一样，也是化合物的一种物理常数。一对对映体除比旋光度相等、旋光方向相反外，其他物理性质相同。如 2- 丁醇的对映体之间的一些物理性质，见表 12-1 所示。

表 12-1　2-丁醇对映异构体物理性质

	(+)-2-丁醇	(−)-2-丁醇
沸点（℃）	99.5	99.5
密度（g/ml）	0.808	0.808
比旋光度（°）	+13.9°	−13.9°

比旋光度对于鉴定具有旋光性的未知化合物的旋光方向和旋光度，以及确定已知化合物的纯度很重要。比旋光度可在手册和文献中查到。

三、旋光性与分子结构的关系

有机物是否具有旋光性，取决于物质本身的结构，因此可根据化合物的分子结构判断其旋光性。

（一）手性分子和手性碳原子

实物与其镜像不能重合的性质称为手性（chirality）或手征性，凡与其镜像不能重合的分子称为手性分子（chiral molecule）。只有手性分子才存在对映体，才具有旋光性。

一个分子是否具有手性是由其不对称性决定的。分子具有手性最普遍的因素是含有手性碳原子，大多数手性分子中含有手性碳原子（chiral carbon atom）。所谓手性碳原子是指连有四个不同的原子或基团的碳原子，常以"*"标示。例如：

$$CH_3 \overset{*}{-}CH-COOH$$
$$| \atop OH$$

乳酸有两种不同的空间排列方式，即有两种不同的构型。

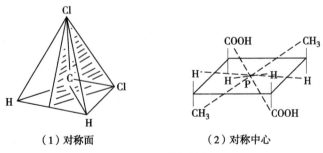

这两种分子的构型相似却不相同，它们的区别如同左手与右手，或实物与镜像的关系，像这种实物与镜像不能重合的两个异构体互称为对映异构体（enantiomers），简称对映体。

（二）对称因素与手性

判断一个分子有无手性，主要是判断该分子有无对称性。分子的对称性与分子结构中有无对称因素有关。若一个分子存在对称因素，则分子无手性，反之，若不存在对称因素，则分子具有手性，是手性分子。

常见的对称因素有对称面、对称中心等。对称面是指把分子分成实物与镜像关系的假想平面，如图 12-2（1）所示；对称中心（P）是设想分子中的一个点，从分子的任一原子或基团向该点引一直线并延长出去，在距该点等距离处总会遇到相同的原子或基团，则这个点称为分子的对称中心，如图 12-2（2）所示。具有对称面、对称中心等对称因素的分子，都不是手性分子。

（1）对称面　　　　　　（2）对称中心

图 12-2　对称因素

含有对称面、对称中心的分子能与其镜像重合，是非手性分子，无旋光性和对映异构体。

乳酸分子中含有 1 个手性碳原子，分子中不存在对称因素，具有手性，存在 2 个对映体，分别为

（+）- 乳酸（或 d- 乳酸）和（−）- 乳酸（或 l- 乳酸），它们的旋光度相等，旋光方向相反。如果把等量的左旋乳酸和右旋乳酸混合，则得到没有旋光性的混合物，称为外消旋体（racemate），以（±）或 dl 表示，如从酸牛奶中得到的乳酸即为（±）- 乳酸。

必须指出，手性碳原子是使分子产生旋光性的原因之一，但是具有手性碳原子的分子不一定有旋光性，例如内消旋酒石酸，含有两个相同的手性碳原子，分子内存在对称面，故为非手性分子；具有旋光性的分子也不一定含有手性碳原子，某些不含手性碳原子的化合物，例如 2,3- 戊二烯，分子内不存在任何对称因素，故具有旋光性。因此判断一个化合物是否具有旋光性的主要依据是对称因素。

四、费歇尔投影式

对映异构体的构型常用费歇尔（Fischer）投影式表示，其投影方法是：将含有手性碳原子的主链直立，编号最小的碳原子放在上端，用十字交叉点代表手性碳原子，手性碳原子上的两个横向键所连的原子或基团朝向纸平面的前方，两个竖立键所连的原子或基团朝向后方，即"横前竖后"原则。例如：

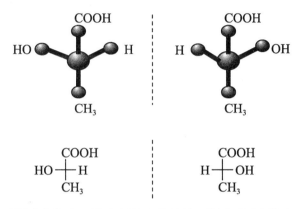

费歇尔投影式是用平面式来代表三维空间的立体结构，使用时不允许离开纸面翻转，也不能在纸平面上旋转 90° 或其奇数倍，否则构型将会改变，但可以在纸平面上旋转 180° 或其偶数倍，构型保持不变。

五、D/L 构型标记法

D/L 构型标记法是以甘油醛的两种构型为标准，人为地规定：在费歇尔投影式中与手性碳原子相连的羟基在右边的甘油醛为 D 构型，与手性碳原子相连的羟基在左边的为 L 构型。

$$\begin{array}{c} CHO \\ H \!\!-\!\!\!\!\!\mid\!\!-\!\! OH \\ CH_2OH \end{array} \qquad \begin{array}{c} CHO \\ HO \!\!-\!\!\!\!\!\mid\!\!-\!\! H \\ CH_2OH \end{array}$$

D-（+）-甘油醛   L-（−）-甘油醛

其他物质的构型以此为标准对照标示。如将右旋甘油醛的醛基氧化为羧基，将羟甲基还原为甲基，就得到乳酸。这样得到的乳酸的构型应该和 D-（+）- 甘油醛相同，通过旋光仪测定却发现这样的乳酸的旋光方向是左旋的，即左旋乳酸为 D 型，表示为 D-（−）- 乳酸。

$$\begin{array}{c} COOH \\ H \!\!-\!\!\!\!\!\mid\!\!-\!\! OH \\ CH_3 \end{array} \qquad \begin{array}{c} COOH \\ HO \!\!-\!\!\!\!\!\mid\!\!-\!\! H \\ CH_3 \end{array}$$

D-（−）-乳酸   L-（+）-乳酸

D/L 标记法的使用有一定的局限性，一般只适用于与甘油醛结构类似的化合物的构型命名，现在主要用于标示糖、油脂和氨基酸的构型。自然界存在的糖的构型一般为 D- 构型，天然油脂的各种混三酰甘油都是 L- 构型，而参与蛋白质合成的氨基酸除甘氨酸外都具有旋光性，均是 L- 构型。

对映异构体也常采用另外一种 R/S 构型标记法，可参阅有关资料。

组图：手性碳原子与手性分子

动画：R/S命名规则

知识拓展

手性药物

手性药物是指由具有药理活性的手性化合物组成的药物,因其含有效对映体或者以有效对映体为主,故药效更高,副作用更小。

手性药物的作用机制是通过与体内受体之间的严格手性匹配与分子识别来实现的,其两种对映异构体与受体结合的能力及内在活性均可不同,可能只有一种更适合与受体或活性部位结合,而另一种活性较小或无活性,故在作用强度、作用性质、不良反应和代谢过程等方面存在显著的差异。如解热镇痛药萘普生的作用强度其 S 构型比 R 构型高 80~90 倍;许多巴比妥类药物其 S 构型有中枢抑制作用,而 R 构型有中枢兴奋作用。

目前全世界使用的化学药物近 2000 种,超过半数为手性药物,除少数适合外消旋体形式给药外,大部分以单一对映体给药更合理,因此手性药物研究的重点是对映异构体的分离,单一对映体给药将成为药物发展的主流。

图片:手性
药物

本章小结

对映异构	学习要点
概念	旋光性,旋光度,手性碳原子,手性分子
条件	不存在对称因素,手性碳原子是产生对映异构体的常见条件
表示	费歇尔投影式
命名	D/L 构型标记法
性质	除旋光方向相反外,其他理化性质相同
意义	手性药物生物活性有较大差异

学习视角

案例讨论

"反应停"(沙利度胺),正如其广告语"孕妇的理想选择",可有效治疗和缓解孕妇妊娠期反应。在 1960 年左右,"反应停"风靡的国家突然发现许多新生儿上肢、下肢特别短小,甚至没有臂部和腿部,手脚直接连在身体上,形同海豹,被称为"海豹肢畸形",部分新生儿还伴有心脏和消化道畸形、多发性神经炎等。据流行病学调查及动物实验证实,"海豹儿"是由于患儿母亲在怀孕期间服用"反应停"所导致。于是,该药被禁用,然而,受其影响的婴儿已多达 1.2 万名。请讨论"反应停"的一对对映体与其止吐作用和致畸作用的关系。

（于姝燕）

案例讨论

扫一扫,测一测

练习题

一、填空题

1. 具有使偏振光的振动平面旋转的性质称为_____,具有这种性质的物质称为_____。

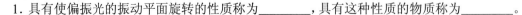

2. 立体异构是由于分子中原子或基团在_____不同而引起的异构现象。

3. 分子中凡与 4 个不同的原子或基团相连接的碳原子称为_____。

4. 具有旋光性的分子是_____分子。

5. 含有手性碳原子的化合物不一定有_____性。

二、简答题

有研究报道，从真菌中分离出来一种具有抗癌活性的化合物 Depuclecin，这种化合物的结构简式如下：

1. 试写出这种化合物的化学式_____。

2. 这个分子中有几个手性碳原子？请在给出的结构简式中标明。

三、下列化合物是否具有对映异构体，若有，写出其对映异构体的费歇尔投影式，并用 D/L 构型标记法命名

1. 2-羟基丁酸　　　2. 2-氯丁烷　　　3. 2-溴-1-丁醇　　　4. 2-丁烯酸

四、推断结构式

化合物 A 的分子式为 $C_5H_{10}O_2$，A 具有酸性和旋光性，试写出 A 的结构简式和费歇尔投影式。

第十三章　含氮有机化合物

13章课件

学习目标

1. 掌握：胺、酰胺的结构、命名及化学性质。
2. 熟悉：胺、酰胺的分类。
3. 了解：重要的胺、酰胺及其衍生物。
4. 能力：具备用化学方法鉴别伯胺、仲胺和叔胺的能力。
5. 素质：理解胺、酰胺类化合物的药理活性及生理功能与其化学结构之间的关系。

案例导学

　　分子中含有碳氮键的化合物称为含氮有机物，种类很多，它们在机体中占有很重要的地位。许多是药物的有效成分，在机体内是构建生命体、调节物质代谢、维持正常生命活动的重要活性物质，与生命活动密切相关，对医学和药学都具有重要的意义。

　　问题：

　　1. 你能正确认读和使用"氨、胺、铵"三个汉字吗？各有什么特定的含义？

　　2. 举例说明哪些食品中含有前致癌物亚硝酸盐？为什么说多吃水果和新鲜蔬菜有防癌作用？

　　3. 具有镇静、催眠和麻醉作用的巴比妥类药物组成和结构上有什么特点？使用中要注意什么问题？

　　4. 乙酰胆碱有哪些作用？它是如何合成的？

　　含氮有机化合物是指分子中碳原子与氮原子直接相连所形成的化合物。含氮有机化合物的种类很多，如硝基化合物、胺、酰胺、重氮化合物、偶氮化合物、氨基酸、含氮杂环化合物和生物碱等。不同类型的含氮有机物具有不同的性质，有的是重要的化工原料，有的是药物的主要成分，有些具有重要的生理功能，与人类生命活动密切相关。本章重点介绍胺和酰胺。

第一节　胺

一、胺的概念、分类与命名

（一）胺的概念

胺（amine）可看作是氨的烃基衍生物，即氨分子中的氢原子被烃基取代后所形成的化合物。胺及

笔记

其衍生物具有多种生理作用,许多物质用作药物。

(二)胺的分类

1. 根据氮原子上所连的烃基种类不同,胺可分为脂肪胺和芳香胺。氮原子与脂肪烃基直接相连的胺称为脂肪胺(aliphatic amine),氮原子与芳香环直接相连的胺称为芳香胺(aromatic amine)。例如:

图文:盐酸金刚烷胺

$$脂肪胺 \quad CH_3NH_2 \qquad CH_3NHCH_2CH_3 \qquad CH_3CH_2CH_2N \begin{smallmatrix} CH_3 \\ CH_3 \end{smallmatrix}$$

芳香胺

伯胺 　　　　　　 仲胺 　　　　　　 叔胺

2. 根据氮原子上所连的烃基数目不同,胺可分为伯胺(1°胺)、仲胺(2°胺)和叔胺(3°胺),相应氮原子上连有 1 个、2 个和 3 个烃基,它们的官能团分别是氨基(—NH_2),亚氨基(—NH—)和次氨基或叔氮原子(—N⟨)。

应注意伯胺、仲胺和叔胺中的伯、仲、叔的含义与醇中的不同。胺的分类是根据氮原子上所连的烃基的数目来确定的,而醇的分类是根据羟基所连的碳原子的种类来分类的。例如:

$$CH_3 - \overset{\overset{\displaystyle CH_3}{|}}{\underset{\underset{\displaystyle CH_3}{|}}{C}} - OH \qquad\qquad CH_3 - \overset{\overset{\displaystyle CH_3}{|}}{\underset{\underset{\displaystyle CH_3}{|}}{C}} - NH_2$$

叔丁醇(叔醇) 　　　　　　 叔丁胺(伯胺)

$NH_4^+A^-$ 中氮原子上连接的 4 个氢被烃基取代所形成的化合物称为季铵盐($[R_4N]^+A^-$)。其中的 R 可以相同,也可以不同,A^- 代表酸根离子。$NH_4^+A^-$ 中的 A^- 被 OH^- 取代形成的化合物称为季铵碱,如 $(CH_3)_4N^+Br^-$、$(CH_3)_4N^+OH^-$。季铵盐和季铵碱统称为季铵类化合物。

3. 根据分子中含有氨基数目的不同,胺可分为一元胺、二元胺和多元胺。如 CH_3NH_2(一元胺),$H_2NCH_2CH_2NH_2$(二元胺)。

(三)胺的命名

1. 简单胺命名　以胺为母体,烃基为取代基,称"某胺"。当氮原子上所连的烃基相同时,用"二""三"等表示相同烃基的数目。若与氮原子相连的烃基不同,则按照次序规则由小到大排列烃基。例如:

$$CH_3CH_2NH_2 \qquad\qquad CH_3NHCH_3 \qquad\qquad (CH_3)_3CNH_2 \qquad\qquad CH_3NHCH_2CH_3$$

乙胺 　　　　　　 二甲胺 　　　　　　 叔丁胺 　　　　　　 甲乙胺

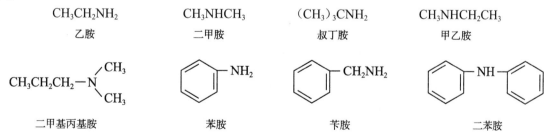

二甲基丙基胺 　　　　 苯胺 　　　　　　 苄胺 　　　　　　 二苯胺

2. 芳香胺命名　芳香仲胺和芳香叔胺命名时,以芳香伯胺为母体,脂肪烃基作为取代基,并在其名称前冠以"N-"或"N,N-",表示这些基团与氮原子直接相连,而不是连在芳环上。例如:

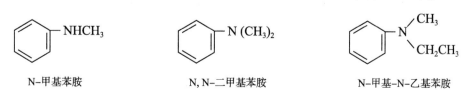

N-甲基苯胺 　　　　 N,N-二甲基苯胺 　　　　 N-甲基-N-乙基苯胺

3. 复杂胺命名　以氨基作为取代基,烃基作为母体进行命名。例如:

$$\begin{array}{c} H_3C \quad NH_2 \\ | \quad\quad | \\ CH_3CH_2CHCHCH_3 \end{array}$$

3-甲基-2-氨基戊烷

$$\begin{array}{c} N(CH_2CH_3)_2 \\ | \\ CH_3CH_2CHCH_2CH_3 \end{array}$$

3-二乙氨基戊烷

4. 季铵类化合物命名　与无机铵盐及氢氧化物的命名相似。例如：

$$\left[\begin{array}{c} CH_3 \\ | \\ H_3C-N-CH_3 \\ | \\ CH_3 \end{array}\right]^{+} Cl^{-}$$

氯化四甲铵（季铵盐）

$$\left[\begin{array}{c} CH_3 \\ | \\ H_3C-N-CH_2CH_3 \\ | \\ CH_3 \end{array}\right]^{+} OH^{-}$$

氢氧化三甲乙铵（季铵碱）

$$\left[\begin{array}{c} CH_3 \\ | \\ CH_3CH_2-N-CH_2CH_3 \\ | \\ CH_3 \end{array}\right]^{+} Br^{-}$$

溴化二甲二乙铵（季铵盐）

命名时应注意"氨"、"胺"和"铵"字的用法不同。"氨"用于表示 NH_3 或基团，如氨基，亚氨基，甲氨基（CH_3NH-）等；"胺"用来表示氨的烃基衍生物，如二甲胺（CH_3NHCH_3）等；"铵"用来表示氨或胺的盐类和季铵类化合物。

二、胺的结构

胺的结构与氨相似，氮原子为 sp^3 不等性杂化，其中 3 个 sp^3 杂化轨道分别与氢原子或碳原子形成 3 个 σ 键，另 1 个 sp^3 杂化轨道被 1 对孤对电子所占据。胺具有棱锥形空间构型，一对孤对电子处于棱锥体的顶端，类似于第 4 个"基团"。氨、甲胺和三甲胺的结构如图 13-1 所示。

图 13-1　氨、甲胺、三甲胺的结构示意图

季铵类化合物分子中，氮原子上的 4 个 sp^3 杂化轨道都用于成键（其中有一个配位键），因此，$[R_4N]^+$ 具有四面体结构。

在芳香胺中，氮原子也为 sp^3 不等性杂化，但孤对电子所占的杂化轨道含有更多的 p 轨道成分，所以芳香胺分子中的氨基虽然是棱锥体结构，但趋于平面化。如苯胺分子中 <HNH 为 113.9°，H—N—H 所处的平面与苯环平面之间存在一个 39.4° 的夹角，并不处于同一个平面内。虽然苯胺分子中氮原子上的孤对电子所占据的 sp^3 杂化轨道与苯环上的 p 轨道不平行，但仍能与苯环的大 π 键相互重叠，形成共轭体系，使氮原子上的孤对电子离域到苯环，导致氮原子上的电子云密度降低，而苯环上的电子云密度有所升高，如图 13-2 所示。

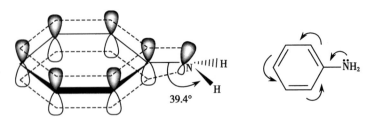

图 13-2　苯胺的结构示意图

胺类化合物分子中氮原子上的孤对电子与胺的碱性和亲核性有密切关系。

三、胺的化学性质

（一）碱性

与氨类似，胺在水溶液中呈碱性。这是由于胺分子中氮原子上的孤对电子易接受水解离出的质子，使 $[OH^-]$ 增加的缘故。

$$R-NH_2+HOH \rightleftharpoons R-NH_3^+ + OH^-$$

胺的碱性强弱是由电子效应、空间效应和溶剂化效应综合影响的结果。通常用 pK_b 来表示胺的碱性强弱，pK_b 越小，其碱性越强。例如：

胺	$(CH_3)_2NH$	CH_3NH_2	$(CH_3)_3N$	NH_3	$C_6H_5NH_2$	$(C_6H_5)_2NH$
pK_b	3.22	3.37	4.20	4.76	9.40	13.0

季铵碱是离子型化合物，是强碱，其碱性与氢氧化钠相当。各类胺的碱性强弱顺序大致如下：

$$季铵碱 > 脂肪胺 > 氨 > 芳香胺$$

胺具有碱性，可与酸反应生成盐。芳香胺碱性较弱，只能与强酸反应生成盐。

$$CH_3NH_2+HCl \longrightarrow CH_3\overset{+}{N}H_3Cl^- (CH_3NH_2 \cdot HCl)$$

氯化甲铵 （甲胺盐酸盐）

铵盐一般是固体，易溶于水和乙醇，性质较胺稳定，无胺的难闻气味。由于铵盐为弱碱所形成的盐，遇强碱即游离出胺，这一性质可用来分离、提纯胺类。在医药上常将难溶于水的胺类药物制成盐，以增加其水溶性。如局部麻醉药普鲁卡因，在水中溶解度较小，将其制成水溶性盐酸盐，便于制成注射液。

普鲁卡因　　　　　　　　　　　　　　**盐酸普鲁卡因**

（二）酰化反应

在有机分子中引入酰基的反应称为酰化反应（acylating reaction）。能提供酰基的试剂称为酰化试剂（acylating agent），如酰卤和酸酐等。

伯胺和仲胺能与酰化试剂发生反应，氮原子上的氢原子被酰基取代而生成酰胺。

乙胺　　　　　　**乙酰氯**　　　　　　**N-乙基乙酰胺**

叔胺的氮上没有氢原子，则不能发生酰化反应。

酰化反应在医药上具有重要意义。在胺类药物的分子中引入酰基后常可增加药物的脂溶性，有利于机体的吸收，以提高或延长疗效，并可降低毒性。如对羟基苯胺具有解热镇痛作用，因毒副作用强，不宜内服。若乙酰化后，毒副作用降低，疗效增加。

对-羟基苯胺　　　　　　**乙酸酐**　　　　　　**N-对羟苯乙酰胺（扑热息痛）**

（三）与亚硝酸的反应

不同的胺与亚硝酸反应生成的产物不同，脂肪胺与芳香胺也有差别。亚硝酸不稳定，易分解，一般在反应过程中由亚硝酸钠与盐酸（或硫酸）作用制得。

1. 伯胺与亚硝酸的反应　脂肪伯胺与亚硝酸作用，定量放出氮气，并生成醇、烯和卤代烃等的混合物。根据反应放出氮气的量，可用于氨基酸和多肽的定量分析。

$$R-NH_2+HNO_2 \longrightarrow N_2\uparrow + R-OH（烯烃、卤代烃等混合物）+ H_2O$$

芳香伯胺与亚硝酸在常温下的反应与脂肪伯胺相似，定量放出氮气。但在低温（<5℃）和强酸性溶液中反应生成重氮盐，此反应称为重氮化反应（diazotization）。

$$\text{(苯胺)}-NH_2 + NaNO_2 + HCl \xrightarrow{0～5℃} \text{(苯基)}-\overset{+}{N}\equiv NCl^- + NaCl + H_2O$$

氯化重氮苯

重氮盐不稳定，加热至室温时，就容易分解，生成酚和氮气。

$$\text{(苯基)}-\overset{+}{N}\equiv NCl^- + H_2O \xrightarrow{\triangle} N_2\uparrow + \text{(苯基)}-OH + HCl$$

2. 仲胺与亚硝酸的反应　脂肪仲胺和芳香仲胺与亚硝酸作用均生成N-亚硝基胺。

$$(CH_3)_2NH + HNO_2 \longrightarrow (CH_3)_2N-N=O + H_2O$$

N-亚硝基二甲胺

$$\text{(苯基)}-NHCH_3 + HNO_2 \longrightarrow \text{(苯基)}-N\underset{N=O}{\overset{CH_3}{\big|}} + H_2O$$

N-甲基-N-亚硝基苯胺

N-亚硝基胺为中性黄色油状液体或固体，大多数不溶于水而溶于有机溶剂，利用此特性可鉴别仲胺。动物实验证明，N-亚硝基胺具有强烈的致癌作用，可引起动物多种组织和器官的肿瘤，现已被列为化学致癌物。亚硝酸盐在胃肠道能与体内代谢产生的仲胺反应生成N-亚硝基胺，因此在食品加工过程中对亚硝酸盐的含量作了强制性规定。

3. 叔胺与亚硝酸的反应　脂肪叔胺与亚硝酸作用生成不稳定易水解的（弱酸弱碱）盐，若以强碱处理，则重新析出叔胺。

$$R_3N + HNO_2 \longrightarrow R_3\overset{+}{N}HNO_2^- \xrightarrow{NaOH} R_3N + NaNO_2 + H_2O$$

芳香叔胺与亚硝酸发生芳环上的亲电取代反应，生成C-亚硝基类化合物，该取代反应发生在苯环的邻位和对位。

$$\text{(苯基)}-N(CH_3)_2 + HNO_2 \longrightarrow O=N-\text{(苯基)}-N(CH_3)_2 + H_2O$$

N,N-二甲基对亚硝基苯胺

N,N-二甲基对亚硝基苯胺在强酸性溶液中呈橘黄色，在碱性溶液中显翠绿色。

综上所述，可利用亚硝酸与脂肪族及芳香族伯、仲、叔胺的不同反应来鉴别胺类。

四、重要的胺及其衍生物

1. 苯胺　最初由煤焦油中分离得到，纯净的苯胺为油状液体，沸点184.4℃，无色，有特殊气味，微溶于水，易溶于有机溶剂。在空气中久置的苯胺易被氧化而变成褐色。苯胺有毒，能透过皮肤或吸入蒸气而使人中毒，当空气中的浓度达到百万分之一时，几小时后就会出现中毒症状，如头痛、头晕、皮肤苍白、全身无力。中毒的主要原因是苯胺能使血红蛋白氧化为高铁血红蛋白而使中枢神经系统受到抑制。苯胺是合成药物及染料的重要原料。苯胺溶液中加入溴水立即生成2,4,6-三溴苯胺白色沉淀，常用此反应来鉴别苯胺的存在。

$$\text{(苯胺)}-NH_2 + Br_2 \longrightarrow \text{(2,4,6-三溴苯胺)} + HBr$$

图文：兴斯堡反应

2.胆碱和乙酰胆碱 胆碱,化学名为氢氧化三甲基-β-羟乙基铵,由于其最初是在胆汁中发现的,且具有碱性,故称为胆碱。它为白色结晶,吸湿性强,易溶于水和乙醇,不溶于乙醚和氯仿,是一种季铵碱,其碱性与氢氧化钠相似。胆碱广泛分布于生物体内,脑组织和蛋黄中含量较高,为卵磷脂的组成成分。胆碱在体内与脂肪代谢有密切关系,有抗脂肪肝的作用。

$$\left[HOCH_2CH_2-\overset{\overset{\displaystyle CH_3}{|}}{\underset{\underset{\displaystyle CH_3}{|}}{N}}-CH_3 \right]^+ OH^- \qquad \left[CH_3COOCH_2CH_2-\overset{\overset{\displaystyle CH_3}{|}}{\underset{\underset{\displaystyle CH_3}{|}}{N}}-CH_3 \right]^+ OH^-$$

胆碱   乙酰胆碱

乙酰胆碱是胆碱分子中羟基上的氢原子被乙酰基取代生成的产物,乙酰胆碱具有重要的生理作用,是神经传导的介质,称为神经递质。

3.新洁尔灭(苯扎溴铵) 化学名为溴化二甲基十二烷基苄铵,简称溴化苄烷铵,属季铵盐类,常温下为微黄色黏稠状液体,易溶于水,水溶液呈碱性,吸湿性强,芳香而味苦,无刺激性。由于分子中同时含有疏水的烷基和亲水的季铵离子,因此,它是一种表面活性物质,在水溶液中可以降低溶液表面张力,乳化脂肪,而起到清洁去污作用。它又能渗入细菌内部,引起细胞破裂或溶解,而起到抑菌或杀菌的作用。临床上常以 1:(1000~2000)的稀释液用于皮肤、黏膜、创面、手术器械及术前手的消毒。

$$\left[\left\langle \hspace{-0.5em}\bigcirc\hspace{-0.5em}\right\rangle -CH_2-\overset{\overset{\displaystyle CH_3}{|}}{\underset{\underset{\displaystyle CH_3}{|}}{N}}-C_{12}H_{25} \right]^+ Br^-$$

4.N-甲基苯异丙胺 是一种无味或略有苦味的透明晶体,形状象冰糖又似冰,俗称"冰毒",是国际、国内严禁的毒品。

$$\left\langle \hspace{-0.5em}\bigcirc\hspace{-0.5em}\right\rangle -CH_2-\underset{\underset{\displaystyle CH_3}{|}}{CH}NHCH_3$$

冰毒对人体的损害甚于海洛因,吸食或注射 0.2g 即可致死。通常吸食 1~2 周,即产生严重依赖性而成瘾,并对心、肺、肝、肾及神经系统有严重的毒害作用。

第二节 酰 胺

一、酰胺的概念和命名

(一)酰胺的概念

酰胺(amide)是氨或胺分子中氮原子上的氢原子被酰基取代所形成的化合物。酰胺可看作是氨或胺的衍生物,也可看作是羧酸的衍生物。酰胺的通式可表示为:

$$(Ar)R-\overset{\overset{\displaystyle O}{\|}}{C}-N\overset{\displaystyle H\ (R_1,Ar_1)}{\underset{\displaystyle H\ (R_2,Ar_2)}{<}}$$

(二)酰胺的命名

简单酰胺的命名是在酰基的名称后面加"胺"字,称为"某酰胺"。例如:

$$CH_3-\overset{\overset{\displaystyle O}{\|}}{C}-NH_2 \qquad CH_3-\overset{\overset{\displaystyle O}{\|}}{C}-NH-\overset{\overset{\displaystyle O}{\|}}{C}-CH_3 \qquad \left\langle \hspace{-0.5em}\bigcirc\hspace{-0.5em}\right\rangle -\overset{\overset{\displaystyle O}{\|}}{C}-NH_2 \qquad CH_3-\left\langle \hspace{-0.5em}\bigcirc\hspace{-0.5em}\right\rangle -\overset{\overset{\displaystyle O}{\|}}{C}-NH_2$$

乙酰胺   二乙酰胺   苯甲酰胺   对甲基苯甲酰胺

酰胺分子中氮原子上连有取代基时,则将取代基放在酰胺名称前面,并冠以"N-"或"N,N-",以表示取代基与氮原子直接相连。例如：

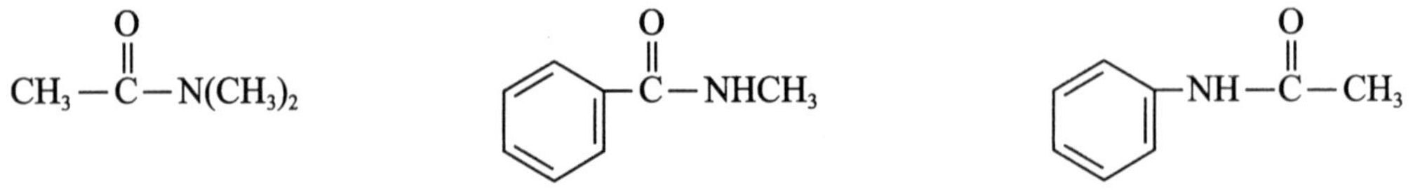

$$CH_3-\overset{\overset{\displaystyle O}{\|}}{C}-N(CH_3)_2$$

N, N-二甲基乙酰胺

N-甲基苯甲酰胺

N-苯基乙酰胺

二、酰胺的化学性质

（一）酸碱性

在酰胺分子中，由于氮原子上的孤对电子与羰基 π 键形成共轭体系，使电子云向羰基方向偏移，氮原子上的电子云密度降低，其结合质子的能力减弱，因而酰胺一般呈中性，仅在强酸、强碱条件下显示出弱碱性或弱酸性。

当氮原子上的氢原子被 2 个酰基取代而生成酰亚胺时，由于受两个酰基影响，氮氢键极性增加，显弱酸性。如邻苯二甲酰亚胺可与 NaOH 水溶液成盐。

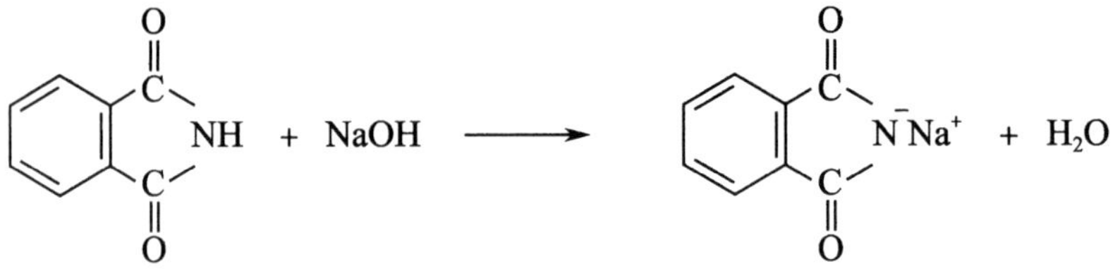

（二）水解

酰胺在强酸、强碱或酶的催化下，发生水解反应生成羧酸（或羧酸盐）和氨、胺（或铵盐）。酰胺的水解反应比酯的水解难，需加热回流。

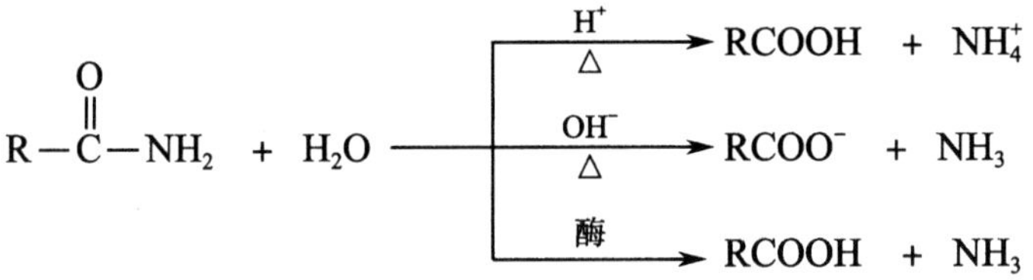

$$R-\overset{\overset{\displaystyle O}{\|}}{C}-NH_2 + H_2O \longrightarrow$$

$$\xrightarrow[\triangle]{H^+} RCOOH + NH_4^+$$

$$\xrightarrow[\triangle]{OH^-} RCOO^- + NH_3$$

$$\xrightarrow{酶} RCOOH + NH_3$$

（三）与亚硝酸反应

伯酰胺与亚硝酸作用，生成相应的羧酸，并放出氮气。

$$R-\overset{\overset{\displaystyle O}{\|}}{C}-NH_2 + HNO_2 \longrightarrow RCOOH + N_2\uparrow$$

三、碳酸衍生物

（一）尿素

尿素（urea）简称脲，在结构上可以看作碳酸分子中的 2 个羟基被氨基取代而形成的化合物，也称为碳酰二胺。

$$HO-\overset{\overset{\displaystyle O}{\|}}{C}-OH \qquad H_2N-\overset{\overset{\displaystyle O}{\|}}{C}-NH_2$$

碳酸 尿素

尿素为白色结晶，熔点 133℃，易溶于水和乙醇，难溶于乙醚。尿素是人和哺乳动物体内蛋白质代谢的最终产物。成人每日从尿中排泄出尿素 25~30g。尿素的用途很广泛，它是含氮量很高的氮肥，又是合成塑料和一些药物的原料。临床上尿素可配成注射液使用，对降低颅内压及眼内压有显著的疗效，可用于治疗急性青光眼和脑外伤引起的脑水肿等。

尿素除具有酰胺的一般通性外，因其结构上的特点，又具有以下特殊性质。

1. **弱碱性** 尿素显弱碱性，能与强酸反应生成盐，其硝酸盐和草酸盐难溶于水，易结晶，利用此性质可以鉴别尿素或从尿液中提取尿素。

$$H_2N-\overset{\overset{\displaystyle O}{\|}}{C}-NH_2 \ + \ HNO_3 \ \longrightarrow \ H_2N-\overset{\overset{\displaystyle O}{\|}}{C}-NH_2 \cdot HNO_3 \downarrow$$

硝酸脲（白色）

2. **水解反应** 尿素在酸、碱或尿素酶的催化下水解，生成二氧化碳、氨或铵。

$$H_2N-\overset{\overset{\displaystyle O}{\|}}{C}-NH_2 \ + \ H_2O \ \longrightarrow \ CO_2\uparrow \ + \ 2NH_3\uparrow$$

3. **与亚硝酸反应** 尿素与亚硝酸反应，生成碳酸并定量释放出氮气。通过测量氮气的体积，可定量测定溶液中尿素的含量。同时，常利用此反应来破坏和除去亚硝酸。

$$H_2N-\overset{\overset{\displaystyle O}{\|}}{C}-NH_2 \ + \ HNO_2 \ \longrightarrow \ HO-\overset{\overset{\displaystyle O}{\|}}{C}-OH \ + \ N_2\uparrow \ + \ H_2O$$
$$\longrightarrow CO_2\uparrow \ + \ H_2O$$

4. **缩二脲的生成和缩二脲反应** 将尿素缓慢加热到150～160℃，则2分子尿素发生缩合反应，脱去1分子氨，生成缩二脲。

$$H_2N-\overset{\overset{\displaystyle O}{\|}}{C}\!-\!\overline{\underline{NH_2}} \ + \ \overline{\underline{H}}\!-\!HN-\overset{\overset{\displaystyle O}{\|}}{C}-NH_2 \xrightarrow{150℃\sim160℃} H_2N-\overset{\overset{\displaystyle O}{\|}}{C}-NH-\overset{\overset{\displaystyle O}{\|}}{C}-NH_2 \ + \ NH_3$$

缩二脲

缩二脲是白色结晶，熔点为190℃，难溶于水，能溶于碱液。在缩二脲碱性溶液中，滴加少许稀硫酸铜溶液，即显紫红色，这种特殊的颜色反应称为缩二脲反应（biuret reaction）。凡分子中含有2个或2个以上酰胺键的化合物都可发生这种颜色反应，因此常利用缩二脲反应鉴别多肽和蛋白质。

（二）胍

胍（guanidine）可看作是尿素分子中的氧被亚氨基（—NH—）取代所形成的化合物，也称为亚氨基脲。胍为无色结晶，熔点为50℃，吸湿性强，易溶于水，显强碱性，其碱性与氢氧化钠相当。在胍分子中，去掉氨基上的1个氢原子后剩余的基团称为胍基，去掉1个氨基后的基团称为脒基。

$$\underset{\text{胍}}{H_2N-\overset{\overset{\displaystyle NH}{\|}}{C}-NH_2} \qquad \underset{\text{胍基}}{H_2N-\overset{\overset{\displaystyle NH}{\|}}{C}-NH-} \qquad \underset{\text{脒基}}{H_2N-\overset{\overset{\displaystyle NH}{\|}}{C}-}$$

在人体内，含有胍基结构的化合物主要存在于肌肉中，如肌酸、磷酸肌酸等，后者是肌肉中的一种储存能量的物质，因肌肉耗能较多，所以肌肉中含有丰富的肌酸和磷酸肌酸。

许多胍的衍生物具有生理活性，如苯乙双胍（降糖灵），吗啉胍（病毒灵）和链霉素等分子中均含有胍基结构。

（三）丙二酰脲

丙二酰脲（malonyl urea）是无色结晶，熔点为245℃，微溶于水，由丙二酰氯或丙二酸二乙酯与尿素发生酰化反应生成丙二酰脲。

$$\underset{\text{丙二酰氯}}{\overset{\overset{\displaystyle O}{\|}}{H_2C}\begin{smallmatrix}C-Cl\\ \\C-Cl\end{smallmatrix}} \quad + \quad \underset{\text{尿素}}{\begin{smallmatrix}H-N\\ \\C=O\\ \\H-N\end{smallmatrix}} \quad \longrightarrow \quad \underset{\text{丙二酰脲}}{H_2C\begin{smallmatrix}C-N\\ \\C=O\\ \\C-N\end{smallmatrix}} \quad + \quad HCl$$

丙二酰脲分子中含有1个活泼亚甲基和2个二酰亚氨基，能发生酮式—烯醇式互变异构。

图文：不靠谱的"减肥药"

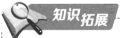

酮式　　　　　　　　　　　　　烯醇式

烯醇式丙二酰脲显酸性（$pK_a = 4.01$），因此，丙二酰脲又称为巴比妥酸。巴比妥酸本身无生物活性，但它的 C_5 亚甲基上的 2 个氢原子被烃基取代所得到的一系列化合物具有镇静、催眠和麻醉作用。这些药物总称为巴比妥类药物，其通式为：

巴比妥	$R_1 = R_2 = -C_2H_5$
苯巴比妥	$R_1 = -C_2H_5$，$R_2 = -C_6H_5$
异戊巴比妥	$R_1 = -C_2H_5$，$R_2 = -CH_2CH_2CH(CH_3)_2$

巴比妥类药物在水溶液中的溶解度较小，常利用其酸性制成钠盐水溶液，供口服或注射用。此类药物有成瘾性，用量过大会危及生命。

知识拓展

磺胺类药物

磺胺类药物的基本结构是对氨基苯磺酰胺，简称磺胺。结构式如下：

$$H_2N - \text{（苯环）} - SO_2NH_2$$

磺胺是 1935 年问世的第 1 个用于治疗全身性细菌感染的特效药物，开创了化学治疗的先河。磺胺有抑菌作用，但副作用较大，现仅供外用。目前使用的磺胺类药物都是对磺胺结构修饰后的化合物。对磺胺结构的研究发现，当 N_1 上的氢原子被某些杂环基团取代后，将不同程度地增强其抑菌作用，有较好的疗效和较低的毒性；当 N_4 上的氢原子被其他基团取代后，其抑菌作用减弱甚至丧失疗效，这些 N_4 取代物若在体内分解，恢复原来的游离氨基，仍能发挥抑菌作用。

磺胺类药物抗菌谱广，抑菌效果好，其机制是磺胺类药物和细菌生长需要的对氨基苯甲酸在结构、分子大小和电荷分布上极其相似，产生竞争性抑制作用，干扰了细菌对对氨基苯甲酸的利用，从而抑制细菌的生长。

本章小结

学习视角

笔记

内容	学习要点	
	胺	酰胺
概念	氨的烃基衍生物，即氨分子中的氢原子被烃基取代后所形成的化合物	氨或胺分子中氮原子上的氢原子被酰基取代后所形成的化合物
结构	通式：(Ar)R-NH₂(R₁、R₂)，R₁、R₂- 脂基，Ar - 芳基。官能团：氨基、亚氨基、次氨基	通式：(Ar)R—CO—NH₂(R₁、R₂)R₁、R₂- 烃基，Ar - 芳香基。官能团：—CO—NH—
分类	根据氮原子上所连烃基结构、烃基数目和分子中所含氨基数目不同进行分类	酰胺，亚酰胺
命名	简单胺以胺为母体，芳香胺以芳伯胺为母体	简单酰胺称为某酰胺；复杂酰胺需标明取代基的位置及个数
性质	碱性，酰化反应，与亚硝酸反应	酸碱性，水解反应，与亚硝酸作用
应用	苯胺用于合成药物及染料	巴比妥类药物具有镇静、催眠作用

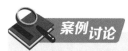

案例讨论

　　王某，男，50 岁。在某工厂危险化学品仓库进行苯胺灌装作业时，因操作不规范导致苯胺喷溅至其面部及衣物上，当时只用清水简单冲洗皮肤，未及时更换工作服并继续作业。约 1.5h 后出现头晕、乏力、胸闷和恶心等症状，伴随皮肤黏膜发绀，随即被送入院治疗。请分析其中毒机制。

（李俊波）

案例讨论

扫一扫，测一测

练习题

一、填空题

1. 氮原子上连有 1 个烃基的胺称为_____。

2. 氨的碱性比脂肪族胺的碱性_____，比芳香族胺的碱性_____。

3. 胺可看作是_____的烃基衍生物。

4. 常用来鉴别伯胺、仲胺和叔胺的试剂是_____。

5. 苯胺中氮原子的杂化类型是_____。

6. 酰胺分子中虽有氨基但在水溶液中不显_____，而近于_____。

7. 凡含有_____结构的物质均可发生缩二脲反应。

8. 酰胺是氨或胺分子中氮原子上的氢原子被_____取代所形成的化合物。

9. 缩二脲在碱性条件下，与稀硫酸铜作用呈现_____，这种反应称为缩二脲反应。

10. 磺胺类药物的基本结构_____。

二、简答题

1. 为什么常将一些胺类药物制成盐使用？

2. 胺类化合物的碱性强弱受哪些因素影响？又是如何影响的？

三、命名化合物或写出结构式

1. $C_6H_5NHCH_3$　　　　　2. $(CH_3CH_2)_4N^+I^-$　　　　3. $CH_3CH_2NHCH_3$

4. $CH_3CH_2CONHCH_3$　　5. $CH_3N(CH_2CH_3)_2$　　6. N,N- 二甲基甲酰胺

7. 缩二脲　　　　　　　　8. 新洁尔灭　　　　　　9. 胍

10. 苯甲酰胺

四、用化学方法鉴别化合物

1. 苯胺、N,N- 二甲基苄胺和尿素

2. 甲胺、甲乙胺和三乙胺

3. 邻甲苯胺、N- 甲基苯胺、苯甲醇和水杨酸

4. 苯胺、苯酚、苄胺和苄醇

5. 苄胺、尿素和苯甲酸

6. N- 乙基苯胺、三乙基胺和邻甲基苯胺

五、完成化学反应方程式

1. —NH₂ ＋ NaNO₂ ＋ HCl $\xrightarrow{0℃\sim5℃}$

笔记

2. 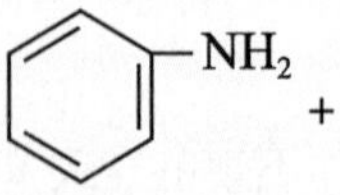 + (CH₃CO)₂O ⟶

3. (CH₃)₂CH₂NH₂ + HNO₂ ⟶

4. 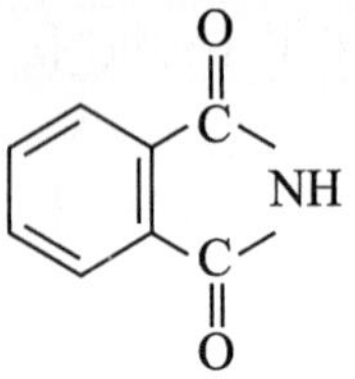 + NaOH ⟶

5. $H_2N-\overset{O}{\underset{|}{C}}-NH_2$ + $H_2N-\overset{O}{\underset{|}{C}}-NH_2$ $\xrightarrow[\triangle]{150℃\sim160℃}$

六、推断题

1. 化合物 A 的分子式为 $C_5H_{11}O_2N$，具有旋光性，用稀碱处理发生水解可生成 B 和 C。B 也具有旋光性，它既能与酸成盐，也能与碱成盐，并与 HNO_2 反应放出 N_2。C 没有旋光性，但能与金属钠反应放出氢气，并能发生碘仿反应。试写出 A、B、C 的结构式。

2. 化合物 A 的分子式为 C_6H_7N，具有碱性，使 A 的盐酸盐与亚硝酸作用生成化合物 B，分子式为 $C_6H_5N_2Cl$。在碱性溶液中，化合物 B 与苯酚作用生成具有颜色的化合物 $C_{12}H_{10}ON_2$。试推测化合物 A 结构式。

第十四章 杂环化合物和生物碱

学习目标

1. 掌握：杂环化合物的概念、分类和命名。
2. 熟悉：吡咯、吡啶的结构与化学性质；嘧啶、嘌呤及其衍生物。
3. 了解：生物碱的概念、性质。
4. 能力：具备分析简单杂环化合物结构与性质间联系的能力。
5. 素质：能理解杂环化合物和生物碱在生命过程中的作用及医药学价值。

案例导学

杂环化合物广泛分布于自然界，种类繁多，数量约占已知有机物的一半。许多是机体的组成成分，多数具有特殊的生理、药理作用，药物中，杂环化合物占了相当大的比例。生物碱是存在于生物体内的一类具有生理活性的含氮碱性有机物，很多是中草药的有效成分，可用于临床。

问题：

1. 你认识的与医药学有关的杂环化合物有哪些？举例说明。
2. 举例说明哪些水溶性的维生素含有杂环化合物。
3. 青霉素类药物有多种，其基本结构中包含哪种杂环结构？抗菌效果最好的是哪种？使用中应注意什么问题？
4. 核酸的组成成分中主要含有哪些碱基？

杂环化合物（heterocyclic compound）是由碳原子和非碳原子共同组成环状骨架结构的一类有机化合物。环中的非碳原子称为杂原子，常见的杂原子有氧、硫、氮等。多数杂环化合物环系比较稳定，不容易开环，且具有不同程度的芳香性，因此杂环化合物通常系被称为香杂环化合物（aromatic heterocycle）。因为交酯、内酯、内酰胺和环状酸酐等化合物的性质与其同类的脂肪族化合物相似，所以它们通常不列为杂环化合物。

生物碱分子中大多含有杂环，是一类重要的天然有机化合物，本章一并进行讨论。

第一节 杂环化合物

杂环化合物在自然界中分布很广，种类繁多，很多具有特殊的生理和药理作用。如动植物体内的血红素、叶绿素及生物色素，一些中草药的有效成分，部分抗生素和维生素，抗肿瘤药物，作为遗传因子中的碱基等都含有杂环结构。杂环化合物在有机物中占有重要的地位。

图文：含氧杂环化合物——青蒿素

笔记

一、杂环化合物的分类和命名

杂环化合物的分类是以杂环骨架为基础,按环的大小和数目分为单杂环和稠杂环。常见的母体杂环见表14-1。

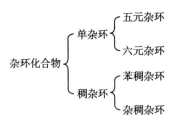

表 14-1 常见杂环化合物的结构和名称

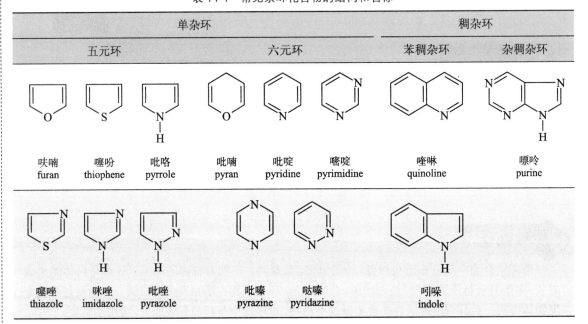

单杂环		稠杂环	
五元环	六元环	苯稠杂环	杂稠杂环

呋喃 furan　　噻吩 thiophene　　吡咯 pyrrole　　吡喃 pyran　　吡啶 pyridine　　嘧啶 pyrimidine　　喹啉 quinoline　　嘌呤 purine

噻唑 thiazole　　咪唑 imidazole　　吡唑 pyrazole　　吡嗪 pyrazine　　哒嗪 pyridazine　　吲哚 indole

杂环化合物的命名比较复杂,目前我国主要采用音译法,即根据外文名称的汉字译音,选用同音汉字,加"口"字旁表示杂环化合物的名称。如呋喃(furan),吡啶(pyridine)等。当杂环上有取代基时,以杂环为母体,将杂环上的原子编号。编号原则:一般从杂原子开始(个别例外)依次编号,或从杂原子旁的碳原子开始,依次用希腊字母 α、β、γ……编号,将取代基的位次、数目和名称写在杂环母体名称前。例如:

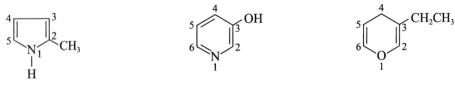

2-甲基吡咯(α-甲基吡咯)　　　　3-羟基吡啶(β-羟基吡啶)　　　　3-乙基吡喃(β-乙基吡喃)

当环上有 2 个相同的杂原子时,应从连有氢原子或取代基的杂原子开始编号,并使这些杂原子具有较小的位次和;如环上不止一种杂原子,则按氧、硫、氮顺序编号。

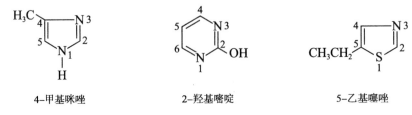

4-甲基咪唑　　　　　　　　2-羟基嘧啶　　　　　　　　5-乙基噻唑

稠杂环有特定的编号顺序，例如：

喹啉

嘌呤

此外，还可将杂环作为取代基，以含官能团的侧链为母体进行命名。例如：

2-呋喃甲醛（α-呋喃甲醛）

3-吲哚乙酸（β-吲哚乙酸）

二、五元杂环化合物

常见的五元杂环有呋喃、吡咯和噻吩，它们的结构和性质相似，以吡咯为例加以讨论。

（一）吡咯的结构

在吡咯分子中，碳原子和氮原子均以 sp^2 杂化轨道形成 σ 键，成环的 5 个原子处于同一平面上。每个碳原子未杂化的 p 轨道中各有 1 个电子，氮原子未杂化的 p 轨道中有一孤对电子，这些 p 轨道相互重叠形成一个含有 5 个原子 6 个电子的闭合 π 电子共轭体系，与苯的结构相似，具有芳香性，如图 14-1 所示。

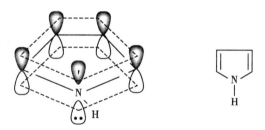

图 14-1　吡咯的结构示意图

呋喃、噻吩的结构与吡咯相似，都具有芳香性，其强弱次序为：苯 > 噻吩 > 吡咯 > 呋喃。

（二）吡咯的性质

1. 酸碱性　吡咯氮原子上的孤对电子与环中 π 电子形成共轭体系，使氮原子上的电子云密度降低，与 H^+ 结合能力减弱（$pK_b = 13.6$），碱性很弱，不仅不能与酸反应生成盐，反而显弱酸性，能与固体氢氧化钾反应生成盐。

$$\text{吡咯} + KOH \xrightarrow{\triangle} \text{吡咯钾盐} + H_2O$$

2. 亲电取代反应　吡咯分子中的氮原子具有 p-π 的共轭效应，使环上碳原子的电子云密度增大，杂环活化，比苯更容易发生亲电取代反应，反应主要发生在 α 位。

$$\text{吡咯} + Br_2 \xrightarrow[0℃]{\text{乙醚}} \text{四溴吡咯} + HBr$$

127

（三）常见的五元杂环化合物及其衍生物

1. 吡咯及其衍生物　吡咯存在于煤焦油中，为无色液体，沸点为131℃，不溶于水，易溶于有机溶剂。吡咯的蒸气可使浸有盐酸的松木片产生红色，称为吡咯的松木片反应，此反应可用于鉴别吡咯。

吡咯的衍生物广泛分布于自然界中，如血红素和叶绿素等。血红素和叶绿素的基本骨架是卟吩环，它是由4个吡咯环的α-碳原子通过4个次甲基（—CH＝）相连而成的复杂共轭体系。在4个吡咯环中间的空隙里，以共价键及配位键与二价铁离子（血红素）或二价镁离子（叶绿素）结合，同时，4个吡咯环的β-位置还各有不同的取代基。

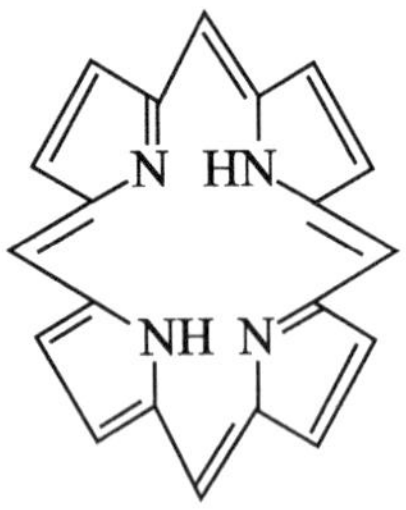

卟吩 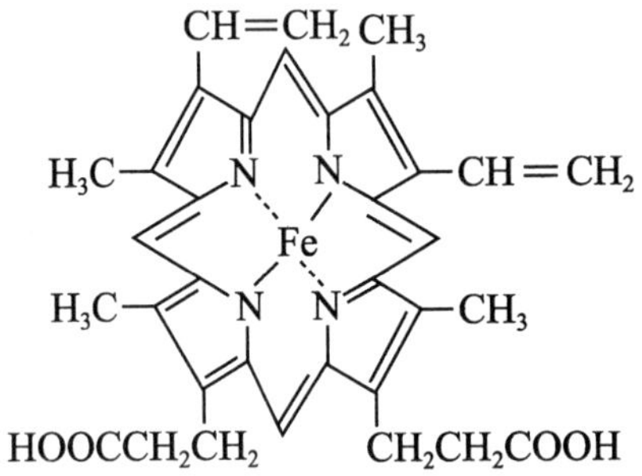　　　　　　　血红素 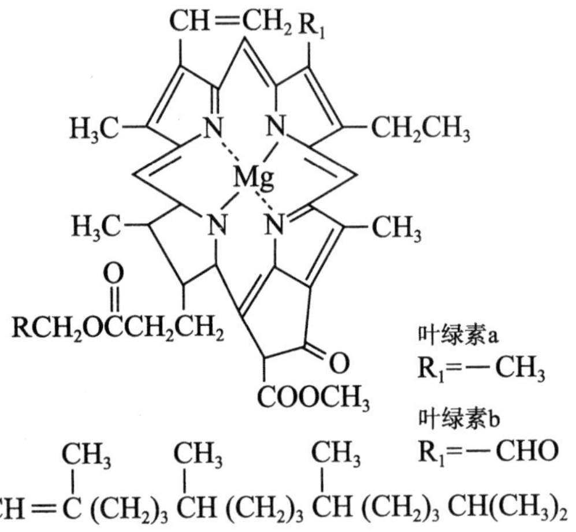　　　　　　　　叶绿素

血红素与蛋白质结合形成血红蛋白，存在于红细胞中，其功能是输送氧气和二氧化碳。叶绿素是绿色植物中光合作用的催化剂。

2. 吡唑、咪唑及其衍生物　吡唑和咪唑互为异构体，吡唑（$pK_b=2.5$）和咪唑（$pK_b=7.1$）的碱性比吡咯强得多，能与酸作用生成盐。

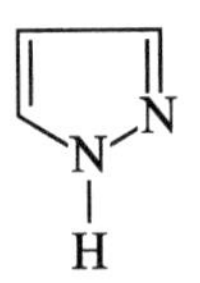

吡唑 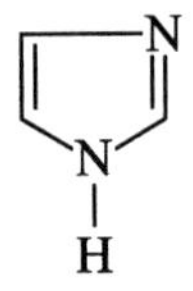　　　　　　　　咪唑

吡唑的常见衍生物为吡唑酮，是安替比林和安乃近等解热、镇痛药物的基本骨架。这类药物常用来治疗发热、头痛、急性关节炎、风湿性神经痛、牙痛及肌肉痛等疾病。

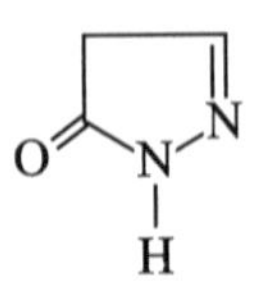

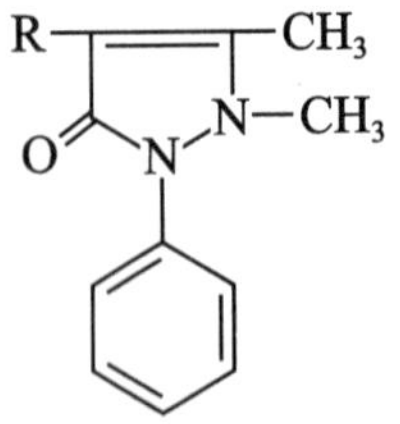

R=H　　　　　安替比林

$R=-N(CH_3)_2$　　氨基比林

$R=-N(CH_3)CH_2SO_3Na$　　安乃近

咪唑的常见衍生物有组氨酸，是蛋白质水解的产物之一。组氨酸在人体内经细菌作用脱羧成为组织胺。

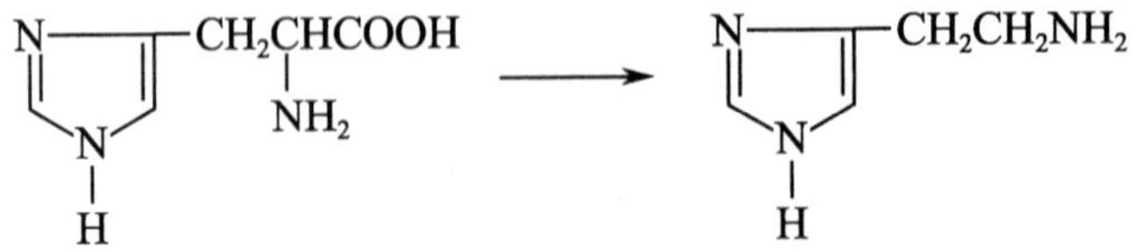

组织胺有降低血压、扩张血管和促进胃液分泌的作用。人体中组织胺含量过多时，会发生过敏反应，其磷酸盐临床上常用于诊断胃酸缺乏症。

3. 噻唑及其衍生物　噻唑为无色液体,沸点为 117℃,具有弱碱性,对氧化剂、还原剂稳定。噻唑的一些衍生物在医药上具有重要意义,如维生素 B_1 及青霉素等都含有噻唑环。

维生素 B_1 为人体必需的一种物质,可用于治疗多发性神经炎、食欲缺乏和脚气病等。

青霉素是从青霉素菌培养液中提取出来的一类抗菌素的总称。天然青霉素有 7 种,即青霉素 G、F、X、K、二氢青霉素 F、3- 戊烯青霉素及顶芽孢菌素 N,其中以青霉素 G 含量较高,疗效好。它们都有一个共同的基本结构—A 环为 β- 内酰胺环,B 环为氢化噻唑环,由 A、B 两环稠合而成,在 3 位上连有羧基,6 位上连有酰胺基。各种青霉素的区别取决于取代基 R 的不同。

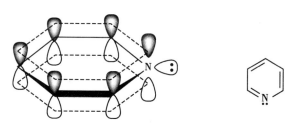

噻唑　　　　　　　　维生素B_1　　　　　　　青霉素的基本结构

青霉素具有消炎杀菌作用,对多数因细菌感染而引起的疾病有较好的疗效,且毒性低,临床应用较广,缺点是个别病人有严重的过敏反应。青霉素难溶于水,因其分子中含有羧基,一般制成钠盐或钾盐使用,增加其溶解度。

三、六元杂环化合物

六元杂环化合物有吡啶和嘧啶等,在此主要介绍吡啶的结构和性质、常见的六元杂环及其衍生物。

(一)吡啶的结构

吡啶的结构与苯相似,可看做苯分子中的"CH"被氮原子取代所得到的化合物。吡啶分子中 5 个碳原子和 1 个氮原子都以 sp^2 杂化轨道相互重叠形成 σ 键,形成六元平面环状结构。每个原子未参与杂化的 p 轨道相互平行重叠,垂直于环平面,形成环状共轭体系。氮原子有 1 对孤对电子占据 sp^2 杂化轨道,不参与环的共轭体系,未参与成键,可与质子结合,显碱性。由于氮原子的电负性比碳原子大,产生了吸电子共轭效应,使环上 π 电子云不像苯那样均匀分布,碳原子上的电子云密度降低。如图 14-2 所示。

图 14-2　吡啶的结构示意图

(二)吡啶的性质

1. 酸碱性　吡啶分子中氮原子上有 1 对孤对电子,能与 H^+ 结合,显弱碱性($pK_b = 8.8$),能与强酸反应生成盐,但碱性弱于脂肪胺和氨,碱性比苯胺强。

2. 亲电取代反应　因吡啶环上氮原子的电负性较大,π 电子云在氮原子处密集,使环上碳原子的电子云密度降低,因此不易发生亲电取代反应,只有在强烈条件下,亲电取代反应才能进行,且发生在 β 位上。

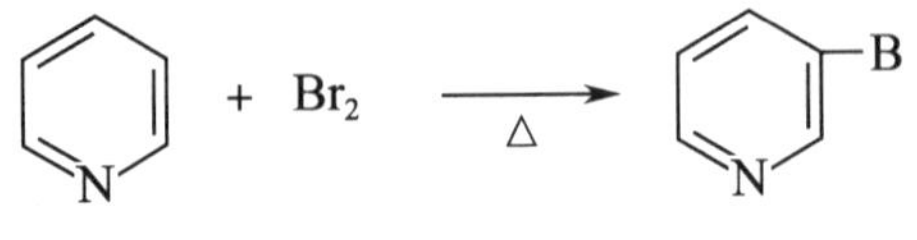

$$\text{吡啶} + Br_2 \xrightarrow{\triangle} \text{β-溴吡啶}$$

β-溴吡啶

不同化合物发生亲电取代反应的活性顺序:

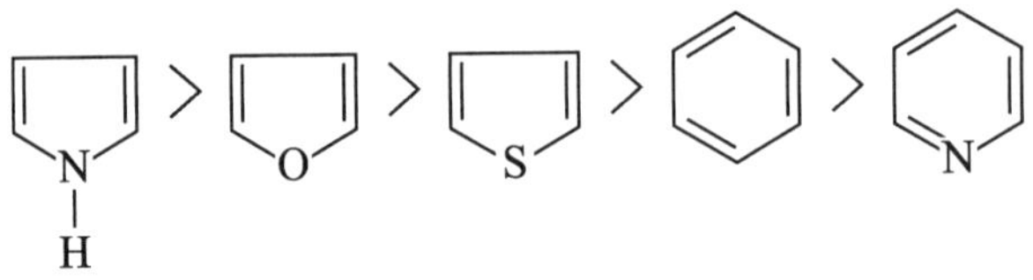

$$\text{吡咯} > \text{呋喃} > \text{噻吩} > \text{苯} > \text{吡啶}$$

3. 亲核取代反应　在吡啶环中,由于氮原子的强烈的吸电子作用,使环上电子云密度降低,特别是在 α、γ 位降低的更多,因此亲核取代反应易发生在 α、γ 位。

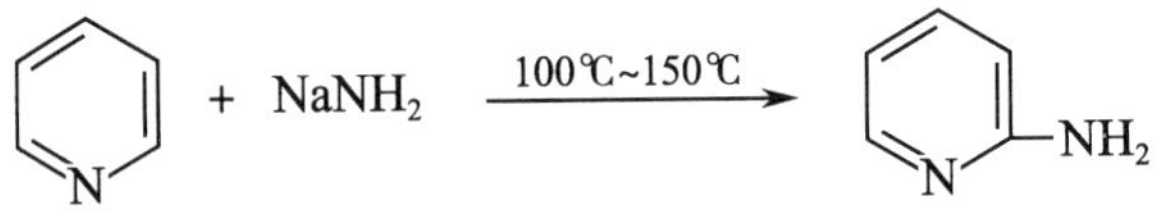

$$\text{吡啶} + NaNH_2 \xrightarrow{100℃\sim150℃} \text{2-氨基吡啶}$$

4. 氧化还原反应　吡啶环较稳定,一般不易被氧化,如果环上有烷基侧链时,可被氧化成羧基。

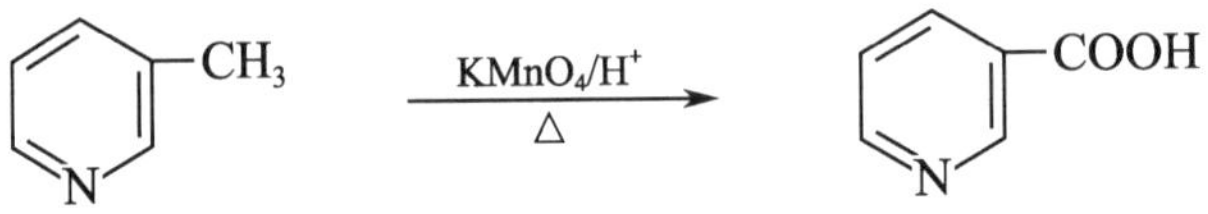

$$\text{β-甲基吡啶} \xrightarrow[\triangle]{KMnO_4/H^+} \text{β-吡啶甲酸}$$

β-甲基吡啶　　　　　　　　　　　β-吡啶甲酸

吡啶对还原剂比苯活泼,易被还原生成六氢吡啶($pK_b = 2.8$)。

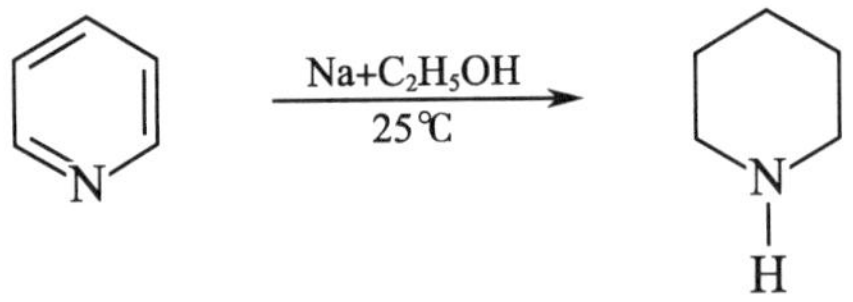

$$\text{吡啶} \xrightarrow[25℃]{Na+C_2H_5OH} \text{哌啶(六氢吡啶)}$$

哌啶（六氢吡啶）

（三）常见的六元杂环化合物及其衍生物

1. 吡啶及其衍生物　吡啶是一种无色、有恶臭味的液体,沸点为 115℃,可溶于水、乙醇及乙醚,能和酸作用成盐。吡啶的多种衍生物是临床上常用的药物。

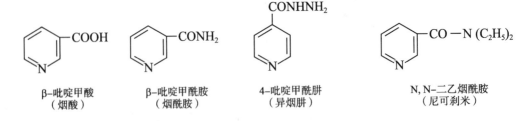

β-吡啶甲酸　　　β-吡啶甲酰胺　　　4-吡啶甲酰肼　　　　N,N-二乙烟酰胺
（烟酸）　　　　（烟酰胺）　　　　（异烟肼）　　　　　（尼可刹米）

烟酸和烟酰胺合称为维生素 B_3（维生素 PP）,存在于肉类、肝、肾、花生、糠和酵母中,它能促进组织新陈代谢,主要用于防治糙皮病和治疗舌炎、口腔炎及皮炎（癞皮病）等。异烟肼具有较强的抗结核作用,是治疗结核病的常用药物。尼可刹米对呼吸具有明显的兴奋作用,可使呼吸运动加深加快,是临床上常用的呼吸兴奋剂。

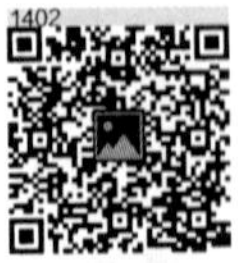

2. 嘧啶及其衍生物　嘧啶是无色结晶固体,熔点为 22℃,易溶于水,具有弱碱性（$pK_b = 12.7$）,嘧啶本身在自然界中并不存在,但其衍生物在自然界中分布很广,如胞嘧啶、尿嘧啶和胸腺嘧啶等是构成核酸的成分。具有嘧啶环的药物也很多,如巴比妥类安眠药、磺胺嘧啶和维生素 B_1（硫胺素）等。嘧啶衍生物可以产生酮式—烯醇式互变异构现象。

笔记

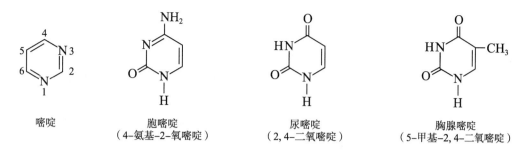

嘧啶　　　　胞嘧啶　　　　　尿嘧啶　　　　　　胸腺嘧啶
（4-氨基-2-氧嘧啶）　（2,4-二氧嘧啶）　（5-甲基-2,4-二氧嘧啶）

四、稠杂环化合物

杂环与杂环稠合或杂环与苯环稠合而成的化合物称为稠杂环化合物。常见的稠杂环化合物有嘌呤、喹啉等，这里主要讨论嘌呤及其衍生物。

嘌呤为无色结晶，熔点为217℃，易溶于水，是两性化合物，与酸或碱均能成盐。它是由1个嘧啶环与1个咪唑环稠合而成的，存在互变异构现象，生物体内主要以9H-嘌呤为主。

9H-嘌呤　　　　　　　7H-嘌呤

嘌呤本身在自然界中并不存在，但其衍生物以游离状态或结合形式广泛存在于动植物中。许多嘌呤衍生物具有生物活性，如腺嘌呤和鸟嘌呤为核酸的组成成分。

腺嘌呤（6-氨基嘌呤）　　　鸟嘌呤（2-氨基-6-羟基嘌呤）

尿酸、黄嘌呤和次黄嘌呤是腺嘌呤和鸟嘌呤在体内的代谢产物，存在于动物的血和尿中。尿酸是人和高等动物体内核酸的代谢产物，由尿排出，健康人每天的排泄量为0.5g～1.0g。

尿酸、黄嘌呤和次黄嘌呤存在酮式—烯醇式互变异构现象。

尿酸（2,6,8-三氧嘌呤）　　　　黄嘌呤　　　　　　次黄嘌呤

第二节　生　物　碱

生物碱（alkaloid）是指存在于生物体内的一类具有明显生理活性的含氮碱性有机化合物。由于生物碱主要存在于植物体内，故又称为植物碱。生物碱的分子结构多属于仲胺、叔胺或季铵类，少数为伯胺类，常含有氮杂环。一种植物中往往含有多种生物碱，一种生物碱也可以存在于不同科属的植物中。在植物中生物碱常与有机酸结合成盐而存在，还有少数以糖苷、有机酸酯和酰胺的形式存在。

生物碱大多具有特殊而明显的生理作用。许多生物碱是中草药的有效成分，目前已分离提纯出几千种生物碱，并有近百种用作临床药物，如麻黄碱、吗啡碱等。生物碱的毒性较大，量小可治疗疾

病,量大可能引起中毒,甚至死亡,因此使用时一定要注意剂量。

一、生物碱的性质

生物碱多数为无色固体,味苦,具有旋光性。游离的生物碱多难溶于水,能溶于乙醇等有机溶剂。

1. 碱性　生物碱分子中的氮原子上有 1 孤对电子,能接受质子而显碱性,能与酸成盐。生物碱盐能溶于水,难溶于有机溶剂。临床上利用此性质将生物碱类药物制成易溶于水的盐类而应用,如盐酸吗啡、硫酸阿托品等。在使用生物碱盐类药物时,应注意不能与碱性药物(如巴比妥钠等)并用,否则会析出沉淀而失去作用。

2. 沉淀反应　大多数生物碱或其盐类能与一些试剂反应,生成不溶性的盐而沉淀,借此反应可鉴定或分离生物碱。能与生物碱发生沉淀的试剂称为生物碱沉淀剂,常用的有碘化汞钾(K_2HgI_4)、磷钼酸($H_3PO_4 \cdot 12MoO_3$)、鞣酸和苦味酸等。

3. 显色反应　能与生物碱产生颜色反应的试剂称为生物碱显色剂,常用的有钼酸铵的浓硫酸溶液、甲醛 - 浓硫酸、浓硫酸和浓硝酸等。如 1% 钒酸铵的浓硫酸溶液遇阿托品显红色,遇吗啡显棕色,遇可待因显蓝色等。利用生物碱的显色反应,可鉴别生物碱。

二、生物碱的一般提取法

生物碱的提取是用适当的方法将植物中的生物碱成分抽提出来。常用的方法有溶剂法、离子交换树脂法和沉淀法。

溶剂法是利用游离生物碱难溶于水,而生物碱盐易溶于水的性质,使生物碱在有机相和水相之间不断转移,从而达到提取、精制之目的。通常用稀酸(如稀盐酸)使生物碱转化为生物碱盐而转移到提取液中,再用氢氧化钠等处理提取液,此时生物碱就沉淀下来,最后用有机溶剂(如乙醇、氯仿等)把游离的生物碱萃取出来。

$$\text{≡N:} \quad \underset{OH^-}{\overset{H^+}{\rightleftharpoons}} \quad [\text{≡N:H}]$$

生物碱（难溶于水）　　　　　　生物碱盐（易溶于水）

三、常见的生物碱

1. 烟碱　又称为尼古丁,是存于烟草中的吡啶类生物碱,在烟草中含 2%～8%,纸烟中约含 1.5%。它是无色或微黄色油状液体,易溶于乙醇和乙醚,沸点为 246℃,有旋光性。

烟碱有成瘾性,少量能兴奋中枢神经,增高血压,大剂量时则抑制中枢神经,引起恶心、呕吐、意识模糊等中毒症状,甚至使心肌麻痹以至死亡。烟碱有强烈的毒性,能致癌。

2. 莨菪碱和阿托品　存在于颠茄、莨菪、曼陀罗和洋金花等茄科植物中,总称为颠茄生物碱。莨菪碱是由莨菪醇和莨菪酸所形成的酯。莨菪醇的结构特点是含有稠合在一起的氢化吡咯和氢化吡啶环,这 2 个环共用 2 个碳原子和 1 个氮原子。结构式如下:

莨菪碱为左旋体，在碱性条件下或受热时易外消旋化，形成外消旋的莨菪碱，即阿托品。阿托品过去是从植物中提取得到的，现在可人工合成。它是白色晶体，熔点118℃，无旋光性，难溶于水，易溶于乙醇、氯仿中。在临床上，阿托品用作抗胆碱药，具有抑制腺体分泌及扩大瞳孔的作用，用于平滑肌痉挛、胃及十二指肠溃疡、散瞳、盗汗和胃酸过多等，也可作有机磷农药中毒的解毒剂。阿托品的毒性比莨菪碱小，但作用强度只有莨菪碱的一半。

3. 吗啡、可待因和海洛因　吗啡和可待因存在于鸦片中，鸦片是罂粟果流出的浆液，在空气干燥后形成的棕黑色黏性团块，在鸦片中有20多种生物碱，其中吗啡约含10%，可待因含0.3%～1.9%。它们的结构式为：

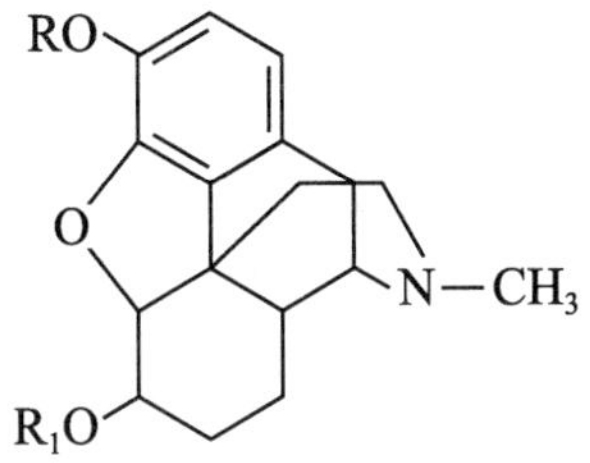

R=R₁=H　　　　吗啡

R=—CH₃，　　R₁=H　　可待因

R=R₁=—C(O)—CH₃　　海洛因

吗啡为无色结晶，微溶于水，味苦。分子结构中因含有酚羟基和叔氮原子，故为两性化合物。医药上常用盐酸吗啡，是强烈的镇痛药物，镇痛作用能持续6h，也能镇咳，但有成瘾和抑制呼吸的缺点，不宜常用。

可待因是吗啡的甲基醚，医药上应用的制剂是其磷酸盐，具有与吗啡相似的生理作用，兼有镇咳和镇痛作用，其强度较吗啡弱，成瘾倾向较小，比吗啡安全。

海洛因是吗啡的二乙酰基衍生物，自然界不存在，其镇痛作用较大，成瘾性极大，是吗啡的3倍～5倍，过量能致死，不作为药用，被列为禁止制造和出售的毒品。纯品为白色结晶性粉末，光照或久置变为淡黄色。难溶于水，易溶于氯仿、苯和热醇。

4. 小檗碱　俗称黄连素，属于异喹啉类生物碱，存在于黄连、黄柏等小檗属植物中，游离的小檗碱主要以季铵盐形式存在。小檗碱为黄色结晶，味极苦，能溶于水，难溶于有机溶剂中。

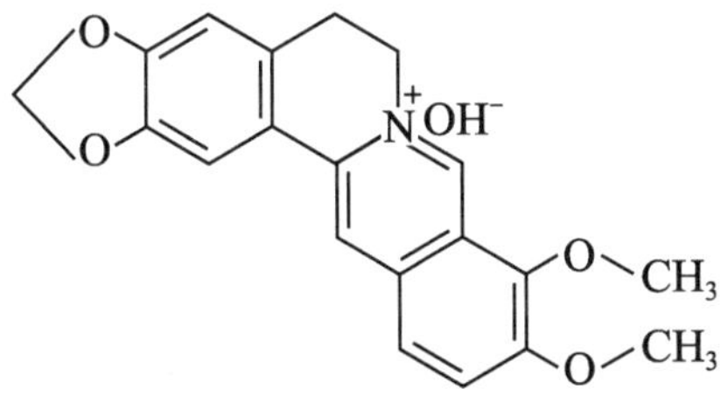

小檗碱为广谱抗菌剂，对多种革兰阳性细菌和阴性细菌有抑制作用，也有温和的镇静、降压和健胃作用。临床上用于治疗痢疾和肠胃炎等症。

5. 麻黄碱　又称为麻黄素，主要来源于中草药麻黄，麻黄中含生物碱1%～2%，其中含有较多的是(−)-麻黄碱和(+)-伪麻黄碱。它们都是芳香族仲胺类生物碱，无含氮杂环，它们的性质与一般生物碱不尽相同，与生物碱沉淀剂也不易发生沉淀。

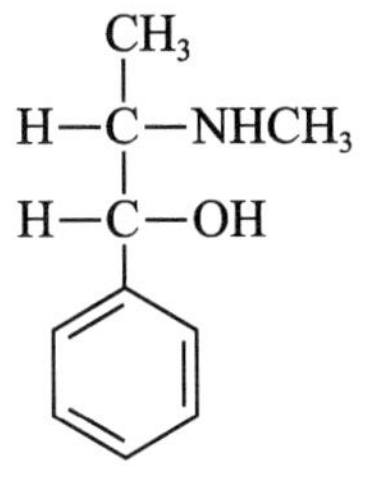

（−）-麻黄碱 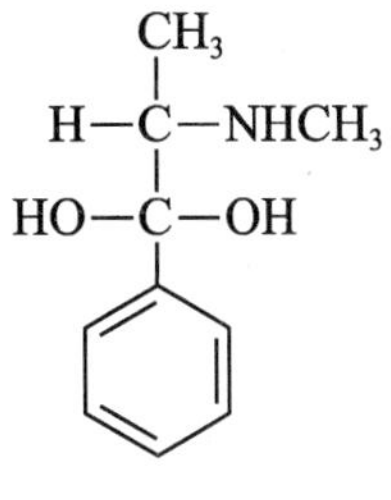　　　　　　　　　　（＋）-伪麻黄碱

麻黄碱有类似肾上腺素的作用，能兴奋交感神经、升高血压，临床上常用其盐酸盐治疗支气管哮喘、过敏性反应、鼻黏膜肿胀和低血压等。

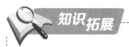

尿酸与痛风

　　痛风是一种由于嘌呤代谢紊乱所致的疾病,多见于男性。血液中尿酸长期增高是发生痛风的关键原因。人体内尿酸主要来源于两个方面。①内源性尿酸:人体细胞内蛋白质分解代谢产生的核酸和其他嘌呤类化合物,经一些酶的作用而生成尿酸,约占 80%;②外源性尿酸:食物中含有的嘌呤类化合物、核酸及核蛋白成分,经过消化与吸收后,在一些酶的作用下生成外源性尿酸,约占 20%。通常情况下人体内尿酸不断地生成和排泄,在血液中维持一定的浓度。当嘌呤代谢紊乱时,尿酸的合成增加或排出减少,血和尿中的尿酸含量会增加,尿中的尿酸含量增加,严重时形成尿结石;血液中尿酸浓度高于 0.48mol/L 时,尿酸盐晶体可沉积在关节、软组织、软骨和肾脏中,临床表现为痛风性关节炎、痛风石及肾脏损害。

　　如果机体中尿酸含量超标,则应限制饮食中嘌呤和蛋白质的摄入。如禁食动物内脏、沙丁鱼以及各种肉类浓汤等富含嘌呤的饮食,以减少外源性尿酸来源;同时应进一步检查,确诊尿酸升高的原因,对症下药。

本章小结

内容	学习要点	
	杂环化合物	生物碱
概念	由碳原子和非碳原子构成的环状有机物	存在于生物体内的一类具有明显生理活性的含氮碱性有机物
结构	有芳香性的杂环结构,环中的非碳原子称为杂原子,常见的有 O、S、N	多属于仲胺、叔胺,常含氮杂环
分类	单杂环,稠杂环	按植物来源、生源途径和基本母核结构分类
命名	主要采用音译法	主要采用俗名
性质	弱酸或弱碱性,取代反应,加成反应	碱性,沉淀反应,显色反应
应用	嘌呤、嘧啶是构成核酸中碱基的基本成分	许多生物碱是药物的有效成分

1404

学习视角

1405

案例讨论

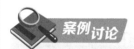

　　一幼儿,男,6 个月。一周前因受凉后出现咳嗽、流涕、食欲缺乏等症状,医院门诊就医,怀疑为“上呼吸道感染”,给予相关治疗症状无明显缓解。近 2 日出现厌食、恶心、活动减少、呆滞、凝视且偶有四肢小抖动等症状。患儿足月顺产,纯母乳喂养未添加辅食,大便每日 3～4 次。请分析其病因。

（李俊波）

1406

扫一扫,测一测

练习题

一、填空题

1. 吡啶与苯比较，_____易发生亲电取代反应，_____易发生亲核取代反应。

2. 呋喃、噻吩中杂原子均是_____杂化。

3. 呋喃、吡咯、噻吩都具有芳香性，其芳香性的强弱顺序是_____ > _____ > _____。

4. 药物阿托品是生物碱_____的外消旋体。

5. 生物碱的化学性质主要包括_____、_____和_____等。

二、简答题

1. 何为生物碱？它们在水及酸中的溶解性如何？

2. 为什么吡啶的碱性比吡咯强？

3. 为何生物碱盐类药物不能与碱性药物一同使用？

三、命名化合物或写出结构式

1. 2,4-二甲基呋喃　　2. 3-吡啶磺酸

3. 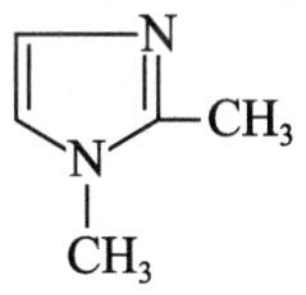 （结构式）　　4. 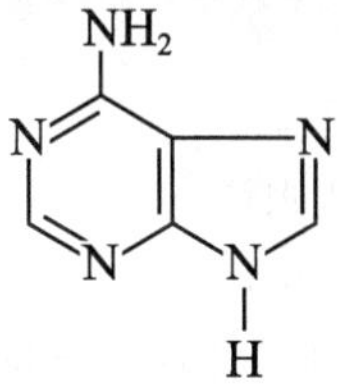 （结构式）

四、用化学方法鉴别化合物

1. 可待因、吗啡

2. 吡啶、2-甲基吡啶

五、完成化学反应方程式

1. 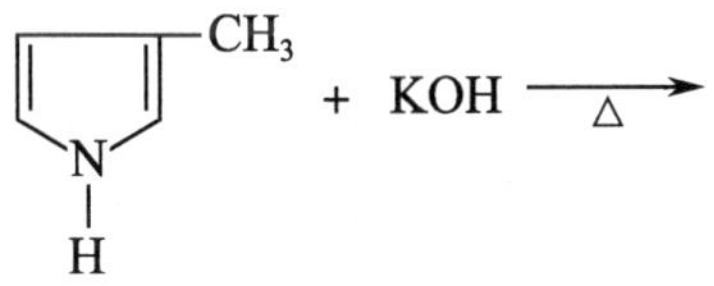 （结构式）+ KOH —△→

2. 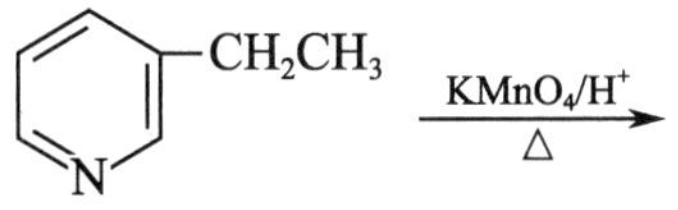 （结构式）—KMnO₄/H⁺，△→

六、推断题

某杂环化合物 C_7H_7ON 能发生银镜反应，遇高锰酸钾生成 3,4-吡啶二甲酸。试推断该化合物的结构式。

第十五章　糖　类

学习目标

1. 掌握：糖的定义；单糖的结构和化学性质。
2. 熟悉：糖的分类；变旋光现象；二糖的结构特点。
3. 了解：淀粉、糖原和纤维素的结构、性质和功能。
4. 能力：具备正确区分醛糖和酮糖、还原糖和非还原糖的能力。
5. 素质：能理解糖的组成、结构和性质，并应用于后续课程的学习中。

案例导学

　　糖是三大营养物质之一，是人类食物的主要成分。糖不仅是动植物机体的建筑材料，也是能量的主要提供者，而且还是重要的信息物质，同时它是人体内合成脂肪、蛋白质和核酸的重要原料。一些糖具有特殊的生物学功能，许多糖本身具有抗菌、抗病毒、抗肿瘤的活性，是人类的重要药物之一。糖在生命过程中发挥着重要的作用。

　　问题：

1. 为什么有时将糖称为"碳水化合物"？
2. 临床上常用什么方法检测糖尿病人的尿糖含量？
3. 什么是"葡醛内酯片"，它有什么作用？
4. 你能从结构上说明"为什么动物能吃草，而人却不能"吗？

　　糖类是自然界广泛存在的一类重要的有机物，是绿色植物光合作用的产物，是人类生命活动不可缺少的三大营养物质之一，淀粉、纤维素和糖原等都属于糖类。

　　糖类的主要生理功能是供能，人体所需能量的 50%～70% 来自糖的氧化分解，每 g 葡萄糖彻底氧化可释放 16.7kJ 的能量；糖类还是体内重要的结构物质和信息物质。因此糖类在人类生命活动中起着非常重要的作用。

　　最初发现的一些糖是由碳、氢和氧三种元素组成，因分子中 H、O 的比例为 2:1，与水相同，具有 $C_n(H_2O)_m$ 的结构通式，所以被称为"碳水化合物"。但后来的结构研究发现这个名称并不确切，因为有些糖的分子式并不满足 $C_n(H_2O)_m$ 的通式，如鼠李糖（$C_6H_{12}O_5$）、脱氧核糖（$C_5H_{10}O_4$）等；而另一些物质如醋酸（$C_2H_4O_2$）、乳酸（$C_3H_6O_3$）等符合通式 $C_n(H_2O)_m$，但它们不属于糖类。

　　从化学结构上看，糖类是多羟基醛（酮）及其脱水缩合产物。常根据其能否水解及水解产物的情况常分为三类：单糖，寡糖和多糖。单糖（monosaccharide）是最简单的糖，它不能再被水解，如葡萄糖、果糖；寡糖（oligosaccharide）又称为低聚糖，是水解后能产生 2～10 个单糖分子的糖，其中以二糖最为常见，如蔗糖、麦芽糖；多糖（polysaccharide）是水解后能产生 10 个以上单糖分子的糖，如淀粉、纤维素和糖原。

第一节 单 糖

一、单糖的概念和分类

从结构上，单糖可分为醛糖（aldose）和酮糖（ketose）；根据分子中所含碳原子数目不同，又可将单糖分为三碳（丙）糖、四碳（丁）糖、五碳（戊）糖和六碳（己）糖。在生物体内，以戊糖和己糖最为常见。甘油醛（丙醛糖）和二羟基丙酮（丙酮糖）是最简单的醛糖和酮糖。在单糖中，与生命活动关系最为密切的是葡萄糖、果糖、核糖和脱氧核糖等。

$$
\begin{array}{c}
\text{CHO} \\
| \\
\text{H—C—OH} \\
| \\
\text{CH}_2\text{OH}
\end{array}
\qquad\qquad
\begin{array}{c}
\text{CH}_2\text{OH} \\
| \\
\text{C=O} \\
| \\
\text{CH}_2\text{OH}
\end{array}
$$

D-甘油醛 　　　　　　　　　1,3 二羟基丙酮

二、单糖的结构

（一）葡萄糖的开链结构和构型

葡萄糖的分子式为 $C_6H_{12}O_6$，根据其化学性质确定为无分支的五羟基醛结构，含有 4 个手性碳原子（C_2、C_3、C_4、C_5），有 2^4 个旋光异构体，葡萄糖是己醛糖 16 种旋光异构体之一，其结构可用费歇尔投影式表示，为书写方便，用横线表示羟基，氢可省略。这种结构称为葡萄糖的开链结构。

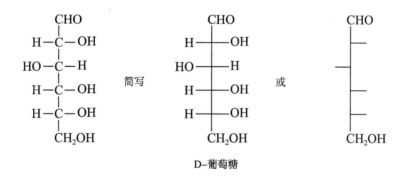

D-葡萄糖

单糖的构型常采用 D/L 标记法，即以甘油醛为标准确定，人为规定距羰基最远的手性碳原子的构型即为单糖的构型。葡萄糖分子中距羰基最远的手性碳原子 C_5 上的羟基在右侧，故为 D- 型。其他单糖的构型也是按此法确定。自然界中存在的单糖几乎都是 D- 型。

（二）变旋光现象和葡萄糖的环状结构

D- 葡萄糖有两种不同的结晶，一种从乙醇中结晶，熔点 146℃，其比旋光度 $[\alpha]_D^{20}$ 为 +112°；另一种从吡啶中结晶，熔点 150℃，其比旋光度 $[\alpha]_D^{20}$ 为 +18.7°。上述任何一种葡萄糖结晶溶于水后，其比旋光度 $[\alpha]_D^{20}$ 都会逐渐改变，最终稳定在 +52.5°。这种在溶液中比旋光度自行发生变化的现象称为变旋光现象（mutarotation）。此现象用葡萄糖的开链结构无法解释。

实验证明，结晶态的单糖并不是以开链结构存在，而是形成了环状结构。葡萄糖分子中既有羟基又有醛基，可发生分子内亲核加成反应，形成环状半缩醛结构。葡萄糖 C_5 上的羟基与醛基反应，形成稳定的六元氧环式结构；并使 C_1 成为手性碳原子，因而葡萄糖有两种不同的构型。在此结构中，C_1 上的羟基称为半缩醛羟基，它与 D- 葡萄糖 C_5 上的羟基在同侧者称为 α- 型，在异侧者称为 β- 型。

笔记

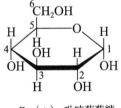

α-D-（+）-葡萄糖（36%）　　　　　开链醛式　　　　　β-D-（+）-葡萄糖（64%）

$[\alpha]_D^{20} = +112°$　　　　　　　　　　　　　　　　　$[\alpha]_D^{20} = +18.7°$

α-型和β-型葡萄糖就是上述比旋光度和熔点均不相同的两种结晶葡萄糖。葡萄糖变旋光现象可用环状结构与开链结构的互变加以解释。将任意一种异构体溶于水时，都会先产生微量的开链醛式结构。当开链结构转变为环状结构时，α-型和β-型两种异构体同时生成，且浓度不断变化，比旋光度的数值也随之变化。当α-型、β-型和开链醛式三种异构体达到互变平衡状态时，α-型约占36%，β-型约占64%，而开链醛式仅有极少量，约占0.02%；三种异构体的含量不再改变，比旋光度也就保持在+52.5°。

可见，葡萄糖的变旋光现象是葡萄糖两种环状结构和开链结构互变的结果。变旋光现象是所有具有环状半缩醛结构单糖的共同性质。

葡萄糖的这种六元氧式结构，类似于含氧的六元杂环吡喃，故称之为吡喃葡萄糖；同理，五元氧环式结构的果糖，称之为呋喃果糖。

（三）葡萄糖环状结构的哈沃斯式

为了更真实地表示葡萄糖分子的空间构型，英国化学家哈沃斯（Haworth）用平面的环状来表示糖的环状半缩醛结构，这种结构式称为哈沃斯透视式，简称哈沃斯式（Haworth form）。D-葡萄糖的哈沃斯式结构表示如下：

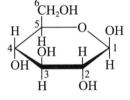

α-D-（+）-吡喃葡萄糖　　　　　　β-D-（+）-吡喃葡萄糖

书写哈沃斯式时，将吡喃环作平面，即把成环的原子置于同一个平面，粗线表示纸平面的前面，细线则表示后面，成环的氧原子位于环的右上角，各碳原子上的基团分别置于环平面的上方或下方，以表示它们的空间位置。碳原子编号从最右端开始按顺时针方向依次排列；凡在氧环式中处于左侧的基团位于环平面的上方，右侧的基团位于环平面的下方，即"左上右下"，C_5上的羟甲基位于平面上方。由此可知，C_1上半缩醛羟基在环平面下方的是α-型，在环平面上方的是β-型。

（四）果糖的结构

果糖分子式为$C_6H_{12}O_6$，属己酮糖，与葡萄糖互为同分异构体，两者结构或构型除C_1和C_2外，从C_3至C_6完全相同，其开链酮式结构如下式所示。

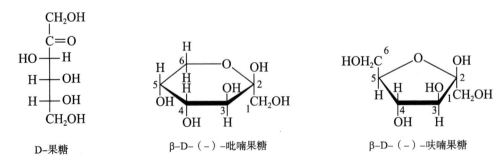

D-果糖　　　　　　　　　β-D-（-）-吡喃果糖　　　　　　　　β-D-（-）-呋喃果糖

D- 果糖开链式中的 C_6 或 C_5 上的羟基能与 C_2 上的酮基发生分子内亲核加成反应生成环状半缩酮结构,它们也有 α- 型和 β- 型两种异构体。自然界中游离态的 β-D- 果糖以六元氧杂环(吡喃)形式存在;结合态的 β-D- 果糖则以五元氧杂环(呋喃)形式存在。在水溶液中同样存在环状半缩酮和开链式结构的混合平衡体系。

三、单糖的性质

单糖都是无色结晶,味甜,易溶于水而难溶于弱极性或非极性溶剂,具有变旋光现象。

单糖是多羟基的醛或酮,具有醛酮和醇的性质,易发生化学反应。在水溶液中,单糖的链式结构和环式结构互相转化,两种结构形式都可参加化学反应,同时也表现出一些特殊性。

(一)互变异构反应

在稀碱溶液中,D- 葡萄糖会有一部分转变成 D- 果糖和 D- 甘露糖,最终形成三种糖的平衡混合物,这种转变是通过烯二醇式中间体的重排来完成。如下式所示:

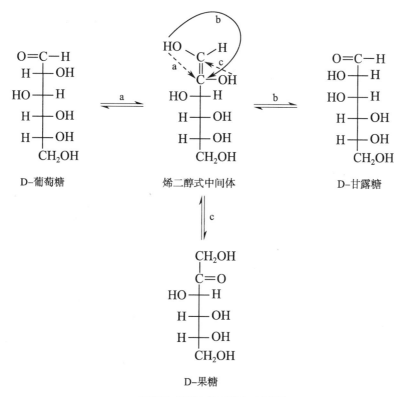

葡萄糖、果糖和甘露糖的互变异构

在稀碱条件下,加上羰基和羟基的双重作用,D- 葡萄糖的 α-H 非常活泼,可转移至羰基氧原子上,生成不稳定的烯二醇式中间体。它通过三种途径进一步转化:当 C_1 羟基上的氢原子按 a 方式转到 C_2 上时,则 C_2 上的羟基位于碳链右侧,形成 D- 葡萄糖;当 C_1 羟基上的氢原子按 b 方式加到 C_2 上时,则 C_2 上的羟基转移到左侧,形成 D- 甘露糖;当 C_2 上羟基中的氢原子按 c 方式加到 C_1 上时,形成 D- 果糖。

同理,用稀碱处理 D- 果糖或 D- 甘露糖,最终也得到三种糖的平衡混合物。

在含有多个手性碳原子的旋光异构体中,只有一个手性碳原子的构型不同的异构体,互称为差向异构体(epimer)。如 α-D- 葡萄糖与 β-D- 葡萄糖 C_1 的构型不同,称为 C_1 差向异构体或端基异构体;D- 葡萄糖和 D- 甘露糖互称为 C_2 差向异构体。差向异构体之间的转化称为差向异构化(epimerism)。D- 葡萄糖或 D- 甘露糖与 D- 果糖之间的转化是醛糖与酮糖间的转化。在体内糖代谢过程中,6- 磷酸葡萄糖在酶的作用下可异构化为 6- 磷酸果糖。

(二)氧化反应

1. 与碱性弱氧化剂的反应 托伦试剂、斐林试剂或班氏试剂都属于碱性弱氧化剂,能把单糖(醛糖和酮糖)氧化生成复杂的氧化产物,同时 Cu^{2+}(配离子)及 Ag^+(配离子)分别还原为 Cu_2O 砖红色沉淀和单质 Ag(银镜)。

$$单糖 + [Ag(NH_3)_2]^+ \longrightarrow Ag\downarrow + 复杂的氧化产物$$
（托伦试剂）

$$单糖 + [Cu(NH_3)_4]^{2+} \longrightarrow Cu_2O\downarrow + 复杂的氧化产物$$
（斐林或班氏试剂）

视频:单糖
与碱性弱氧
化剂的反应

凡是能发生上述反应的糖称为还原糖,反之则为非还原糖。单糖的环状结构中都有半缩醛(酮)羟基,在溶液中可转化为开链醛(酮)式结构,因此所有单糖都是还原糖。酮糖(如 D- 果糖)也能发生上述反应,是因为在碱性条件下它通过互变异构转化为醛糖。临床上将班氏试剂作为尿糖定性检出试剂,就是利用了葡萄糖的还原性。

2. 与酸性氧化剂反应 溴水可选择性地将葡萄糖中的醛基氧化成羧基,生成相应的葡萄糖酸。在酸性或中性条件下,酮糖不发生差向异构化,氧化性较弱的溴水不能氧化果糖。因此可利用溴水来鉴别醛糖和酮糖。硝酸氧化性较强,可以将葡萄糖氧化为葡萄糖二酸;酮糖则发生 C_2-C_3 链断裂,生成小分子二元酸。

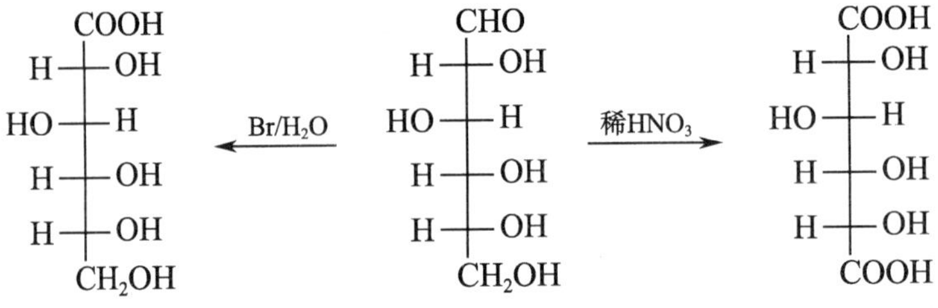

葡萄糖酸　　　　　　葡萄糖　　　　　　葡萄糖二酸

在体内酶的作用下,葡萄糖分子中 C_6 位的羟甲基被氧化成羧基,生成葡萄糖醛酸。

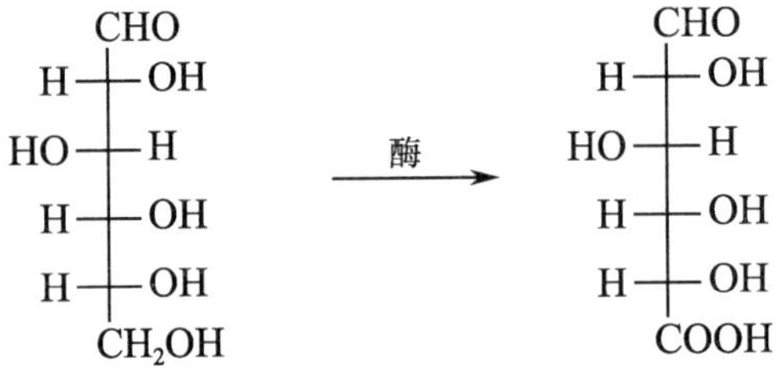

葡萄糖醛酸

葡萄糖醛酸广泛存在于动植物体内,在肝中易与某些醇、酚等有毒物质结合,转变为低毒或无毒的葡萄糖酸衍生物(苷),成苷后的分子极性大,易经肾脏随尿液排出体外,起到解毒和保护肝脏的作用。葡萄糖醛酸是临床常用的保肝药。

（三）成苷反应

单糖的半缩醛(酮)羟基较为活泼,可与其他羟基化合物(如醇或酚)作用,分子间脱水生成缩醛(酮)。这种具有缩醛(酮)结构的化合物称为糖苷(glycoside),此类反应称为成苷反应。如 D- 葡萄糖与甲醇在干燥氯化氢催化下,脱水生成 α- 和 β-D- 甲基吡喃葡萄糖苷的混合物。

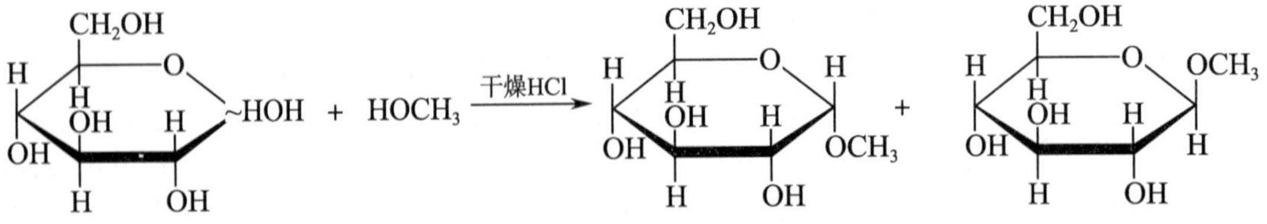

α- 或β-D-吡喃葡萄糖　　　　α-D-甲基吡喃葡萄糖苷　　　β-D-甲基吡喃葡萄糖苷

成苷反应发生在糖的半缩醛(酮)羟基上,所以糖的半缩醛(酮)羟基又称为苷羟基。

糖苷是糖的衍生物,由糖和非糖两部份组成。糖的部分称为糖苷基,可以是单糖或低聚糖;非糖部分称为配糖基或苷(甙)元,可以是简单或复杂的羟基化合物。糖苷基与配糖基之间的化学键称为糖苷键。一般所说的苷键为氧苷键,此外,还有氮苷键、硫苷键等。成苷反应生成的苷键也有 α-苷键和 β-苷键两种。

糖苷是一种缩醛(酮)结构,分子中没有半缩醛(酮)羟基,性质比较稳定,不能转变为开链结构,故糖苷无还原性和变旋光现象。但在稀酸或酶的作用下糖苷易发生水解,生成相应的糖和非糖化合物。

糖苷广泛存在于自然界,大多具有生理活性,是许多中草药的有效成分之一。如具有镇痛作用的水杨苷是由葡萄糖和邻羟基苯甲醇所形成的苷;洋地黄苷、苦杏仁苷等都有不同的生理活性;单糖与含氮杂环生成的糖苷是生命活动的重要物质—核酸的组成成分。

(四)成酯反应

单糖分子中的多个羟基能与酸脱水成酯。糖的磷酸酯是体内多种物质代谢的中间产物。如葡萄糖 -1-磷酸酯(G-1-P)和葡萄糖 -6-磷酸酯(G-6-P)在体内酶的作用下可相互转化。

$$\text{(葡萄糖结构式)} + H_3PO_4 \xrightarrow{\text{酶}} \text{(磷酸葡萄糖结构式)} + H_2O$$

1-磷酸葡萄糖(G-1-P) ⇌ (磷酸变位酶) ⇌ 6-磷酸葡萄糖(G-6-P)

1-磷酸葡萄糖(G-1-P)   6-磷酸葡萄糖(G-6-P)

核糖和果糖也能在体内形成磷酸酯。如核糖 -1-磷酸酯和果糖 -1,6-二磷酸酯等。糖的磷酸酯是体内糖原贮存和分解的中间产物。酯化反应是体内糖代谢的重要步骤。

(五)脱水反应和颜色反应

单糖在强酸(硫酸或盐酸)作用下,可发生分子内脱水。戊醛糖、己醛糖与浓硫酸或浓盐酸共热,经多步脱水,分别生成糠醛(α-呋喃甲醛)或糠醛衍生物。

$$\text{戊醛糖} \xrightarrow[\triangle]{\text{强酸}} \cdots \xrightarrow{-H_2O} \text{α-呋喃甲醛}$$

戊醛糖   α-呋喃甲醛

酮糖也能发生类似反应。二糖和多糖在浓酸的存在下,可部分水解成单糖后再发生分子内脱水反应,生成呋喃甲醛类化合物。

呋喃甲醛类化合物能与酚或芳胺缩合,产生有颜色的化合物,可用于鉴别糖类化合物。

1. 莫利许(Molisch)反应 在浓硫酸的作用下,糖类(单糖、二糖和多糖)可与 α-萘酚作用生成紫色物质,此反应称为莫利许反应。反应很灵敏,常用于糖类的定性鉴定。

2. 塞利凡诺夫(Seliwanoff)反应 在糖溶液中,加入塞利凡诺夫试剂(间 -苯二酚的盐酸溶液),加热,酮糖很快出现鲜红色,醛糖反应速度很慢,可利用此法区别醛糖与酮糖。

四、常见的单糖

(一)D-葡萄糖

葡萄糖以苷的形式广泛存在于自然界,其游离态在葡萄等水果和蜂蜜中含量较高。动物体内也含有少量游离的葡萄糖。葡萄糖是白色结晶性粉末,熔点 146℃,易溶于水,难溶于有机溶剂。自然

视频:α-萘酚反应

界中的葡萄糖为右旋糖,比旋光度$[\alpha]_D^{20}$为 +52.5°。

葡萄糖是一种重要的营养物质,是人体所需能量的主要来源,尤其是中枢神经系统。它不需经消化就可直接被吸收利用,尤其适应于婴儿和体弱病人的营养供应。

在临床上,用静脉注射葡萄糖溶液来补充液体,增加能量,治疗水肿、低血糖和心肌炎等症;葡萄糖有强心、利尿和解毒的作用。此外,葡萄糖是合成维生素C和制造葡萄糖酸钙等药物的原料。

人体血液中的葡萄糖称为血糖,正常人空腹血糖的浓度为 3.9~6.1mmol/L,保持血糖浓度的恒定具有重要的生理意义。低血糖会导致头晕、心悸、出冷汗等症,严重时出现昏迷;血糖浓度过高或尿中出现葡萄糖时,可能患有糖尿病。

（二）D- 果糖

果糖是天然糖类中最甜的糖。游离态以六元环的吡喃糖存在于水果和蜂蜜中,约占 80%。结合态以五元环的呋喃糖存在,约占 20%。果糖是白色晶体,熔点 104℃,易溶于水,难溶于有机溶剂。自然界中的果糖为左旋糖,比旋光度$[\alpha]_D^{20}$为 −92.4°。

果糖也可以在体内形成磷酸酯,常见的有果糖 -6- 磷酸酯(F-6-P)和果糖 -1,6- 二磷酸酯(F-1,6-P)。

β-D-呋喃果糖-6-磷酸酯   β-D-呋喃果糖-1,6-二磷酸酯

果糖形成的磷酸酯是体内糖代谢过程中重要的中间产物。在酶的作用下,1,6- 二磷酸果糖在 C_3 与 C_4 处断裂,生成 3- 磷酸甘油醛和磷酸二羟丙酮,继续进行代谢反应。

（三）D- 核糖和 D-2- 脱氧核糖

D-(−)- 核糖和 D-(−)-2- 脱氧核糖都是戊醛糖,它们是核酸的重要组成成分。

D-核糖   β-D-呋喃核糖   D-2-脱氧核糖   β-D-2-脱氧呋喃核糖

在体内,核糖和脱氧核糖的 β- 苷羟基与某些含氮杂环化合物(如嘌呤、嘧啶等)中氮原子上的氢脱去一分子水,形成 β- 糖苷,分别称为核糖核苷和脱氧核糖核苷,它们再与磷酸酯化形成的核苷酸组成核酸的基本单位。

第二节 二 糖

一、二糖的概念和分类

二糖也称为双糖,广泛存在自然界中,是低聚糖中最简单也是最重要的一种。二糖水解时生成 2

个单糖分子,这两分子单糖可以相同也可以不同。从结构上看,二糖可看成是 1 分子单糖的苷羟基与另一分子单糖的苷羟基或醇羟基脱水缩合形成的糖苷。根据分子中是否含有苷羟基,二糖也可分为还原糖和非还原糖。

常见的二糖有麦芽糖、蔗糖、乳糖等,它们都是己糖的脱水缩合产物,分子式均为 $C_{12}H_{22}O_{11}$,互为同分异构体。

二、常见的二糖

(一)麦芽糖

麦芽糖存在于麦芽中。食物中的淀粉在体内消化过程中,在淀粉酶作用下水解成麦芽糖,再经麦芽糖酶的作用生成 2 分子 D- 葡萄糖,所以麦芽糖是淀粉水解过程中的中间产物。

从分子结构上看,麦芽糖由 1 分子 α-D- 吡喃葡萄糖 C_1 上的苷羟基与另 1 分子 D- 吡喃葡萄糖 C_4 上的醇羟基脱水,通过 α-1,4 苷键连接而成。其结构式为:

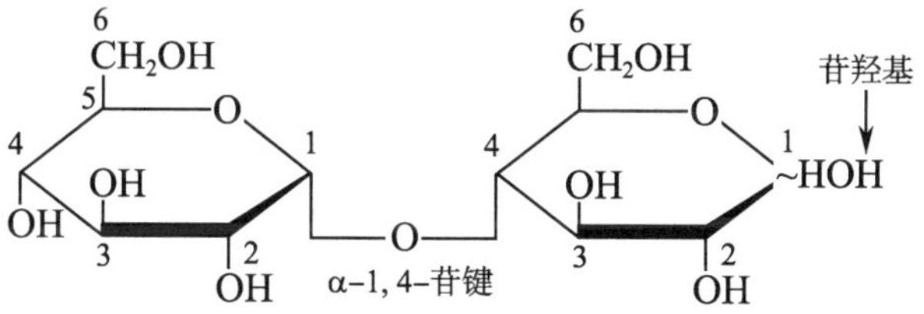

麦芽糖的结构

麦芽糖分子中仍保留着 1 个苷羟基,有 α- 和 β- 型两种异构体,其水溶液中存在着开链式结构,所以麦芽糖有变旋光现象,有还原性,属还原性二糖。

麦芽糖为白色晶体,含一分子结晶水,熔点 102℃,易溶于水,比旋光度 $[\alpha]_D^{20}$ 为 +136°,有甜味,但不如蔗糖。麦芽糖是饴糖的主要成分,用于制作糖果,也可用作细菌的培养基。

(二)乳糖

乳糖存在于哺乳动物的乳汁中,人乳中含量为 60～70g/L,牛乳中含量为 40～50g/L。从分子结构上看,乳糖由 1 分子 β-D- 半乳糖 C_1 上的苷羟基和 1 分子 D- 吡喃葡萄糖 C_4 上的醇羟基脱水,通过 β-1,4 苷键连接而成。其结构式为:

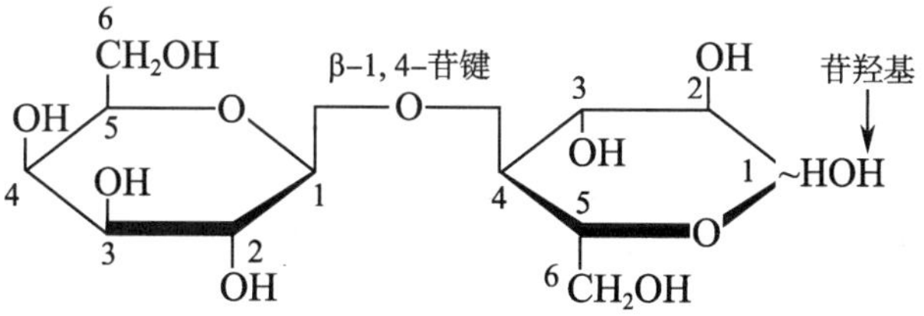

乳糖的结构

乳糖分子中仍保留着 1 个苷羟基,所以有变旋光现象和还原性,属还原性二糖。

乳糖含 1 分子结晶水,熔点 202℃,易溶于水,比旋光度 $[\alpha]_D^{20}$ 为 +53.5°。医药上利用其吸湿性小的特点作为药物的稀释剂,以配制散剂和片剂。

(三)蔗糖

蔗糖在甜菜和甘蔗中含量丰富,各种植物的果实中几乎都有蔗糖。

从化学结构上看,蔗糖是由 1 分子 α-D- 吡喃葡萄糖 C_1 上的苷羟基与 1 分子 β-D- 呋喃果糖 C_2 上的苷羟基脱水,以 α,β-1,2- 苷键连接而成。其结构式如下:

蔗糖分子中没有苷羟基,在水溶液中不能转变为开链醛式结构,因此蔗糖无变旋光现象,无还原性,属非还原性二糖。

143

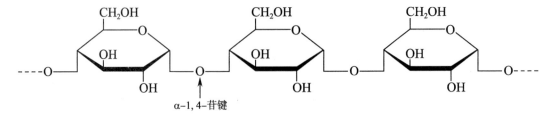

蔗糖的结构

蔗糖是白色晶体,熔点186℃,易溶于水,水溶液的比旋光度$[\alpha]_D^{20}$为$+66.7°$。蔗糖在酶或稀酸作用下水解成等物质的量的D-(+)-葡萄糖与D-(−)-果糖的混合物,其比旋光度$[\alpha]_D^{20}$为$-19.75°$。蔗糖是右旋糖,其水解后的混合物却是左旋的。这是因为水解生成的果糖的左旋强度大于葡萄糖的右旋强度所导致,所以常将蔗糖的水解称为转化,水解后的混合物称作转化糖(invert sugar)。蜂蜜中大多为转化糖,因为有果糖的存在,它比单独的葡萄糖或蔗糖更甜。蔗糖营养丰富,以供食用为主,在医药上用作矫味剂或配制糖浆。

第三节 多 糖

多糖是由许多单糖分子通过苷键连接而成的高分子化合物,其相对分子质量大到几万至几百万。自然界中存在的多糖可分为同多糖和杂多糖两类。水解后只生成一种单糖的称为同多糖,如淀粉、糖原、纤维素等,它们水解后只生成D-葡萄糖,通式为$(C_6H_{10}O_5)_n$;水解后生成两种或两种以上单糖或单糖衍生物的称为杂多糖,如透明质酸、肝素等。

多糖与单糖及二糖在性质上有较大的差别。多糖为无定形粉末,没有甜味,一般难溶于水,有的多糖能与水形成胶体溶液。在多糖分子中,只存在极微量的苷羟基,且被隐藏在整个分子的内部空间里,所以多糖没有变旋光现象,没有还原性。

多糖在自然界中分布很广,与生命现象密切相关。如淀粉是人类食物的主要成分,糖原是动物体内葡萄糖的储存形式,纤维素是植物细胞壁的主要成分等。

一、淀粉

淀粉(starch)是绿色植物光合作用的产物。它存在于植物的种子、果实和块茎中,是植物贮存的养料,如大米中含淀粉75%～80%,小麦中含60%～65%,马铃薯中约含20%。淀粉为白色粉末,无色、无臭。淀粉水解的最终产物是α-D-葡萄糖。根据结构的不同,淀粉又可分为直链淀粉(amylose)和支链淀粉(amylopectin),两者在分子大小、苷键类型和分子形状上都存在差异。通常所说的淀粉是两种淀粉的混合物。

直链淀粉在淀粉中占10%～30%,一般是由250～300个α-D-葡萄糖分子以α-1,4苷键连接而成的直链多糖。直链淀粉难溶于冷水,可溶于热水,形成胶体溶液。

直链淀粉的结构

淀粉与碘作用显蓝色或蓝紫色,加热至沸后褪色,冷却后颜色复现。此反应非常灵敏,常用来检验淀粉或碘的存在。这是由于直链淀粉的链状分子有规律地卷曲盘绕成螺旋型,每一圈约含6个葡萄糖单位,螺旋中间的空穴恰巧能容纳碘分子的嵌入,并依靠分子间引力,使碘分子和淀粉之间结合成蓝色的配合物所致,如图15-1所示。

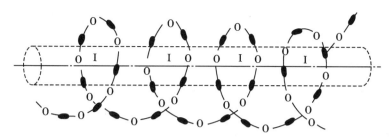

图 15-1　碘 - 淀粉结构示意图

支链淀粉在淀粉中占 70%～90%，一般是由 6000～40 000 个 α-D- 葡萄糖分子缩合而成的，分子结构高度分支化。在支链淀粉的直链上葡萄糖之间以 α-1,4 苷键连接，每隔 20～25 个 D- 葡萄糖单元就有一个以 α-1,6 苷键连接的分支，其结构较直链淀粉复杂得多。

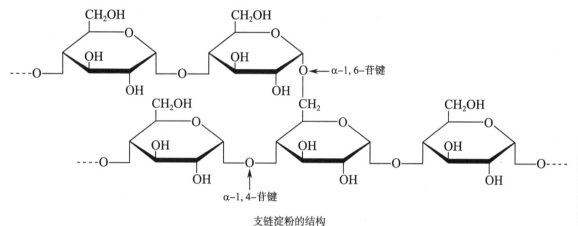

支链淀粉的结构

支链淀粉不溶于水，在热水中膨胀成糊状。支链淀粉与碘作用生成紫红色的配合物。

淀粉在酸或酶的作用下水解，逐步生成分子较小的多糖、二糖等一系列中间产物，最终生成 D- 葡萄糖。糊精是相对分子质量较淀粉小的多糖，能溶于水，黏性极强，可做黏合剂。淀粉的水解程度可借水解产物与碘所显颜色的不同而确定。

$$(C_6H_{10}O_5)_n \longrightarrow (C_6H_{10}O_5)_{n-x} \longrightarrow C_{12}H_{22}O_{11} \longrightarrow C_6H_{12}O_6$$

淀粉(蓝)　　　糊精(红→无色)　　　麦芽糖　　　葡萄糖

淀粉在环糊精糖基转移酶作用下生成的环糊精，广泛应用于食品、医药、化学分析等方面，可改变客体物质的理化性质如水溶性、溶解度和稳定性等。淀粉是酿制食醋、酒的原料，是生产葡萄糖等药物的原料，在药物制剂中可作赋形剂。

视频：淀粉与葡萄糖的鉴别反应

二、糖原

糖原(glycogen)又称为动物淀粉，是人与动物体内储存的一种多糖。糖原主要存在于肝脏及肌肉组织中，肝脏中含 10%～20%，肌肉中约含 4%，所以有肝糖原和肌糖原之分。肝糖原对维持人体血糖浓度起着重要的作用。在胰岛素的作用下，血液中的葡萄糖含量增高时，多余的葡萄糖就合成糖原储存起来；当血液葡萄糖浓度降低时，肝糖原就分解为葡萄糖进入血液，以维持血糖浓度的正常水平，供机体利用。

糖原的结构单位是 D- 葡萄糖，其结构与支链淀粉相似，但分支更多更密，分子中每隔 8～10 个葡萄糖单元就出现一个以 α-1,6 苷键连接的分支，如图 15-2 所示。

糖原是无定形粉末，较易溶于热水而成胶体溶液，与碘作用呈棕红色。

图片：糖原分支结构示意图

三、纤维素

纤维素(cellulose)是自然界中分布最广泛的多糖。棉、麻及木材等

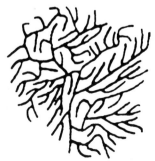

图 15-2　糖原结构示意图

笔记

结构物质大多由纤维素组成，木材中约含 50%，棉花中含量高达 90%。纤维素是植物细胞壁的主要结构成分。纤维素是由成千上万个 β-D- 葡萄糖分子间通过 β-1,4- 苷键连接而成的不含支链的线性高分子物质，分子链间的氢键使长链互相绞成绳索状。

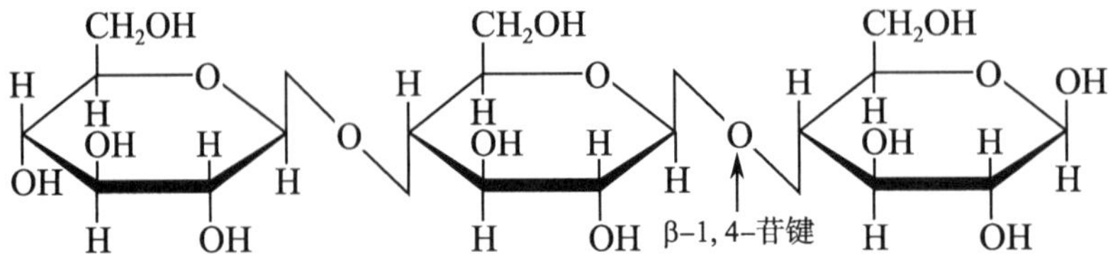

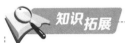

纤维素的结构

纤维素在高温高压下和无机酸共热，水解得到 β-D- 葡萄糖。食草动物（牛、羊等）的消化道中存在某些微生物，能分泌出水解 β-1,4- 苷键的酶，所以纤维素是食草动物的营养源物质。人类消化道中由于缺乏水解 β-1,4- 葡萄糖苷键的酶，因此人不能消化纤维素，但它能促进肠的蠕动，有防止便秘的作用。蔬菜、水果等可以为人类提供适量的纤维素。

纤维素的用途广泛，临床上可用于制造医用脱脂棉、纱布等，还可用来制造人造丝、火胶棉、电影胶片等。

知识拓展

甲壳素

甲壳素（chitin）是一种含氮的聚多糖，又称甲壳质、壳蛋白、壳多糖等。它由 N- 乙酰 -2- 氨基 -2- 脱氧 -D- 葡萄糖以 β-1,4 苷键连接而成，是自然界存量仅次于纤维素且带正电的聚多糖。它广泛存在于甲壳、昆虫类动物的外壳和菌类的细胞壁中，与蛋白质等结合构成生物体的支撑组织。

甲壳素是一种非常重要的绿色环保、生物新材料，被称为"人体第六生命要素"，在医药等方面应用广泛。①制作医用生物材料：手术缝合线、人工韧带、止血材料、医用敷料以及药物缓释剂等；②作为免疫促进剂和肿瘤抑制剂：活化细胞，提高机体免疫功能，抑制肿瘤细胞的生长和转移；③调节血脂，防治和改善心脑血管疾病：抑制脂肪酶的活性，清除胆固醇；④调节血压：甲壳质特有的正电易与氯离子结合并排出体外，防止高血压；⑤调节血糖：活化胰岛 β 细胞，提升胰腺功能；⑥抑菌和抗感染：吸附和聚沉细菌，干扰细菌的新陈代谢，促进伤口愈合；⑦遏制自由基对机体损伤，延缓细胞衰老，防治放射病等。

甲壳素资源丰富，应用前景广阔。积极开发甲壳素的应用，具有十分重要的价值。

本章小结

糖类	学习要点
概念	从分子结构上看，糖为多羟基醛或多羟基酮及其脱水缩合产物
分类	根据能否水解分为单糖、低聚糖和多糖
结构	开链式和环式
表示法	费歇尔式或哈沃斯式
性质	单糖：互变异构现象，与氧化试剂反应，成苷反应，成酯反应，颜色反应 二糖：有苷羟基则有还原性，性质与单糖相似；无苷羟基则没有还原性 多糖：无还原性，淀粉与碘试剂显蓝色，糖原与碘试剂显紫红色
应用	糖类是三大营养物质之一，体内的储存形式为糖原，血液中的葡萄糖称为血糖

学习视角

案例讨论

据 WHO 统计，截止到 2016 年 4 月，中国约有 1.1 亿成年人患有糖尿病。预计到 2040 年，患病人数将增至 1.5 亿。其中，成年人患病率为 11.6%，处于病前期的人占总人口 50.1%。即每 10 个成年人中，就有一个糖尿病病人，每两个成年人中，就有一个属糖尿病前期。

糖尿病的病人越来越多，不仅是老年人，很多青年人也开始被糖尿病"青睐"。有些人把原因归结为"吃糖过多"，谈糖色变。请讨论糖尿病是吃糖引起的吗？

（秦子平）

案例讨论

扫一扫，测一测

练习题

一、填空题

1．根据水解产物情况，糖类可分成_____、_____和_____。

2．根据结构的不同，淀粉分为_____和_____。淀粉与碘作用呈_____色。

3．糖分子中的半缩醛羟基，又称_____基。

4．在_____条件下，单糖的互变异构反应通过_____中间体来完成。

5．单糖的构型采用 D/L 标记法，只取决于_____手性碳原子的构型。

二、简答题

1．举例说明 D、L、(+)、(−)、α、β 的含义。

2．什么是变旋光现象？举例说明。

3．从结构上说明蔗糖既是葡萄糖苷又是果糖苷，而乳糖只是半乳糖苷却不是葡萄糖苷。

4．为什么托伦试剂或班氏试剂可以氧化葡萄糖和果糖，而溴水却只能氧化葡萄糖？

5．试从组成、苷键类型、还原性和变旋光现象方面比较麦芽糖、蔗糖和乳糖的异同点。

三、写出各种糖的哈沃斯式

1．α-D- 吡喃葡萄糖

2．β-D- 呋喃果糖

3．β-D- 吡喃半乳糖

4．α-D-2- 脱氧呋喃核糖

5．β-D- 呋喃核糖 -5- 磷酸酯

6．β-D- 呋喃果糖 -1,6- 二磷酸酯

四、用化学方法鉴别化合物

1．蔗糖和果糖

2．纤维素和淀粉

3．6- 磷酸葡萄糖和 1- 磷酸葡萄糖

4．果糖、葡萄糖、蔗糖和淀粉

5．糖原和淀粉

五、写出 D-2- 脱氧核糖分别与下列试剂的反应式

1．稀 HNO_3

2．溴水

3．托伦试剂

4．$CH_3OH + HCl$（干燥）

笔记

16章课件

学习目标

1. 掌握：油脂的组成、结构、命名和理化性质。
2. 熟悉：皂化值、碘值和酸值的意义；卵磷脂、脑磷脂的组成和结构。
3. 了解：甾族化合物的结构和生理功能。
4. 能力：具备辨析脂类的组成、结构，应用于脂类代谢过程的能力。
5. 素质：应用脂类知识，理解油脂酸败和动脉粥样硬化等现象。

案例导学

脂类是三大营养物质之一，广泛存在于动植物体内，是维持生命活动不可缺少的物质，在生物体内具有重要的生理功能。它是动物体内主要的能源物质，对脂溶性维生素 A、D、E 和 K 在体内的吸收起着重要的作用；对动植物的生命活动起着重要的调节、控制作用，它们与医药有着密切的关系。

问题：

1. 何谓必需脂肪酸？对人体有益的不饱和脂肪酸有哪些？举例说明。
2. 反式脂肪酸有哪些危害？日常生活中应如何避免？
3. 为什么说要常给儿童晒晒太阳？有何道理？
4. 脂肪肝是如何产生的？怎样预防？
5. 动脉粥样硬化与脂类物质有什么关系？

脂类（lipids）按照结构和性质差异分为油脂和类脂，是广泛存在于动植物体内的不溶于水而易溶于有机溶剂的一类重要有机化合物，参与人体组织构成和物质的新陈代谢，是维持生命活动不可缺少的物质。油脂是油和脂肪的总称，结构上属于酯类化合物；类脂是指结构、功能和理化性质与油脂类似的化合物，包括磷脂（phospholipid）、甾族化合物等。

脂类在生物体内具有重要的生理功能。油脂是机体能量的主要来源，能提供必需脂肪酸，油脂还是体内脂溶性维生素 A、D、E 和 K 的良好溶剂；脂肪是热的不良导体，有维持体温的作用，分布在皮下和脏器周围可保护脏器。类脂是构成生物膜的重要成分。脂类参与维持正常生物膜的结构与功能，转变成重要的生理活性物质，具有调节代谢、控制生长发育的功能。

第一节 油 脂

常温下呈液态的油脂称为油，如菜油、芝麻油、橄榄油等植物油；常温下呈固态或半固态的油脂

笔记

称为脂肪，如猪油、牛油等动物油。它可为各种生命活动提供两倍于相同质量糖或蛋白质所产生的能量及其各种代谢中间物。

一、油脂的组成、结构和命名

（一）油脂的结构和组成

从化学结构和组成上看，油脂是 1 分子甘油和 3 分子高级脂肪酸通过酯化反应所生成的酯，医学上称为三酰甘油（triacylglycerol）或甘油三酯（triglyceride）。三酰甘油中的 3 分子高级脂肪酸相同的称为单三酰甘油，不同的称为混三酰甘油，结构通式如下：

$$
\begin{array}{l}
1\ CH_2-O-\overset{\displaystyle O}{\overset{\|}{C}}-R \\
2\ CH-O-\overset{\displaystyle O}{\overset{\|}{C}}-R \\
3\ CH_2-O-\overset{\displaystyle O}{\overset{\|}{C}}-R
\end{array}
\qquad
\begin{array}{l}
1\ CH_2-O-\overset{\displaystyle O}{\overset{\|}{C}}-R_1 \\
R_2-\overset{\displaystyle O}{\overset{\|}{C}}-O-2\ CH-H \\
3\ CH_2-O-\overset{\displaystyle O}{\overset{\|}{C}}-R_3
\end{array}
$$

单三酰甘油　　　　　　　　　　混三酰甘油

天然油脂大多数为混三酰甘油，没有固定的熔点和沸点，自然界中存在的混三酰甘油都是 L- 构型，即手性碳 C_2 上的酰氧基在甘油碳链的左侧。人体血液中三酰甘油含量正常值为 $0.11\sim1.69$ mmol/L。

（二）油脂的命名

单三酰甘油命名时称为"三某酰甘油"或"甘油某酸酯"。混三酰甘油用 1、2、3 或 α、β 和 α′ 标明脂肪酸的位次。例如：

$$
\begin{array}{l}
CH_2-O-\overset{\displaystyle O}{\overset{\|}{C}}-C_{15}H_{31} \\
CH-O-\overset{\displaystyle O}{\overset{\|}{C}}-C_{15}H_{31} \\
CH_2-O-\overset{\displaystyle O}{\overset{\|}{C}}-C_{15}H_{31}
\end{array}
\qquad
\begin{array}{l}
\alpha\ CH_2-O-\overset{\displaystyle O}{\overset{\|}{C}}-C_{15}H_{31} \\
\beta\ CH-O-\overset{\displaystyle O}{\overset{\|}{C}}-C_{17}H_{35} \\
\alpha'CH_2-O-\overset{\displaystyle O}{\overset{\|}{C}}-(CH_2)_7CH=CH(CH_2)_7CH_3
\end{array}
$$

三软脂酰甘油　　　　　　　α-软脂酸-β-硬脂酸-α′-油酰甘油

组成油脂的高级脂肪酸种类较多，但多数是含有偶数碳原子的直链高级脂肪酸；脂肪酸的不饱和程度对油脂的熔点影响很大，通常饱和程度越大，熔点越高。碳碳双键多为顺式构型。

常温下，含较多不饱和脂肪酸的甘油酯一般呈液态，而含较多饱和脂肪酸的甘油酯一般呈固态。其中 C_{16} 和 C_{18} 脂肪酸最为常见，油脂中的脂肪酸常用俗名。

油脂中常见的脂肪酸见表 16-1。

表 16-1　油脂中常见的脂肪酸

名称	结构简式	熔点（℃）
月桂酸（十二碳酸）	$CH_3(CH_2)_{10}COOH$	44.2
软脂酸（十六碳酸）	$CH_3(CH_2)_{14}COOH$	61.3
硬脂酸（十八碳酸）	$CH_3(CH_2)_{16}COOH$	69.6
油酸（$\triangle^9$-十八碳烯酸）	$CH_3(CH_2)_7CH=CH(CH_2)_7COOH$	13.4
亚油酸（$\triangle^{9,12-}$-十八碳二烯酸）	$CH_3(CH_2)_4(CH=CHCH_2)_2(CH_2)_6COOH$	−5.0
亚麻酸（$\triangle^{9,12,15}$-十八碳三烯酸）	$CH_3(CH_2CH=CH)_3(CH_2)_7COOH$	−11.0
花生四烯酸（$\triangle^{5,8,11,14}$-二十碳四烯酸）	$CH_3(CH_2)_4(CH=CHCH_2)_4(CH_2)_2COOH$	−49.5

多数脂肪酸在人体内都能合成，而亚油酸和亚麻酸在体内不能合成，花生四烯酸虽然能自身合成，但数量少。这些机体生命活动必不可少，人体不能合成或合成量不足，必须由食物等提供的不饱和脂肪酸称为必需脂肪酸（essential fatty acid）。它们在机体内转变为多烯脂肪酸的衍生物（前列腺素

PG、血栓素 TX 和白三烯 LT）等重要生理活性物质，参与几乎所有细胞代谢活动，而且与炎症、免疫、过敏及心血管疾病等重要病理过程有关。脂肪中必需脂肪酸的含量越高，其营养价值越高。一般来说，植物油和海洋鱼类脂肪中必需脂肪酸的含量较高。

二、油脂的性质

纯净的油脂是无色、无味的，但多数油脂因溶有维生素、色素等而有颜色和气味；油脂比水略轻，密度在 $0.90\sim0.95g/cm^3$，不溶于水，易溶于乙醚、氯仿等有机溶剂，可利用这一性质提取动植物组织中的油脂。天然油脂是混合物，无恒定的熔点和沸点。

油脂具有酯的典型反应，由于分子中含有不同数目的碳碳双键，故油脂还可以发生加成反应、氧化反应等。

（一）水解反应

油脂在酸、碱或脂酶作用下，水解生成 1 分子甘油和 3 分子高级脂肪酸。如在碱性溶液中反应，则生成甘油和高级脂肪酸盐。例如：

$$
\begin{array}{l}
CH_2OOCR_1 \\
| \\
CHOOCR_2 \ + \ 3NaOH \xrightarrow{\triangle} \\
| \\
CH_2OOCR_3
\end{array}
\qquad
\begin{array}{l}
CH_2OH \qquad R_1COONa \\
| \\
CHOH \ + \ R_2COONa \\
| \\
CH_2OH \qquad R_3COONa
\end{array}
$$

高级脂肪酸钠

高级脂肪酸钠盐是常用的普通肥皂或医药上的乳化剂，因此油脂在碱性溶液中的水解又称为皂化反应（saponification reaction）。

1g 油脂完全皂化所需要的氢氧化钾的毫克数，称为皂化值（saponification number）。根据皂化值的大小，可以判断油脂的平均相对分子质量。皂化值越大，油脂的平均相对分子质量越小，表示该油脂中含相对分子质量较低的脂肪酸较多。

（二）加成反应

含有不饱和脂肪酸的油脂，其中的碳碳双键可与氢、卤素等发生加成反应。

1．加氢　油脂可通过催化加氢制得氢化油。原来液态的油变为固态或半固态的脂肪，如"人造黄油"，所以油脂的催化加氢也称为油脂的硬化，此氢化油称硬化油，油脂硬化后便于贮存和运输。

2．加碘　碘可和油脂中的碳碳双键发生加成反应。100g 油脂所能吸收碘的克数称为碘值（iodine number）。根据碘值，可据此判断油脂的不饱和程度，碘值越大，不饱和程度越高。

图文：反式
脂肪酸

（三）酸败

油脂久置后产生异味的现象称为酸败。酸败是由于受空气中的氧或微生物的作用，油脂中的不饱和键被氧化、水解而产生有刺激性臭味的低分子醛、酮和游离脂肪酸等。空气、光、热、潮气或霉菌可加速油脂的酸败，酸败的油脂有刺激性和毒性。

油脂的酸败程度可用酸值（acid number）来表示。中和 1g 油脂中的游离脂肪酸所需氢氧化钾的毫克数，称为油脂的酸值。酸值越大说明油脂酸败程度较严重，通常酸值大于 6.0 的油脂不宜食用。为防止油脂的酸败，油脂应贮存于密闭的容器中，放置在阴凉处。

皂化值、碘值和酸值是油脂品质分析的 3 个重要理化指标，符合国家规定标准的油脂才可供药用和食用。常见油脂的皂化值、碘值和酸值见表 16-2。

表 16-2　一些常见油脂的皂化值、碘值和酸值

名称	皂化值（mg·KOH/g）	碘值（g/100g）	酸值（mg·KOH/g）
猪油	193～200	46～66	1.56
蓖麻油	176～187	81～90	0.12～0.8
茶油	170～180	92～109	2.4
棉籽油	191～196	103～115	0.6～0.9
亚麻油	189～196	170～204	1～3.5

第二节 磷 脂

磷脂是含磷酸酯结构的类脂,广泛存在于动物的脑、神经组织、肝脏以及植物的种子中,是构成细胞的重要成分。磷脂可分为甘油磷脂和鞘磷脂(又称神经磷脂),由甘油构成的磷脂称为甘油磷脂,由鞘氨醇构成的磷脂称为鞘磷脂。

一、甘油磷脂

甘油磷脂可以看作是磷脂酸的衍生物,磷脂酸的结构式如下:

$$
\begin{array}{l}
CH_2-O-\overset{\displaystyle O}{\overset{\|}{C}}-R_1\\[2mm]
R_2-\overset{\displaystyle O}{\overset{\|}{C}}-O-\overset{\displaystyle }{\underset{}{C}}H\\[2mm]
CH_2-O-\overset{\displaystyle O}{\underset{\underset{OH}{|}}{\overset{\|}{P}}}-OH
\end{array}
$$

图片:甘油磷脂的分子模型

从结构上看,甘油磷脂又称为磷酸甘油酯,其母体结构是磷脂酸,即 1 分子甘油与 2 分子脂肪酸和 1 分子磷酸通过酯键结合而成的化合物。R_1、R_2 为脂肪酸的烃基链,磷脂酸分子中的脂肪酸最常见的是软脂酸、硬脂酸、油酸和亚油酸等。

天然磷脂酸都属于 L- 型,游离态的磷脂酸在自然界很少,在机体中多以甘油磷脂形式存在。若分子中磷酸部分的羟基再与胆碱、胆胺、肌醇等结合时,则可得各种甘油磷脂,其中最常见的是卵磷脂(lecithin)和脑磷脂(cephalin)。

(一)卵磷脂

卵磷脂又称为磷脂酰胆碱(或胆碱磷酸甘油酯),是由磷脂酸与胆碱通过酯键结合而成的化合物,其结构式如下:

$$
\begin{array}{l}
CH_2-O-\overset{\displaystyle O}{\overset{\|}{C}}-R_1\\[2mm]
R_2-\overset{\displaystyle O}{\overset{\|}{C}}-O-CH\\[2mm]
CH_2-O-\overset{\displaystyle O}{\underset{\underset{O^-}{|}}{\overset{\|}{P}}}-O-CH_2CH_2\overset{+}{N}(CH_3)_3
\end{array}
$$

$\underbrace{}_{\text{胆碱部分}}$

卵磷脂完全水解可得到甘油、脂肪酸、磷酸和胆碱 4 种水解产物。天然的卵磷脂是几种不同脂肪酸形成的卵磷脂的混合物,各种卵磷脂的区别在于脂肪酸的不同。卵磷脂存在于脑组织、肝、肾上腺、红细胞中,尤其在蛋黄中含量较为丰富。卵磷脂是白色蜡状固体,不溶于水,易溶于乙醚、乙醇及氯仿。卵磷脂不稳定,在空气中易被氧化变为黄色或棕色。卵磷脂及其合成原料能促进三酰甘油向肝外组织转运,常用作抗脂肪肝的药物。

(二)脑磷脂

脑磷脂又称为磷脂酰胆胺(或乙醇胺磷酸甘油酯),因在脑组织中含量最多而得名。脑磷脂是磷脂酸与胆胺的羟基通过酯键结合而成的化合物,其结构式如下:

$$
\begin{array}{l}
CH_2-O-\overset{\displaystyle O}{\overset{\|}{C}}-R_1\\[2mm]
R_2-\overset{\displaystyle O}{\overset{\|}{C}}-O-CH\\[2mm]
CH_2-O-\overset{\displaystyle O}{\underset{\underset{O^-}{|}}{\overset{\|}{P}}}-O-CH_2CH_2\overset{+}{N}H_3
\end{array}
$$

$\underbrace{}_{\text{胆胺部分}}$

脑磷脂完全水解可得到甘油、脂肪酸、磷酸和胆胺。脑磷脂与卵磷脂共存于脑、神经组织和许多组织器官中,其结构与理化性质和卵磷脂相似,脑磷脂能溶于乙醚,难溶于乙醇,据此可以将脑磷脂与卵磷脂分离。脑磷脂在空气中也易被氧化成棕黑色。脑磷脂与血液的凝固有关,在血小板内,能促使血液凝固的凝血激酶就是由脑磷脂与蛋白质所组成的。

在生理环境中,甘油磷脂中的磷酸残基为亲水基团,而 2 个脂肪酸的烃基则为疏水基团,所以磷脂类化合物是具有生理活性的表面活性剂和良好的乳化剂;它既是生物膜的组分,又参与脂蛋白的组成与转运,在机体中有重要的生理作用。

二、鞘磷脂

鞘磷脂又称神经磷脂,鞘磷脂不是磷脂酸的衍生物,而是由鞘氨醇(神经氨基醇)与脂肪酸、磷酸和胆碱各 1 分子结合而成的。鞘磷脂的结构式如下:

$$CH_3(CH_2)_{12}CH=CHCHCHCH_2O-\overset{\overset{O}{\|}}{\underset{OH}{P}}-OCH_2CH_2\overset{+}{N}(CH_3)_3$$

磷酸部分 胆碱部分

N-酰基鞘氨醇部分

鞘磷脂大量存在于脑和神经组织中,人体红细胞脂质中含 20%~30% 的鞘磷脂。在机体不同组织中发现的鞘磷脂所含脂肪酸的种类不同,主要有软脂酸、硬脂酸、二十四碳酸、15-二十四碳烯酸(神经烯酸)等。神经组织中以硬脂酸、二十四碳酸和神经酸(15-二十四碳烯酸)为主,而在脾脏和肺组织中则以软脂酸和二十四碳酸为主。

鞘磷脂是白色结晶,比较稳定,在空气中不易被氧化。它不溶于丙酮及乙醚,而溶于热乙醇中,这是鞘磷脂不同于卵磷脂、脑磷脂之处。

鞘磷脂有 2 条由鞘氨醇残基和脂肪酸残基构成的疏水性基团,有 1 个亲水性的磷酸胆碱残基,因此在结构上与甘油磷脂类似,也具有乳化性质。

鞘磷脂是细胞膜的重要成分之一。鞘磷脂与蛋白质及多糖构成神经纤维或轴索的保护层,其作用类似于电线的绝缘层。

第三节 甾族化合物

甾族化合物又称为类固醇化合物,是广泛存在于生物体内的一类重要的天然物质,对动植物生命活动起着重要的作用,与医药有着极为密切的联系。例如,肾上腺皮质激素对人体的盐代谢和糖代谢有很大的作用;中药洋地黄(毛地黄)所含强心苷具有很强生理作用。

一、甾族化合物的基本结构

甾族化合物分子中都含有 1 个环戊烷并多氢菲(又称为甾环或甾烷)的碳环骨架。"甾"字很形象地表达了这种特征,"田"表示 4 个稠合环,"巛"表示环上的 3 个侧链。4 个环分别用 A、B、C、D 表示,环上的碳原子有固定的编号顺序。大多数甾族化合物在 C_{10}、C_{13} 上各连有 1 个甲基,常称为角甲基,在 C_{17} 上连有 1 个取代基。其基本结构如下:

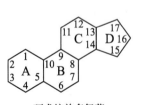

环戊烷并多氢菲　　　　甾族化合物的基本结构

二、重要的甾族化合物

（一）甾醇类

甾醇又称为固醇，基本结构是胆烷，C_3 上有 1 个羟基，它们广泛存在于动植物体内，根据来源分为动物甾醇和植物甾醇两类，并分别以酯和苷的形式存在。

1. **胆固醇** 又称为胆甾醇（cholesterol），最初从胆结石中获得固体状醇而得名。在体内它常与脂肪酸结合成胆固醇酯，人体血液中总胆固醇含量正常值为 2.59～6.47mmol/L。其结构特征是 C_3 上连有 1 个羟基，C_5～C_6 之间为双键，C_{17} 连有含 8 个碳原子的烃基。结构式如下：

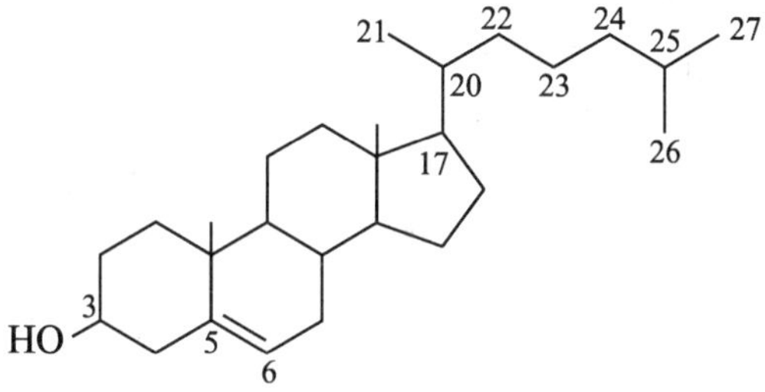

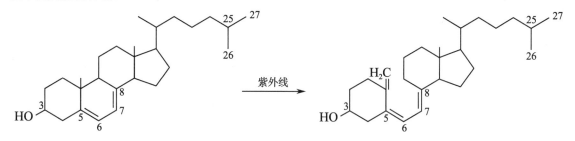

胆固醇

胆固醇为无色或略带黄色的结晶，熔点 148.5℃，难溶于水，易溶于有机溶剂。胆固醇广泛存在于人和动物各组织中，尤其在血液、脊髓和脑组织，是细胞膜的重要组分，也是合成胆甾酸和甾体激素等的前体。它在人体内含量过高可引起胆结石和动脉粥样硬化。它也是合成维生素 D_2 的原料。

图片：高胆固醇对人体的影响

2. **7-脱氢胆固醇** 在结构上与胆固醇的不同之处在于 C_7～C_8 之间为双键。机体中的胆固醇在酶的催化下可氧化为 7-脱氢胆固醇，由血液输送到皮肤组织，受紫外线照射时可发生开环反应而转化成维生素 D_3。适当的日光浴，有助于机体获得维生素 D_3。维生素 D_3 是机体从小肠中吸收 Ca^{2+} 过程中的关键化合物。

7-脱氢胆固醇 ——紫外线—→ 维生素 D_3

3. **麦角甾醇** 存在于酵母和某些植物中，属于植物甾醇。麦角甾醇的分子结构中，比 7-脱氢胆甾醇在 C_{24} 上多了 1 个甲基，在 C_{22}～C_{23} 之间为双键。麦角甾醇经紫外线照射后，B 环开环生成维生素 D_2。

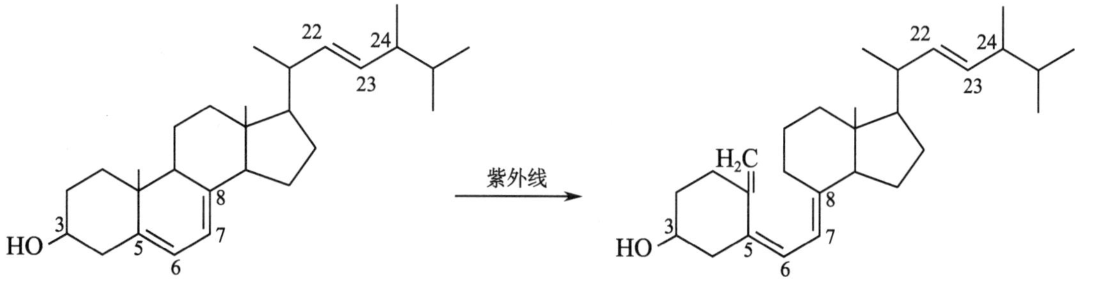

麦角甾醇 ——紫外线—→ 维生素 D_2

维生素 D 是一类抗佝偻病维生素的总称。现已知至少有 10 种维生素 D，其活性形式是 1,25-$(OH)_2D_3$，维生素 D_2 和 D_3 广泛存在于动物体内，在鱼类肝脏、牛奶和蛋黄中含量丰富。两者均为无色晶体，都是脂溶性维生素，其生理作用是调节钙、磷代谢，促进骨骼正常发育，临床上主要用于预防和治疗软骨症及佝偻病等。

（二）胆甾酸

胆甾酸包括胆酸、脱氧胆酸、鹅胆酸和石胆酸等，在人体内以胆固醇为原料可直接合成。胆甾酸存在于动物的胆汁中，其中重要的是胆酸和脱氧胆酸。胆酸的结构特征是分子中无双键，C_3、C_7 和 C_{12} 上各有 1 个羟基，C_{10}、C_{13} 上各有 1 个角甲基，C_{17} 上连有含 5 个碳原子的侧链，链端是羧基。胆酸、7- 脱氧胆酸结构式如下：

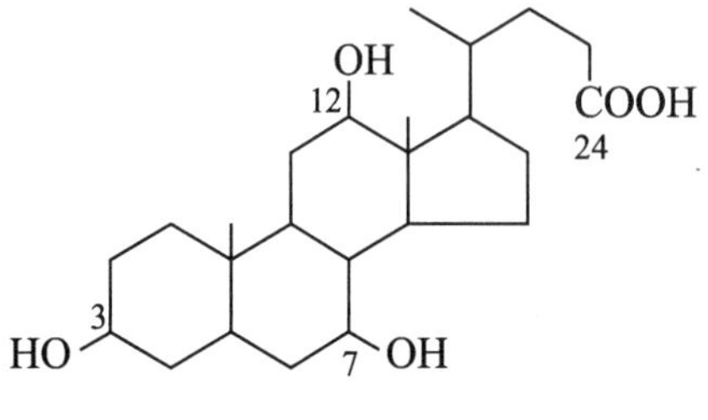

胆酸

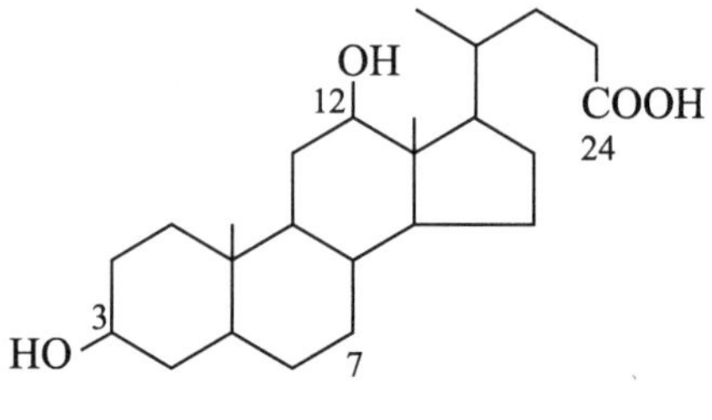

7- 脱氧胆酸

胆汁中的胆甾酸分别与甘氨酸或牛磺酸通过酰胺键结合形成各种结合胆甾酸，它们统称为胆汁酸。在胆汁中，它们多以钠或钾盐的形式存在，称为胆汁酸盐或胆盐。胆盐是良好的乳化剂，有利于脂类物质的消化与吸收。临床上用的利胆药——胆酸钠，就是甘氨胆酸钠和牛磺胆酸钠的混合物，主要用于胆汁酸分泌缺少而引起的疾病。

（三）甾体激素

激素是由内分泌腺及具有内分泌功能的一些组织所产生的具有调节物质代谢功能的微量化学信息分子。它们在体内数量虽少，但生理作用很强。已发现人和动物的激素有几十种，根据结构可分为含氮激素和甾体激素两大类，甾体激素又可根据来源和生理功能的不同，分为肾上腺皮质激素和性激素两类。本章仅介绍甾体激素。

1. 肾上腺皮质激素　是哺乳动物的肾上腺皮质分泌的甾体激素的总称，其结构特征是在甾环 C_3 上有酮基，$C_4 \sim C_5$ 之间为双键，C_{17} 上连有 1 个 2- 羟基乙酰基。肾上腺皮质激素的种类很多，根据其生理功能可分为两类：一类是主要影响糖、蛋白质与脂质代谢的糖代谢皮质激素，并具有抗炎症、抗过敏和抗休克等药理作用，如可的松、氢化可的松等，通过改变可的松或氢化可的松的结构，可以得到高效低毒的甾体抗炎药物，这种改变分子结构以取得较理想药物的方法，是开发新药的一条途径；另一类是主要影响组织中电解质的运转和水的分布的盐代谢皮质激素，如皮质酮、醛固酮等。

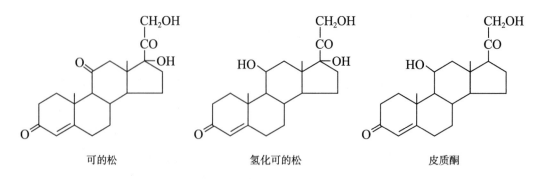

可的松　　　　氢化可的松　　　　皮质酮

2. 性激素　是性腺（睾丸、卵巢、黄体）所分泌的甾体激素，具有促进性器官形成、第二性征（如声音、体形等）发育及维持性特征的生理作用。性激素分为雄性和雌性激素两类。

（1）雄性激素：由性腺睾丸所分泌的一类激素，肾上腺皮质也分泌少量的雄性激素，它们的结构特征是 C_3 为酮基，$C_4 \sim C_5$ 之间为双键，C_{17} 上连有羟基或酮基。常见的雄性激素有睾酮、睾酮酯等，其中睾酮的活性最大。

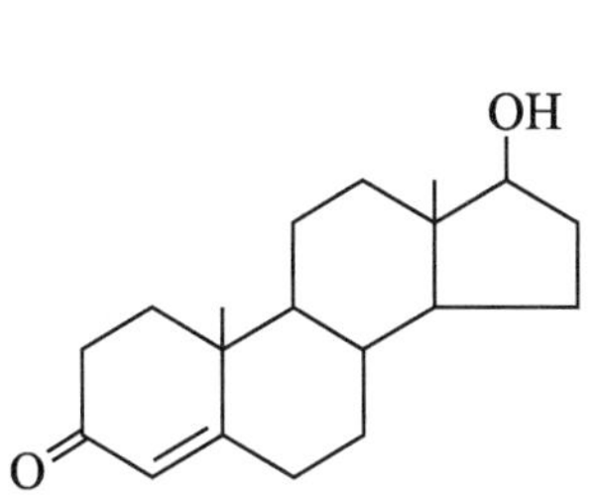

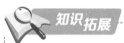

睾酮 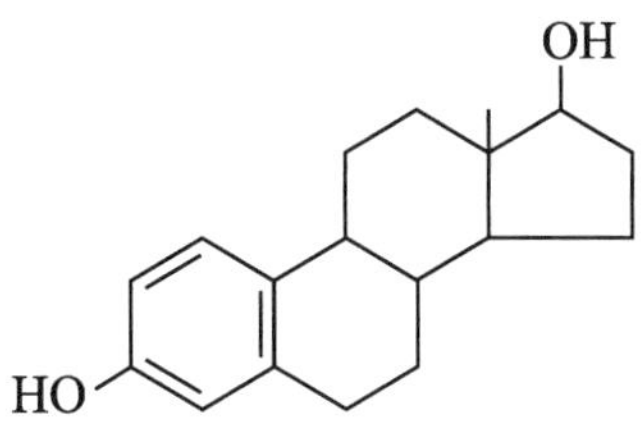　　　　　　　　雌二醇 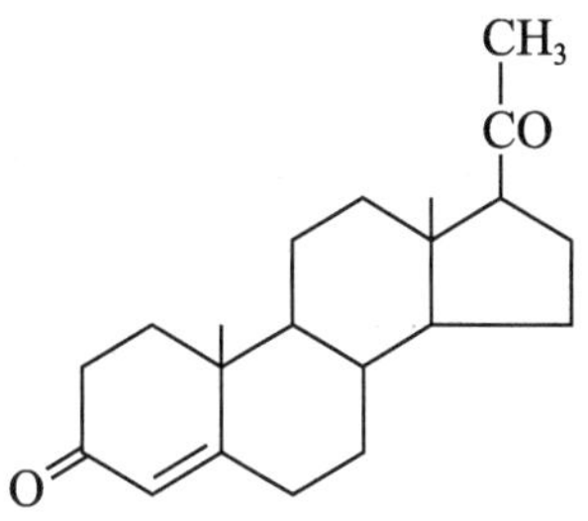　　　　　　　　黄体酮

（2）雌性激素：主要由性腺卵巢分泌产生，分为雌激素和孕激素两类，雌激素由成熟的卵泡产生，又称为卵泡激素。其结构特征是 A 环为苯环，C_3 上连有酚羟基，C_{10} 上无角甲基，C_{17} 上连有羟基。β-雌二醇是自然界中活性最强的雌激素，主要用于卵巢功能不全引起的病症。另一类是由卵胞排卵后形成的黄体所分泌的，称为黄体激素或孕激素，常见的天然孕激素是黄体酮，其结构特征是 C_3 为酮基，C_4~C_5 之间为双键，C_{17} 上连有 β- 乙酰基或其他基团，黄体酮具有促进受精卵的发育和保胎作用。

知识拓展

胆固醇与人体健康

胆固醇是重要的脂类物质之一，广泛存在于体内各组织，正常成人体内的胆固醇总量约为每公斤体重 2g，空腹时，血浆游离胆固醇为 0.40~0.70g/L。它主要来源于体内合成，其次是从食物摄取，其中以禽卵和动物脏器及脑髓含量最多。

胆固醇是细胞膜的重要组成成分，在维持膜的流动性和正常生理功能中起重要作用；也可转化成多种重要的生理活性物质，参与机体代谢过程，如转化为胆汁酸后可促进脂类物质的消化，转化为维生素 D_3 以调节钙、磷代谢，转化为类固醇激素如肾上腺皮质激素、性激素等以参与体内物质代谢。

胆固醇代谢发生障碍，或长期高胆固醇饮食可造成血浆胆固醇升高，引发高胆固醇血症，不仅造成血管内皮细胞损伤，而且刺激血管平滑肌细胞内胆固醇酯堆积，是形成动脉粥样硬化的原因之一，也是引起冠心病最重要的危险因子之一，因此既要提供足够的胆固醇来维持机体的正常生理功能，又要防止胆固醇过量造成的不良影响。

学习视角

本章小结

脂类	学习要点
概念	脂类：存在于动植物中难溶于水而易溶于有机溶剂的一类重要有机物
分类	油脂和类脂
组成	油脂：甘油与脂肪酸；磷脂：甘油、脂肪酸、磷酸和含氮化合物等；甾族化合物：甾烷衍生物
性质	油脂能发生水解反应、加成反应和酸败等
应用	油脂储能供能，磷脂作乳化剂，卵磷脂抗脂肪肝，脑磷脂参与血液凝固，胆盐促进脂类消化

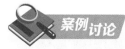

病人，男，46 岁，平日每餐离不开肉食。半月前，食肉量增加，每餐进食羊肉半斤以上，1 周后出现头昏、头晕、乏力、注意力不集中等症状。经查体发现，血浆甘油三酯 15.6mmol/L，血浆总胆固醇 6.51mmol/L，其他未见异常。确诊该患者为高脂血症。

问题：

1．什么是高脂血症？它是如何引起的？

2．高脂血症有哪些症状？它有哪些危害？

3．高脂血症如何预防？

（张 悦）

扫一扫，测一测

练习题

一、填空题

1．磷脂是类脂化合物，可分为甘油磷脂和_____，常见的甘油磷脂有_____和_____。

2．甾族化合物的结构特征是在其分子中含有一个_____的基本结构。甾族化合物可分为_____、_____和_____等。

3．必需脂肪酸包括_____、_____和_____。

二、简答题

1．试从组成、结构和性质上比较脑磷脂和卵磷脂的异同点。

2．什么是油脂的皂化值、碘值和酸值？其数值的大小分别说明什么问题？

三、命名化合物或写出结构式

1. 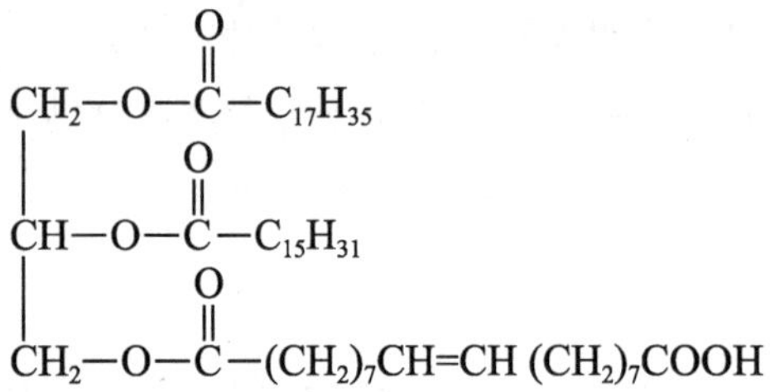
$$CH_2-O-\overset{\overset{\displaystyle O}{\|}}{C}-C_{17}H_{35}$$
$$CH-O-\overset{\overset{\displaystyle O}{\|}}{C}-C_{15}H_{31}$$
$$CH_2-O-\overset{\overset{\displaystyle O}{\|}}{C}-(CH_2)_7CH=CH(CH_2)_7COOH$$

2.
$$CH_2-O-\overset{\overset{\displaystyle O}{\|}}{C}-C_{17}H_{35}$$
$$CH-O-\overset{\overset{\displaystyle O}{\|}}{C}-C_{17}H_{35}$$
$$CH_2-O-\overset{\overset{\displaystyle O}{\|}}{C}-C_{17}H_{35}$$

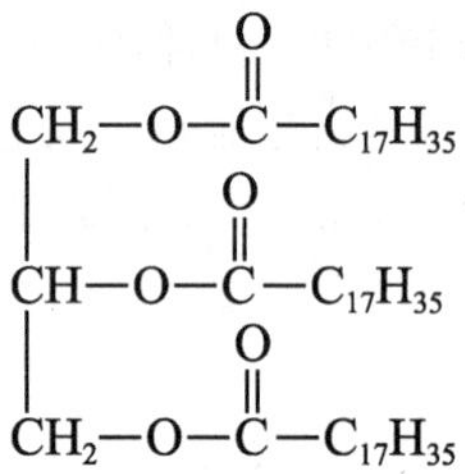

3．脑磷脂

4．卵磷脂

四、用化学方法鉴别化合物

1．胆固醇和黄体酮

2．油酸和硬脂酸

五、完成化学反应方程式

1. 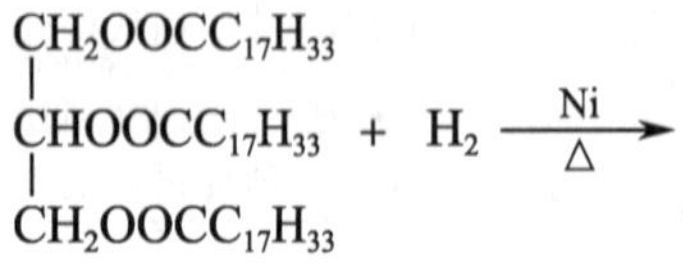
$$CH_2OOCC_{17}H_{33}$$
$$CHOOCC_{17}H_{33} + H_2 \xrightarrow[\triangle]{Ni}$$
$$CH_2OOCC_{17}H_{33}$$

2.
$$CH_2OOC(CH_2)_7CH=CH(CH_2)_7CH_3$$
$$CHOOC(CH_2)_7CH=CH(CH_2)_7CH_3 + 3KOH \longrightarrow$$
$$CH_2OOC(CH_2)_7CH=CH(CH_2)_7CH_3$$

笔记

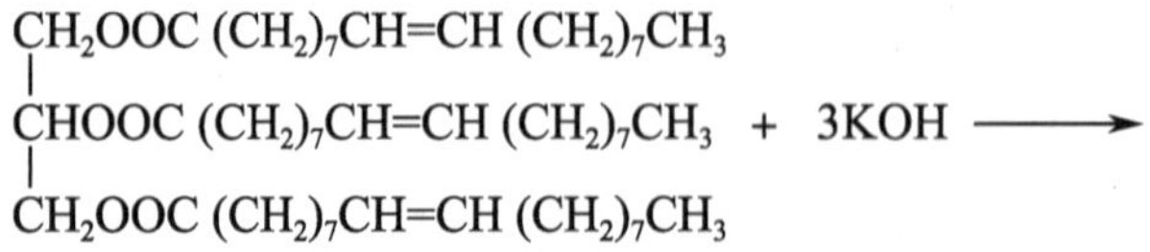

实 验 指 导

化学实验须知

一、医用化学实验基本要求

化学是一门实验科学,化学实验在医用化学教学中占有重要的地位。开设医用化学实验有助于我们理解和掌握医用化学的基本理论和基础知识。

通过实验,达到如下目的:①加深对理论知识的理解和掌握;②掌握化学实验的基本操作技能,为学习后续课程奠定化学实验基础;③培养学生独立观察问题、分析问题和解决问题的能力;④培养学生实事求是、理论联系实际的科学作风。为此,要做好如下工作:

1. 课前预习　安全是化学实验的基本要求。实验前认真阅读实验教材和参考资料中的有关内容,明确实验目的和要求,了解实验原理、方法和实验注意事项,了解所用药品和试剂的毒性和其他性质,总体上把握实验全过程,做到"心中有数"。

2. 实验过程　根据实验教材上规定的方法、步骤和试剂用量进行实验,每一个步骤都认真操作,仔细观察实验现象,及时如实地做好实验记录。每个学生应准备一个顺序编号的记录本,不能用活页本或零星纸张代替。若发现实验现象和理论不符,应首先尊重实验事实,并认真分析检查其原因,也可以做对照实验、空白实验或自行设计的实验来核对,必要时多次重做验证,从中得到有益的科学结论;实验过程中应勤于思考,仔细分析,力争自己解决问题。但遇到疑难问题而自己难以解决时,可提请老师指点;在实验过程中应保持肃静,严格遵守实验室工作规则。

3. 实验结束　实验完成后,立即将实验记录本和产物(合成实验)一同交指导教师评审。根据实验记录和数据按时独立完成实验报告,不得拼凑或抄袭他人数据。

二、实验规则

1. 实验前应结合理论内容认真预习实验内容和步骤、方法,明确实验目的要求。

2. 实验开始前要检查仪器、药品是否齐全,如有破损或短缺,立即报告老师,要求补齐。

3. 实验过程中要规范操作,仔细观察,认真思考。正确使用各种仪器、设备,按规定量取用药品或试剂,随时把观察到的现象、实验数据和结论等简明正确地记录在实验记录本上。

4. 公共仪器和试剂用毕后随时放回原处。

5. 爱护公共财物,精心使用和维护实验室仪器设备,节约用药、用水、用电等。

6. 保持实验室内安静、整洁、有序。保持实验台面、地面清洁、干燥,废物、废液等倒入污物缸内,严禁扔出窗外,勿倒入水槽内,以免腐蚀管道、造成污染。

7. 实验完毕,将试剂归位,仪器洗净,放回原处,放置整齐,将实验台和实验室清洁整理。仪器如有破损,必须报损补充,并按规定赔偿。

8. 离开实验室时,检查煤气、自来水、电源以及门窗是否关好。

三、试剂使用规则

1. 准确使用试剂　使用前要看清试剂名称、所需浓度,切勿用错。

2. 严格按照实验指导中规定的剂量称取所用试剂、药品,取完后,应立即盖上瓶塞,归还原处。已取出的试剂、药品不得再倒回原容器内以免造成污染。

3. 取用固体试剂要用清洁、干燥的药匙,用后应立即擦拭干净。

4. 用吸管移取试剂时，不得用未经洗净或吸过其他试剂的吸管去吸取，也不可将吸管伸到试剂瓶里去（先将试剂从试剂瓶中倒入小烧杯，再吸取之），以免污损试剂或改变试剂的浓度。

5. 从滴瓶中取用试剂时，应防止插错滴管，以免污染试剂。

6. 公用药品不得随意移位。

四、实验室安全规则

化学实验所用试剂、药品多数是易燃、易爆、有毒、有腐蚀性的试剂，所用仪器大部分是易破、易碎的玻璃制品，稍有不慎，就容易发生割伤、烧伤、中毒，甚至爆炸等意外事故。所以应该采取必要的安全和防护措施，才能保证实验的顺利进行。

1. 安全操作

（1）易燃药品应远离火源。

（2）当嗅气体时，要用手把逸出的气体扇向自己，切勿直接用鼻嗅之。

（3）倾注试剂或加热液体时，切勿俯视容器，免得飞沫溅在脸上。

（4）当加热试管时，不要将试管口对着自己或别人。

（5）稀释浓硫酸时，应将酸慢慢注入水中，切勿把水注入浓硫酸中。

2. 事故的预防与处理

（1）常识：熟悉灭火器等安全用具的放置地点和使用方法，一旦发生事故，掌握一般的处理方法。

（2）火灾：一旦发生火灾，首先立即切断火源（关闭煤气、切断电源），并快速移开附近的易燃物质；有机溶剂着火时，应立即用灭火器或湿布、细沙灭火，切勿用水浇泼。

（3）试剂灼伤

1）试剂不慎溅入眼中，应立即用生理盐水冲洗。若是酸性试剂，再用 1% 碳酸氢钠溶液冲洗；若是碱性试剂，则再用 1% 硼酸溶液或 1% 的醋酸溶液冲洗。若无上述溶液，则用大量蒸馏或自来水冲洗，然后送医务室处理。

2）皮肤灼伤：如果强酸、强碱触及皮肤时，应先用干布抹去酸碱，再用大量自来水冲洗，然后用饱和碳酸氢钠或硼酸溶液洗涤；若皮肤被溴灼伤，立即用 2% 硫代硫酸钠溶液冲洗至伤处呈白色，也可用 75% 乙醇冲洗，然后涂上甘油；若皮肤被苯酚灼伤，先用大量水冲洗，再用 70% 的乙醇和三氯化铁（4:1）的混合液洗涤。

（4）割伤　受伤后要仔细检查伤口有无玻璃碎片，若有应先取出，再用医用双氧水洗净伤口，涂上碘酊后包扎好。如伤势较严重，应先止血，然后送医院处理。

（5）烫伤　在伤口上涂抹烫伤药物，或用 5% 的苦味酸溶液涂抹伤口，也可用 10% 高锰酸钾溶液润湿伤口至皮肤变为棕色。

五、化学实验报告书写格式

实验报告是实验结束后学生对本次实验的书面总结。它是对实验过程的情况总结、归纳和整理，是对实验现象和实验结果进行分析和讨论，是将感性认识提高到理性认识的必要步骤。在实验报告中，还应总结自己的实践体会和实验成败的经验教训，对存在的问题提出改进意见或解决办法。实验报告要求简明扼要，条理清楚，字迹工整，图表清晰，格式规范。化学实验报告基本格式如下：

实验名称＿＿＿＿＿＿＿＿＿＿＿＿＿＿＿＿＿＿＿实验日期＿＿＿＿＿＿＿＿＿＿＿＿＿＿＿＿＿＿＿＿＿＿
一、实验目的
对本实验的要求。
二、实验原理
简述实验的基本原理或反应方程式。
三、实验器材
仪器与试剂。
四、实验方法
用箭头、方框、表格等形式简洁明了地表达实验进行的过程。

续表

五、实验结果
实验数据处理及结果表达。
六、实验讨论
对实验进行小结,包括对实验条件和结果的分析与讨论。
七、意见与建议
本次实验中不甚合理或可改进之处,并提出改进方法。

（陈常兴）

实验一 常用仪器及实验基本操作

【实验目的】

1. 掌握胶头滴管、移液管、量筒、托盘天平和容量瓶的使用方法。

2. 熟悉化学实验常用仪器。

【实验用品】

1. 仪器 托盘天平,100ml 量筒,10ml 量筒,100ml 容量瓶,25ml 移液管,10ml 吸量管,100ml 烧杯 2 个,胶头滴管。

2. 试剂 100g/L 葡萄糖溶液,9g/L NaCl 溶液。

【实验内容】

1. 胶头滴管的使用 胶头滴管是用来吸取和滴加少量液体的仪器,其上部是橡胶乳帽,下部是细长尖嘴的玻璃管,如实验图 1-1 所示。胶头滴管的规格以管长表示,常用为 90mm、100mm 2 种。胶头滴管每滴约为 0.05ml。

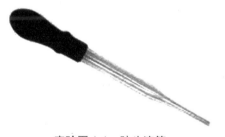

实验图 1-1 胶头滴管

（1）胶头滴管的握持方法:用中指和无名指夹住滴管的颈部以固定滴管,用拇指和示指捏住胶头以控制吸入或滴加液体的量。如实验图 1-2 所示。

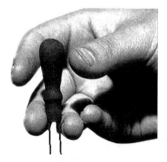

实验图 1-2 胶头滴管的握持方法

（2）液体的吸取:先用拇指和示指挤压胶头,排出胶头里面的空气,然后将滴管尖头部分深入到待吸取的液面下,缓缓松开拇指和示指,液体即被吸入滴管内。取液后的滴管,应保持胶头在上,不得平放或倒置,防止试剂倒流而腐蚀胶头,也不能把滴管放在实验台或其他地方,以免沾污滴管。用过的滴管要立即用蒸馏水清洗干净,以备再用。但滴瓶上的专用滴管不要清洗,用后放入原滴瓶中即可。

(3)液体的滴加:用滴管往容器中滴加液体时,根据需要接收的容器可直立或稍倾斜,但滴管应悬空垂立于容器口上方,其尖嘴不得接触容器壁,以免沾污滴管或污染试剂,然后用拇指和示指轻轻挤捏胶头,使液体逐滴滴入。若接收容器倾斜,液滴沿器壁自然流下而避免迸溅。

(4)胶头滴管的放置:滴管使用完毕后,要把滴管内的试剂排空,不要残留试剂在滴管中。然后洗涤干净并插在洁净的瓶中或试管内。严禁用未经清洗的滴管再吸取别的试剂。

2.托盘天平使用

(1)托盘天平的使用方法:托盘天平用于精密度不高的称量,能准确到0.1g。它附有一套砝码,放在砝码盒中,使用时须用镊子夹取。砝码的总重量等于天平的最大载重量。托盘天平使用步骤如下:

1)调零点:在称量前,先检查天平的指针是否停在刻度盘上的中间位置,若不在中间,可调节天平下面的螺旋钮,使指针指在中间的零点。

2)称量:左盘放物品,右盘放砝码。如果要称量一定质量的药品,则先在右盘加够砝码,在左盘逐渐添加药品,使天平平衡;如果称量某药品的质量,则先将药品放在左盘,在右盘加减砝码,使天平至平衡为止。有些托盘天平附有游码及刻度尺,称少量药品可用游码,游码标度尺上每一大格表示1g。

称量时不可将药品直接放在天平盘上,可在两盘放等量的称量纸或用已称过质量的小烧杯盛放药品。

3)称量后,把砝码放回砝码盒中,并将天平两盘重叠在一起,以免天平摆动磨损刀口。

(2)托盘天平的使用练习:使用托盘天平称取3g食盐或一枚硬币的质量并记录。

3.量筒使用

(1)量筒的使用方法:量筒是常用的有刻度的量器,用于较粗略地量取一定体积的液体,如100ml、50ml、10ml、5ml等,根据需要选用不同规格的量筒,不要用大量筒量取小体积的溶液,也不要用小量筒多次量取大体积的溶液,否则误差较大。量筒读数可准确到0.1ml。

由于附着力与内聚力的作用,量筒内的液面呈弯月形。量取液体时,应使视线与量筒内液体凹液面低部处于同一水平,凹液面切线对应的刻度为所取溶液的体积。如实验图1-3所示。若视线偏高或偏低都会造成误差。量筒不能直接加热,也不可作反应容器。

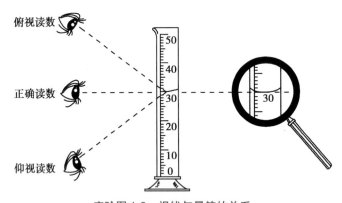

实验图1-3 视线与量筒的关系

(2)量筒操作练习:选择合适的量筒,分别量取68.5ml和5.7ml的蒸馏水。

4.移液管与吸量管的使用

(1)移液管与吸量管的使用方法:移液管是中间有一膨大部分(称为球部)的玻璃管,供准确移取一定体积的液体之用。球部上下为较细的管颈,下部管尖端为出口,管颈口部刻有一环形标线,球部刻有体积和温度,当吸取溶液弯月面与标线相切后,让溶液自然放出,此时所放出溶液的体积即等于管上所标的体积。常用的有5ml、10ml、25ml、50ml等规格。吸量管是具有分刻度的直形玻璃管,供准确量取液体之用。常用的有1ml、2ml、5ml、10ml等规格。

移液管和吸量管的洗涤应严格要求不挂水珠,以免影响所量液体的体积。除按一般玻璃仪器洗涤外(即铬酸洗液浸洗,自来水冲洗,蒸馏水润洗),吸取时还必须用所取溶液润洗2~3次,确保所取溶液浓度不变。

使用移液管时,用右手的大拇指和中指夹持住管颈标线上方,将管尖插入待取溶液液面之下,左手拿吸耳球,先把球内空气压出,然后把球的尖端插入移液管口,慢慢松开左手,使溶液吸入管内。当液面升高到所需体积对应刻度线以上时,移去吸耳球,立即用右手示指按住管口,使管中液体不致流出。将移液管提高到与眼睛在同一水平线上(左手拿着盛溶液的器皿跟着上升),再将移液管提出液面,管的末端仍靠在器皿的内壁上,略微放松示指,拇指和中指不断转动移液管身,使液面平稳下降,直到溶液的弯月面与标线相切时,立即用示指压紧管口,取出移液管,插入承接溶液的器皿中,管的末端仍靠在器皿内壁上。此时移液管应垂直,承接的器皿稍倾斜,松开示指,让管内溶液自然地全部沿器壁流下,如实验图1-4所示。再等待10～15s,拿开移液管即可。

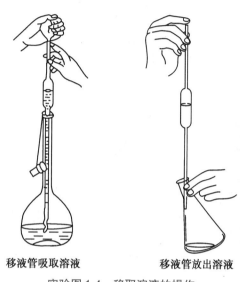

移液管吸取溶液　　　　　**移液管放出溶液**

实验图1-4　移取溶液的操作

(2)移液管与吸量管的使用练习:分别选择合适的移液管或吸量管:①从试剂瓶中量取25ml 100g/L的葡萄糖溶液于一洁净小烧杯中备用;②从试剂瓶中量取8.6ml 9g/L的NaCl溶液于另一小烧杯中。

5.容量瓶的使用

(1)容量瓶的使用方法:容量瓶是一种细颈梨形的平底玻璃瓶,带有玻璃磨口塞或塑料塞,颈上有标线。一般表示在20℃时,液体充满标线时的容积。容量瓶主要用于配制标准溶液或试样溶液。常用的有50ml、100ml、250ml、500ml、1000ml等规格。

使用容量瓶前应检查瓶塞是否漏水:瓶内加水,塞好瓶塞,左手托瓶底,右手握瓶颈,并用右手示指顶住瓶塞,将瓶倒立,瓶塞无漏水现象方能使用。为了避免打破瓶塞,常用橡皮筋或线绳把塞子系在瓶颈上。

如用固体物质配制溶液,要先在烧杯里把固体溶解,再把溶液定量转移到容量瓶中,操作方法如实验图1-5所示。然后用蒸馏水洗涤烧杯3～4次,洗涤液也转入容量瓶中,以保证溶质全部转移。然后缓慢地向容量瓶中加入蒸馏水,当溶液盛至容积约3/4时,摇动容量瓶,使溶液混匀,然后加水到接近标线附近处,等1～2min,使附着在瓶颈上的水流下。再用洗瓶或滴管滴加水至标线(勿过标线)。加水时视线平视标线(与量筒读数方法同)。水充满到标线后,盖好瓶塞,用右手握瓶颈,示指顶住瓶塞,用左手托住瓶底,将容量瓶倒转,使气泡上升到顶部摇动瓶身,再倒转过来,如实验图1-6所示。如此重复操作10～20次,就可使瓶中溶液混合均匀。

容量瓶不能加热,热溶液应冷至室温后才能注入容量瓶中,否则会造成体积误差。

装有碱液(如NaOH)的容量瓶,不可使用玻璃塞;装有$KMnO_4$、$AgNO_3$、I_2溶液的容量瓶,不可使用橡皮塞或软木塞,以免侵蚀。

(2)容量瓶的使用练习:将前述实验小烧杯中的25ml葡萄糖溶液在容量瓶中准确稀释至100ml并混匀。

6.认识常用化学实验仪器(示教)　离心管,试剂瓶,表面皿,蒸馏烧瓶,冷凝管,漏斗,布氏漏斗,抽滤瓶,蒸发皿,点滴板,锥形瓶,酸式滴定管,碱式滴定管,试管架,石棉网,酒精灯,恒温水浴锅(箱),洗耳球,铁架台。

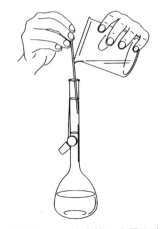

实验图 1-5　溶液转入容量瓶中

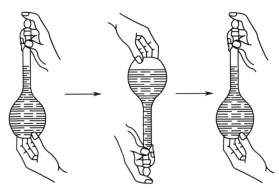

实验图 1-6　容量瓶混合溶液操作

【注意事项】

1. 移液管（或吸量管）插入液面下的部分不可太深，以免管的外壁粘附的溶液太多，也不能太浅，防止空气突然吸入管中，而把溶液吸进洗耳球。更不能把管尖顶在盛液容器底面上，因为这样不仅不易吸上来，且易碰损管尖。

2. 移液管（或吸量管）外部上端管口部分及右手示指，均应保持干燥，不要被水或溶液打湿，否则，放液时不能自如控制液面下降。

3. 移液管管内溶液放完后，应将管尖与承接容器内壁靠一靠，使残留管尖的溶液尽量自然流出，但不能用洗耳球或用嘴吹出。残留在管尖的液滴，并不包含在移液管所标示的体积之内。对于吸量管，若上标有"吹"字，则应将最后一滴吹出。

【思考题】

1. 用吸量管量取液体试剂时，视线应处于什么位置？视线的位置偏高和偏低对量取结果有何影响？

2. 使用移液管移取液体时，为何需用待移取的溶液将移液管润洗几次？

3. 容量瓶可否盛放热溶液？

（王红波）

实验二　溶液的配制及稀释

【实验目的】

1. 掌握溶液的配制与稀释方法。

2. 熟悉溶液浓度的计算方法。

3. 学会取用固体试剂与倾倒液体试剂的方法。

【实验原理】

配制一定浓度的溶液,应先根据所用溶质的摩尔质量、所要制备溶液的浓度和量,计算出所需溶质的质量。如此计算出来的是纯溶质的质量,若溶质含有结晶水,则应将结晶水计算进去。若溶质是浓溶液,则用浓溶液的浓度和密度计算出所需浓溶液的质量。通常情况下,量取液体体积比称取质量的操作方便,故常把浓溶液的量换算成体积,再量取该体积的浓溶液,稀释至所需体积。

配制溶液的基本程序:计算—称量(量取)—溶解—转移—定容。

1. 配制一定质量浓度的溶液　将所需配制溶液的体积乘以质量浓度计算出所需溶质的质量。用台秤称取计算得出的溶质的质量,在烧杯中加少量蒸馏水溶解,继续加水至所需体积。

2. 配制一定物质的量浓度的溶液　配制物质的量浓度溶液时,先计算出所需溶质的物质的量,再将物质的量换算成质量。称取所需溶质的质量,在烧杯中加少量蒸馏水溶解,而后倾入欲配体积的容量瓶中,向容量瓶中加水,当加至离标线 2～3cm 处,改用胶头滴管滴加蒸馏水至溶液凹液面最低处与标线相切。盖好瓶塞,将容量瓶倒转摇匀即成。

3. 溶液的稀释　是指在浓溶液中加入一定量的溶剂,得到所需浓度的溶液的操作。溶液稀释的计算原则是稀释前后溶液中溶质的物质的量不变,即稀释定律 $c_1V_1 = c_2V_2$。

把已知浓度 c_1 的浓溶液稀释成待配制浓度为 c_2、体积为 V_2 的溶液,根据上式计算出浓溶液的所需量 V_1,然后加水稀释至一定量即可。

【实验用品】

1. 仪器　台秤,量筒(10ml、100ml),烧杯(50ml,100ml),容量瓶(100ml)。

2. 试剂　NaCl(固体),浓 HCl 溶液,95% 乙醇溶液。

【实验方法】

1. 配制生理盐水 100ml 9g/L NaCl 溶液称为生理盐水。计算出配制 100ml 生理盐水所需 NaCl 的克数,在台秤上称量所需克数的 NaCl 置于 100ml 烧杯内,用少量水将其溶解后转入 100ml 容量瓶中,用蒸馏水洗涤烧杯和玻璃棒 2～3 次,清洗液一并转入容量瓶,再慢慢加水至刻度,摇匀。将配制好的生理盐水倒入指定的试剂瓶中。

2. 配制 0.1mol/L HCl 溶液 100ml　选用市售浓盐酸(密度为 1.18kg/L,质量分数为 36.5%),计算出配制 0.1mol/L HCl 溶液 100ml 所需浓盐酸的体积,用小量筒量取后,倒入 100ml 容量瓶中,用蒸馏水冲洗小量筒 2～3 次,清洗液一并倒入容量瓶,再慢慢加水至刻度,摇匀。将配制好的 0.1mol/L HCl 溶液倒入指定的试剂瓶中。

3. 配制 75% 的乙醇溶液 100ml　选用 95% 的乙醇溶液,计算出配制 75% 的乙醇溶液 100ml 所需 95% 的乙醇溶液的体积。用 100ml 量筒量取所需 95% 乙醇溶液的量,然后边加水稀释边用玻棒搅拌,直至溶液体积达到 100ml 刻度为止。将配制好的 75% 的乙醇溶液倒入指定的回收瓶中。

【思考题】

1. 用容量瓶配制溶液时,溶质在烧杯中溶解并转移至容量瓶后,为什么还要将烧杯洗涤 2～3 次的洗液都要转入容量瓶中?而将容量瓶中配好的溶液倒入试剂瓶后,洗涤容量瓶的蒸馏水不能倒入试剂瓶,又是为什么?

2. 用量筒(或容量瓶)配制溶液时,若加蒸馏水超过了刻度线,倒出一些溶液再重新加蒸馏水到刻度线,这种做法对吗?为什么?

(王红波)

实验三　缓冲溶液的配制及性质

【实验目的】

1. 掌握缓冲溶液的配制及性质。

2. 熟悉缓冲容量的影响因素。

3. 学会用 pH 试纸测定溶液的 pH。

【实验原理】

能够抵抗外加少量强酸、强碱或稀释而能保持 pH 基本不变的溶液称为缓冲溶液。缓冲溶液的缓冲对(缓冲系）是由共轭酸碱对而组成，其中的弱酸为抗碱成分，共轭碱为抗酸成分。由于缓冲溶液中存在大量的抗酸成分和抗碱成分，所以能维持溶液 pH 的相对稳定。

不同的缓冲对配制成的缓冲溶液具有不同的缓冲范围，配制缓冲溶液时应根据所需 pH 选择合适的缓冲对，使所选共轭酸的 pK_a 值与要配制缓冲溶液的 pH 尽可能地相等或接近，才能使所配制缓冲溶液的 pH 在缓冲范围之内，从而具有较强的缓冲能力。

利用缓冲公式，可以计算缓冲溶液的 pH：

$$pH = pK_a + lg\frac{c_{B^-}}{c_{HB}}$$

当弱酸和共轭碱的浓度相等时，可以利用以下公式进行计算：

$$pH = pK_a + lg\frac{V_{B^-}}{V_{HB}}$$

计算出所需弱酸 HB 溶液和其共轭碱 B^- 溶液的体积，将所需体积的弱酸溶液和其共轭碱溶液混合即得所需缓冲溶液。

缓冲溶液的缓冲能力用缓冲容量来衡量，缓冲容量越大，其缓冲能力就越强。缓冲容量与总浓度及缓冲比有关，当缓冲比一定时，总浓度越大，缓冲容量就越大；当总浓度一定时，缓冲比越接近 1，缓冲容量就越大，缓冲比等于 1 时，缓冲容量最大。

【实验用品】

1. 仪器　大试管（10ml），玻璃棒，广泛 pH 试纸，精密 pH 试纸，吸量管，洗耳球。

2. 试剂　0.1mol/L HAc 溶液，0.1mol/L NaAc 溶液，0.1mol/L NaH_2PO_4 溶液，0.1mol/L Na_2HPO_4 溶液，0.1mol/L NH_4Cl 溶液，0.1mol/L $NH_3 \cdot H_2O$ 溶液，0.1mol/L HCl 溶液，0.1mol/L NaOH 溶液，1mol/L HAc 溶液，1mol/L NaAc 溶液，1.0mol/L NaOH 溶液，0.1% 甲基红指示剂。

【实验方法】

1. 缓冲溶液的配制　取干净的 10ml 大试管 3 支，标记为甲、乙、丙，按表 3-1 所示量取液体，配制 pH 为 5、7、9 的缓冲溶液各 10ml。取甲、乙、丙三种缓冲液各 1ml，用广泛 pH 试纸测定 pH，余者备用。将测定结果计入实验表 3-1 中。

实验表 3-1　缓冲溶液的配制

缓冲溶液	pH（理论）	pK_a	各组分体积		pH（实测）
甲	5	4.75	0.1mol/L HAc 溶液	3.60ml	
			0.1mol/L NaAc 溶液	6.40ml	
乙	7	7.21	0.1mol/L NaH_2PO_4 溶液	6.20ml	
			0.1mol/L Na_2HPO_4 溶液	3.80ml	
丙	9	9.25	0.1mol/L NH_4Cl 溶液	6.40ml	
			0.1mol/L $NH_3 \cdot H_2O$ 溶液	3.60ml	

2. 缓冲溶液的性质　按照实验表 3-2、实验表 3-3 和实验表 3-4 中的顺序添加试剂，用广泛 pH 试纸测定各溶液的 pH，并与表 3-1 中相应溶液的 pH 比较，判断缓冲溶液的抗酸、抗碱和抗稀释能力。

（1）抗酸作用

实验表 3-2　缓冲溶液的抗酸作用

3ml	加入	pH（实测）	能否抗酸
甲			
乙	2 滴 0.1mol/L HCl 溶液		
丙			
蒸馏水			

（2）抗碱作用

实验表 3-3　缓冲溶液的抗碱作用

3ml	加入	pH（实测）	能否抗碱
甲			
乙	2 滴 0.1mol/L NaOH 溶液		
丙			
蒸馏水			

（3）抗稀释作用

实验表 3-4　缓冲溶液的抗稀释作用

1ml	加入	pH（实测）	能否抗稀释
甲			
乙			
丙	5.00ml 蒸馏水		
0.1mol/L HCl 溶液			
0.1mol/L NaOH 溶液			

3. 缓冲容量（β）的比较　按照实验表 3-5 和实验表 3-6 中的顺序添加试剂，用精密 pH 试纸测定各溶液的 pH，判断缓冲容量与总浓度及缓冲比有何关系。

（1）与总浓度的关系

实验表 3-5　缓冲容量与总浓度的关系

序号	各组分体积		$c_总$	pH（实测）	2 滴甲基红溶液	加 1mol/L NaOH 溶液至呈黄色记录滴数	结论
1	0.1mol/L HAc 溶液	2.00ml	0.1				
	0.1mol/L NaAc 溶液	2.00ml					
2	1mol/L HAc 溶液	2.00ml	1.0				
	1mol/L NaAc 溶液	2.00ml					

（2）与缓冲比的关系

实验表 3-6　缓冲容量与缓冲比的关系

序号	各组分体积		c_{Ac^-}/c_{HAc}	pH（实测）	加入 1.0ml 1.0mol/L NaOH 溶液后 pH（实测）	结论
1	0.1mol/L HAc 溶液	5.00ml	1:1			
	0.1mol/L NaAc 溶液	5.00ml				
2	0.1mol/L HAc 溶液	1.00ml	9:1			
	0.1mol/L NaAc 溶液	9.00ml				

【注意事项】

1. 实验表 3-1 中各组分的体积是根据缓冲公式所得计算结果，实际测量的 pH 与理论计算值存在误差。

2. 配制缓冲溶液时，应根据计算结果，用刻度吸量管准确地移取共轭酸和共轭碱溶液。

3. 缓冲溶液在加入酸、碱及蒸馏水后，需搅拌均匀后再测定其 pH。

4. 甲基红指示剂的变色范围为 4.4～6.2，pH < 4.4 呈红色，pH > 6.2 呈黄色。

【思考题】

1. 利用精密 pH 试纸测定溶液的 pH 时，应注意哪些问题？

2. 为什么在缓冲溶液中加入少量强酸或强碱，溶液的 pH 不发生明显的变化？

3. 影响缓冲容量的因素有哪些？

（刘　君）

实验四　溶胶的制备及其性质

【实验目的】
1. 掌握溶胶的制备方法。
2. 验证溶胶的光学性质和电学性质。
3. 熟悉溶胶的聚沉和高分子化合物溶液对溶胶的保护作用。

【实验原理】
胶体分为溶胶和高分子化合物溶液，分散相粒子直径在 1～100nm。溶胶的分散相粒子（胶粒）是由许多分子或离子组成的，带有电荷，与分散介质之间存在界面，属于非均相、亚稳态体系。实验室常用水解法或复分解法制备溶胶。如 $Fe(OH)_3$ 溶胶可用 $FeCl_3$ 制备，反应如下：

$$FeCl_3 + 3H_2O \rightarrow Fe(OH)_3 + 3HCl$$

$$Fe(OH)_3 + HCl \rightarrow FeOCl + 2H_2O$$

$$FeOCl \rightarrow FeO^+ + Cl^-$$

氢氧化铁胶核因吸附 FeO^+ 离子而带正电荷，故胶粒在电场中向负极泳动。

溶胶粒径大小与可见光波长相近，易引起入射光的散射，故可产生乳光现象，即丁达尔效应。

溶胶由于带电和水化作用而具有一定的稳定性。若中和其电荷或破坏水化膜，可使溶胶发生聚沉。常用的聚沉方法有：①加入少量电解质；②加入带相反电荷的溶胶；③加热。

高分子化合物溶液也是胶体分散系，属于均相体系。它和溶胶具有一些共性（如扩散慢，不能透过半透膜等），又有其特性（如与溶剂有很强的亲和力，很稳定，黏度大等）。在适当的条件下，高分子化合物溶液可以发生胶凝作用，生成凝胶。当把足量的高分子化合物溶液加到溶胶中时，可在溶胶周围形成高分子保护层，提高溶胶的稳定性，使溶胶不易发生聚沉。

【实验用品】
1. 仪器　手电筒，U 形管，酒精灯，滤纸，石墨电极，蒸发皿，玻璃棒，烧杯（100ml）。
2. 试剂　0.2mol/L $FeCl_3$ 溶液，0.2mol/L NaOH 溶液，0.1mol/L KI 溶液，0.1mol/L $AgNO_3$ 溶液，0.2mol/L Na_2SO_4 溶液，0.2mol/L Na_3PO_4 溶液，0.2mol/L NaCl 溶液，1% 白明胶，0.01mol/L KNO_3 辅助液。

【实验方法、实验结果及分析】
1. $Fe(OH)_3$ 溶胶的制备　在 100ml 烧杯中加入 50ml 0.2mol/L $FeCl_3$ 溶液，用玻璃棒不断搅拌下以约 1 滴 /5 秒的滴速缓慢滴加 0.2mol/L 的 NaOH 溶液 5ml。然后用中速滤纸常压过滤约 25min，滤掉反应中生成的少量 $Fe(OH)_3$ 沉淀。待滤液达到 30ml 左右时，即可取滤液进行胶体的性质实验。

2. 溶胶的光学性质和电学性质
（1）丁达尔现象（实验表 4-1）

实验表 4-1　溶胶的丁达尔现象

操作	现象	解释
在 1 支试管中加入 1/2 体积的 $Fe(OH)_3$ 溶胶，在暗室中用手电筒照射		

（2）电泳（实验表 4-2）

实验表 4-2　溶胶的电泳现象

操作	现象	解释
在 U 形管中加入一定体积的 $Fe(OH)_3$ 溶胶，向 U 形管两端小心慢慢注入 KNO_3 溶液，插入石墨电极，接直流电		

3．溶胶的聚沉

（1）电解质溶液对溶胶的作用（实验表 4-3）

实验表 4-3　电解质溶液对溶胶的聚沉作用

试管	操作		记录出现沉淀时所加的滴数	解释
	加入 $Fe(OH)_3$ 溶胶	逐滴加入		
1	2ml	0.2mol/L NaCl 溶液		
2	2ml	0.2mol/L Na_2SO_4 溶液		
3	2ml	0.2mol/L Na_3PO_4 溶液		

（2）加热对溶胶的作用（实验表 4-4）

实验表 4-4　加热对溶胶的聚沉作用

操作	现象	解释
在 1 支试管中加入 3ml 的 $Fe(OH)_3$ 溶胶,用酒精灯加热至沸腾1min		

（3）高分子化合物溶液对溶胶的保护作用（实验表 4-5）

实验表 4-5　高分子化合物溶液对溶胶的聚沉作用

试管	操作			与 3（1）中相应的试管加一样的滴数,观察是否有沉淀	解释
	加入 $Fe(OH)_3$ 溶胶	白明胶	逐滴加入		
1	2ml	4 滴	0.2mol/L NaCl 溶液		
2	2ml	4 滴	0.2mol/L Na_2SO_4 溶液		
3	2ml	4 滴	0.2mol/L Na_3PO_4 溶液		

【注意事项】

1．制备溶胶时,必须要用力搅拌且逐滴缓慢加入沉淀剂才能够制出溶胶,而不会产生沉淀。

2．加热溶胶前应先使试管均匀受热。

3．加入白明胶后要用力振荡试管。

【思考题】

1．溶胶能够稳定存在的原因?

2．使溶胶聚沉的因素有哪些?

（李　森）

实验五　水质总硬度的测定

【实验目的】

1．掌握 EDTA 标准溶液的配制和标定方法；滴定操作及滴定分析计算。

2．学习用配位滴定法测定水质总硬度的原理和方法。

【实验原理】

1．EDTA 标准溶液的配制和标定　EDTA 滴定液常用乙二胺四乙酸的二钠盐（$Na_2H_2Y\cdot2H_2O$）配制。因不易得到纯品,故常用间接法配制。先配制成近似浓度,再用基准物质（如 Zn、Cu、ZnO、CaO 或 $CaCO_3$ 等）标定其准确浓度。

本实验以 ZnO 为基准物质。标定时先精确称取一定质量的 ZnO 基准物质,加稀盐酸溶解后配成一定浓度溶液。在滴定前加入铬黑 T 指示剂,用 NH_3-NH_4Cl 缓冲溶液调节溶液的 pH,在 pH ≈ 10 的条件下,Zn^{2+} 与指示剂形成稳定的紫红色配合物。

$$Zn^{2+} + HIn^{2-} \rightleftharpoons ZnIn^- + H^+$$

蓝色　　　　紫红色

然后用 EDTA 溶液滴定，EDTA 能与 Zn^{2+} 形成比 $ZnIn^-$ 更稳定的配合物。

$$Zn^{2+} + H_2Y^{2-} \rightleftharpoons ZnY^{2-} + 2H^+$$

滴定终点前溶液中存在过量的 Zn^{2+} 离子，故指示剂主要以 $ZnIn^-$ 形式存在，溶液呈现配合物的紫红色。终点时，由于溶液中的 Zn^{2+} 已全部被 EDTA 结合，故最后滴入极少量 EDTA（通常为半滴）就能将 In^{3-} 从 $ZnIn^-$ 中置换出来，即

$$ZnIn^- + H_2Y^{2-} \rightleftharpoons ZnY^{2-} + HIn^{2-} + H^+$$

此时溶液呈纯蓝色（游离指示剂本身的颜色），此即为滴定终点。

2. 水质总硬度测定　水质总硬度是指溶解于水中钙盐和镁盐的总含量，Ca^{2+}、Mg^{2+} 的含量越高，水的硬度就大。水质总硬度表示方法是将水中所含 Ca^{2+}、Mg^{2+} 的总量折算成 $CaCO_3$ 的量，单位是常 mg/L。采用配位滴定法，用 EDTA 滴定液直接滴定水中 Ca^{2+}、Mg^{2+} 总量。

测定水质总硬度时，加 $NH_3·H_2O-NH_4Cl$ 缓冲溶液调节 $pH \approx 10$，以铬黑 T 为指示剂，用 EDTA 标准溶液滴定。滴定前加入铬黑 T，滴定终点前，铬黑 T 与 Mg^{2+} 形成紫红色配合物，随着 EDTA 溶液的滴入，到达滴定终点时，铬黑 T 指示剂被游离出来，此时溶液由紫红色变为铬黑 T 的纯蓝色。滴定反应式如下：

滴定前：$Mg^{2+} + HIn^{2-} \rightleftharpoons MgIn^- + H^+$

　　　　　　蓝色　　　　紫红色

终点前：$Ca^{2+} + H_2Y^{2-} \rightleftharpoons CaY^{2-} + 2H^+$

$$Mg^{2+} + H_2Y^{2-} \rightleftharpoons MgY^{2-} + 2H^+$$

终点时：$MgIn^{2-} + H_2Y^{2-} \rightleftharpoons MgY^{2-} + HIn^{2-} + H^+$

　　　紫红色　　　　　　　　　　　蓝色

【实验用品】

1. 仪器　移液管（25ml），容量瓶（250ml），锥形瓶（250ml），量筒（10ml），酸式滴定管（50ml），烧杯（100ml），台秤，分析天平，称量瓶。

2. 试剂　$Na_2H_2Y·2H_2O$，ZnO（分析纯），稀 HCl 溶液，氨试液，$NH_3·H_2O-NH_4Cl$ 缓冲溶液，甲基红指示剂，铬黑 T 指示剂（铬黑 T 与 NaCl 按 1∶100 混匀），水样。

【实验方法】

1. 0.01mol/L EDTA 标准溶液的配制和标定

（1）在台秤上称取 $Na_2H_2Y·2H_2O$ 2g，加蒸馏水 500ml 溶解，摇匀，贮存在硬质玻璃瓶或聚乙烯瓶中。

（2）用分析天平精确称取已在 800℃灼烧至恒重的 ZnO 约 0.10g 于 100ml 烧杯中，加稀 HCl 3ml 使其溶解，移入 100ml 容量瓶中，用蒸馏水洗涤烧杯 2~3 次，洗液亦并入容量瓶中，稀释至标线，摇匀。

（3）用移液管从容量瓶中吸取 25.00ml ZnO 溶液置于 250ml 锥形瓶中，加甲基红指示剂 1 滴，滴加氨试液至微黄色。再加蒸馏水 25.00ml，$NH_3·H_2O-NH_4Cl$ 缓冲溶液 10.00ml 和铬黑 T 指示剂少许，摇匀，用 EDTA 滴定液滴定，边摇边滴，直至溶液由紫红色变成纯蓝色，即为终点，记录滴定消耗的 EDTA 滴定液体积。

2. 水质总硬度的测定　用移液管吸取 100.00ml 水样置于 250ml 锥形瓶中，加 $NH_3·H_2O-NH_4Cl$ 缓冲溶液 2.00ml 和铬黑 T 指示剂少许，用 0.01mol/L EDTA 滴定液滴定至溶液由紫红色变为蓝色即为终点，记录滴定消耗的 EDTA 滴定液体积。平行测定 3 次，用 3 次滴定结果的平均值计算水质总硬度。

【数据记录及处理】

1. 数据记录

（1）0.01mol/L EDTA 滴定液的配制和标定（实验表 5-1）

实验表 5-1　EDTA 滴定液的配制

实验次数	I	II	III
m_{ZnO}（g）			
EDTA 终读数（ml）			

续表

实验次数	I	II	III
EDTA 始读数（ml）			
V_{EDTA}（ml）			
c_{EDTA}（mol/L）			
平均值 c_{EDTA}（mol/L）			

（2）水质总硬度的测定（实验表 5-2）

实验表 5-2　水质总硬度的测定

实验次数	I	II	III
$V_{水样}$（ml）			
EDTA 终读数（ml）			
EDTA 始读数（ml）			
V_{EDTA}（ml）			
总硬度（$CaCO_3$ mg/L）			
总硬度均值（$CaCO_3$ mg/L）			

2．数据处理

（1）EDTA 的标准浓度

$$c_{EDTA}(mol/L) = \frac{m_{ZnO} \times \dfrac{25.00}{100.0}}{\dfrac{V_{EDTA}}{1000} \times M_{ZnO}}$$

（2）水的硬度

$$总硬度（CaCO_3\ mg/L） = \frac{c_{EDTA} \times V_{EDTA} \times M_{CaCO_3}}{V_{水样}} \times 1000$$

【注意事项】

1．贮存 EDTA 溶液最好使用聚乙烯瓶或硬质玻璃瓶，以避免 EDTA 溶解软质玻璃中的 Ca^{2+}，使溶液浓度降低。

2．测定水质硬度消耗 EDTA 标准溶液的体积较少，应密切注意观察终点的颜色变化。

【思考题】

1．在标定 EDTA 标准溶液和测定水的总硬度时，为什么需加 $NH_3 \cdot H_2O$-NH_4Cl 缓冲溶液？加入的量为何不一样？

2．铬黑 T 指示剂如何指示滴定终点？

（丁冶春）

实验六　食盐的精制

【实验目的】

1．掌握 NaCl 提纯精制的原理和方法。

2．学会溶解、沉淀、常压过滤（实验图 6-1）、减压过滤、蒸发和结晶等基本操作；溶液中不同杂质的去除方法。

【实验原理】

氯化钠试剂或医药用氯化钠都是以粗食盐为原料提纯的。粗食盐中除了含有泥沙等不溶性杂质外，还含有 K^+、Ca^{2+}、Mg^{2+}、SO_4^{2-} 等可溶性杂质。不溶性杂质可用过滤方法除去，可溶性杂质中的 Ca^{2+}、Mg^{2+}、SO_4^{2-} 则通过加入 $BaCl_2$、Na_2CO_3 和 NaOH 溶液，生成难溶的硫酸盐、碳酸盐或碱式碳酸盐沉淀而除去。

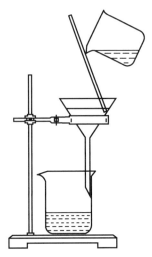

实验图 6-1　常压过滤装置

1. 用 $BaCl_2$ 溶液除去 SO_4^{2-}:

$$SO_4^{2-} + Ba^{2+} \longrightarrow BaSO_4\downarrow$$

2. 用 Na_2CO_3 溶液和 NaOH 溶液除去 Ca^{2+}、Mg^{2+} 和过量 Ba^{2+}:

$$Ca^{2+} + CO_3^{2-} \longrightarrow CaCO_3\downarrow$$
$$Ba^{2+} + CO_3^{2-} \longrightarrow BaCO_3\downarrow$$
$$2Mg^{2+} + 2OH^- + CO_3^{2-} = Mg_2(OH)_2CO_3\downarrow$$

3. 用 HCl 溶液除去过量的 OH^- 和 CO_3^{2-}:

$$H^+ + OH^- = H_2O$$
$$CO_3^{2-} + 2H^+ \longrightarrow CO_2\uparrow + H_2O$$

4. 除去 K^+、Br^-、I^- 和 NO_3^-　粗盐中的 K^+、Br^-、I^- 和 NO_3^- 等离子与上述沉淀剂不起作用,含量少且溶解度较大。NaCl 的溶解度受温度影响不大,而 KCl、KNO_3 和 $NaNO_3$ 等溶解度随温度升高而明显增大。故在加热蒸发浓缩时,NaCl 结晶出来,K^+、Br^-、I^- 和 NO_3^- 则留在母液中而将其除去。多余的盐酸在干燥氯化钠时会以氯化氢的形式挥发掉。

【实验用品】

1. 仪器　台秤,量筒,烧杯,漏斗,漏斗架,酒精灯,蒸发皿,布氏漏斗,抽滤瓶,循环水泵,铁架台(附铁圈),玻棒,滤纸,pH 试纸。

2. 试剂　粗食盐,1mol/L $BaCl_2$ 溶液,饱和 Na_2CO_3 溶液,2mol/L NaOH 溶液,2mol/L HCl 溶液,3mol/L H_2SO_4 溶液,2mol/L HAc 溶液,1mol/L $(NH_4)_2C_2O_4$ 溶液,2:1 乙醇水溶液,镁试剂。

【实验方法】

(一)氯化钠的精制

1. 食盐溶解　称取 10g 粗食盐于 100ml 烧杯中,加入 80℃左右的蒸馏水 40ml,加热搅拌使其溶解。

2. 除 Ca^{2+},Mg^{2+} 和 SO_4^{2-}

(1)除去 SO_4^{2-}:加热溶液至沸,边搅拌边逐滴加入 1mol/L $BaCl_2$ 溶液至 SO_4^{2-} 除尽为止。继续加热煮沸5min,让沉淀颗粒长大,易于沉降。冷却,过滤,除去 $BaSO_4$ 沉淀,保留滤液。

检查 SO_4^{2-} 是否除尽时,可将烧杯从石棉网上取下,取少量上层溶液过滤于小试管内,加入几滴 1mol/L $BaCl_2$ 溶液。若有浑浊,说明 SO_4^{2-} 未除尽,需再加 $BaCl_2$ 溶液。如果不浑浊,表示 SO_4^{2-} 已除尽。

(2)除去 Ca^{2+}、Mg^{2+} 和过量 Ba^{2+}:将滤液加热至沸,边搅拌边滴加饱和 Na_2CO_3 溶液至沉淀完全(按第1步的方法用饱和 Na_2CO_3 溶液检验)。向沉淀液中再滴加 2mol/L NaOH 溶液至 pH ≈ 11。用滴管取上清液少许于试管中,加入 2 滴 3mol/L H_2SO_4 溶液,如有浑浊现象,则表明 Ba^{2+} 未除尽,继续加 Na_2CO_3 溶液,直至除尽为止。继续加热煮沸数分钟,过滤,弃去沉淀。

(3)除去 CO_3^{2-}:在滤液中滴加 2mol/L HCl 溶液,加热,搅拌,赶尽 CO_2,调节 pH 2~3。

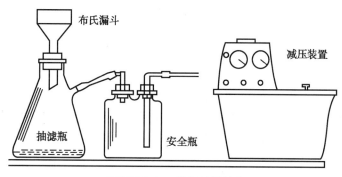

实验图 6-2　减压抽滤装置

3．蒸发与结晶　将中和后的溶液小心移入蒸发皿中，用小火加热，并不断搅拌，以防止溶液或者晶体溅出，蒸发浓缩至原体积的 1/4 时去火。按实验图 6-2 安装减压过滤装置，趁热抽滤，用少量 2∶1 乙醇水溶液洗涤晶体，所得 NaCl 晶体转入另一干净蒸发皿，置烘箱中，在 105℃烘干。冷至室温，称重，计算产率。

（二）产品质量的检验

取粗食盐和提纯后的产品 NaCl 各 1.0g，分别溶于 5ml 蒸馏水中，按实验表 6-1 方法对离子进行定性检验，并比较实验结果。

实验表 6-1　粗盐和精盐质量检验

项目	试管	被检测液	检验操作	实验现象	结论
SO_4^{2-}	1	粗盐溶液 1ml	2mol/L HCl 溶液 3 滴，1mol/L $BaCl_2$ 3 滴		
	2	精盐溶液 1ml			
Ca^{2+}	1	粗盐溶液 1ml	2mol/L HCl 溶液 3 滴，1mol/L $(NH_4)_2C_2O_4$ 溶液 3 滴		
	2	精盐溶液 1ml			
Mg^{2+}	1	粗盐溶液 1ml	2mol/L NaOH 溶液 3 滴，镁试剂 3 滴		
	2	精盐溶液 1ml			

（三）实验结果

1．产品外观　①粗盐：_____；②精盐：_____。

2．产率计算　$\omega_{NaCl} = \dfrac{m_{精}}{m_{粗}} \times 100\%$

【注意事项】

1．布氏漏斗插入抽滤瓶，支管接真空泵，将大小适合的滤纸放入布氏漏斗内，用少量蒸馏水湿润后，启动真空泵抽气，使滤纸紧贴于漏斗底部。将浓缩液倒入漏斗进行抽滤。

2．镁试剂在酸性溶液中呈黄色，在碱性溶液中呈红色或紫色，它与镁离子作用生成天蓝色沉淀，故可用来检验镁离子的存在。

【思考题】

1．能否用重结晶的方法提纯氯化钠？

2．在除去 Ca^{2+}、Mg^{2+}、SO_4^{2-} 时，为何先加 $BaCl_2$ 溶液，然后再加 Na_2CO_3 溶液？

3．在除 Ca^{2+}、Mg^{2+}、SO_4^{2-} 等杂质离子时，能否用其他可溶性碳酸盐代替 Na_2CO_3？

4．蒸发浓缩前，为什么要用 HCl 酸化滤液？能否用 HNO_3 来代替 HCl？

5．在提纯粗食盐过程中，K^+ 将在哪一步操作中除去？

（丁冶春）

实验七　常压蒸馏和沸点的测定

【实验目的】

1．掌握常压蒸馏的原理和方法。

2.熟悉沸点测定的基本实验操作技能。

3.了解蒸馏的用途。

【实验原理】

蒸气压是指液体和它的蒸气处于平衡状态时蒸气所产生的压力,在一定温度下液体具有一定的蒸气压。当液体的蒸气压与液面上所受到的外界总压力(通常是大气压力)相等时液体开始沸腾,这时的温度称为该液体的沸点。在一定压力下,纯净物具有恒定的沸点,它是物质的一个重要物理常数,其沸程(也称为沸点的范围)较小,一般在 $0.1 \sim 1.0 ℃$ 之内。沸程较宽说明物质不纯。

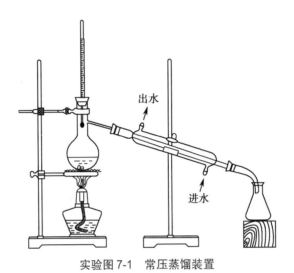

实验图 7-1 常压蒸馏装置

在大气压力下,将液体加热至沸腾,使其变为蒸气,再将蒸气冷却凝结为液体,这一操作过程称为常压蒸馏,常压蒸馏装置如实验图 7-1 所示。实验室常用蒸馏的方法测定液体有机物的沸点,定性检验液体有机物的纯度,还可用于分离提纯有机物、挥发性与非挥发性的物质,也可分离沸点相差较大的物质及有色杂质等。

【实验用品】

1.仪器 酒精灯或电热套,250ml 蒸馏烧瓶,温度计,直型冷凝管,接液管,三角瓶 2 个,铁架台 2 台,橡皮管,铁夹 2 个,铁圈,石棉网,长颈漏斗。

2.药品 无水乙醇,75% 乙醇溶液,沸石。

【实验方法】

1.蒸馏仪器的安装 常压蒸馏装置是由热源、蒸馏瓶、温度计、冷凝管、接液管和接收器组成的。仪器安装顺序:自下而上,从左到右,以热源作基本高度。拆卸仪器的顺序与此相反。

先根据接收器、冷凝管的大致高度把酒精灯放置在适当的高度,然后用铁夹夹住蒸馏瓶瓶颈处,将其垂直地固定在铁架台上,温度计通过塞子插入瓶颈,使温度计的水银球上限和蒸馏瓶支管的下限在同一条水平线上;再用另 1 个铁夹夹住冷凝管中部使其固定于另 1 个铁架台上,调整其位置,使冷凝管与蒸馏瓶支管在同一条直线上,松开固定冷凝管的铁夹,移动冷凝管,使之与蒸馏瓶相连。铁夹夹住玻璃仪器的部分不能太紧或太松,以夹住后稍用力尚能转动为宜,铁夹内应垫以橡皮等软性物质,以免夹破玻璃仪器。冷凝管下端是进水口,用橡皮管连接自来水龙头,上端是出水口,连接橡皮管后把橡皮管的另一端导入水池。冷凝管末端通过接液管连接接收器,接液管和接收器要和大气相通。仪器安装好后,检查仪器各部位连接处是否严密不漏气。

仪器的安装要准确端正,不论从正面或侧面观察,全套仪器的中心线都要在同一直线上,铁架台应整齐地置于仪器的背面。整套装置做到"侧看一条线,正看一个面。"相邻的两组蒸馏装置应采取接收器对接收器或蒸馏瓶对蒸馏瓶的安装方式,以使蒸馏产品远离热源,确保整套装置规范、安全。

2.乙醇的蒸馏和沸点的测定 取下温度计,将 25ml 待蒸馏的无水乙醇通过漏斗沿着支管对面的瓶颈壁小心地倒入蒸馏瓶中,放入 3 粒沸石,装好温度计,再次检查仪器各处连接是否严密。

先开通自来水并调到适当的流速后再开始加热,控制加热以调节蒸馏速度,通常以每秒蒸出 1 ~ 2 滴为宜。观察温度计,当其读数上升到一定程度并保持恒定不变时,记录温度,该温度为无水乙醇的沸点。继续蒸馏,最后剩余 5ml 左右液体时再记录温度，这 2 次的温度差就是乙醇的沸程（温度的记录一般到 0.1℃），这时停止蒸馏。注意不能蒸干，蒸馏结束前要留 3～4ml 液体，以免蒸馏瓶破裂或发生其他意外事故。蒸馏完毕，先停止加热，然后停止通水。

拆除仪器的顺序：先移开接收器，再依次取下接液管，冷凝管，温度计，待冷却后，取下蒸馏瓶，倒出沸石，洗净蒸馏瓶，整理仪器。

【注意事项】

1．根据所蒸馏液体的容量、沸点来选择合适的蒸馏瓶、温度计及冷凝管等。

2．冷凝管的选择：如果蒸馏的液体沸点在 130℃ 以下时，可用直形冷凝管。易挥发、易燃液体，冷却水的流速可大一些；沸点在 100～130℃ 时应缓慢通水（以防仪器破裂）；沸点在 130℃ 以上的必须用空气冷凝管。

3．冷凝管的循环冷却水必须在加热前通入，且下口（朝下）通入，上口（朝上）流出。

4．蒸馏任何液体时，应在加热前加入 2～3 粒沸石，以防止液体因过热暴沸，而使沸腾保持平稳。蒸馏中途严禁加入沸石。如果事先忘记，也绝对不能在液体将近沸腾时加入，以免引起液体剧烈沸腾，部分液体冲出瓶外。应待液体冷却后再行补加。对于中途停止蒸馏的液体，在重新蒸馏之前，应补加新的沸石。

5．整个装置不能密闭，以免由于加热或有气体产生使瓶内压力增大而发生爆炸。冷凝管和接收器之间不加塞子密封。

6．蒸馏中，要控制好温度和蒸馏速度。蒸馏时加热温度太高或蒸馏速度太大，会在蒸馏瓶的颈部造成过热现象，使温度计的读数偏高；另一方面如果加热温度太低或蒸馏速度太小，蒸气达不到支管口处，而使温度计的读数偏低或不规则。

7．热的温度计取出后，一定要放在干燥的桌面上，不能接触水，否则会使水银球处的玻璃膜破裂或使水银柱中断，冷至室温后方可用水冲洗。

【思考题】

1．当用常压蒸馏法测定沸点时，温度计水银球的位置不恰当，对测定结果有什么影响？为什么？

2．常压蒸馏时，如果加热到将近沸腾时才发现未加沸石，应该怎样处理才是最安全的？

3．蒸馏开始时，为什么先通冷凝水，再加热？

（张　悦）

实验八　醇、酚、醛和酮的性质

【实验目的】

1．掌握用化学方法鉴别醇、酚、醛和酮等物质。

2．验证醇、酚、醛和酮等物质的主要化学性质。

【实验原理】

1．醇　①醇能与活泼金属钠反应，生成醇钠并放出氢气，醇钠易水解，其水溶液显强碱性；②可利用卢卡斯试剂与不同结构醇的反应快慢来鉴别 6 个碳以下的伯醇、仲醇和叔醇；③伯醇和仲醇分子中含有 α-H，易被酸性的重铬酸钾溶液所氧化，而叔醇没有 α-H，难以被氧化，利用该反应也可鉴别伯醇、仲醇与叔醇；④具有邻二醇结构的多元醇如乙二醇、丙三醇等，能和氢氧化铜反应生成深蓝色的物质，利用该反应可以鉴别含有邻二羟基的多元醇。

2．酚　①酚显弱酸性，但酸性比碳酸弱；②大多数酚类能和三氯化铁溶液发生显色反应，该反应可作为酚的定性鉴别反应；③酚类很容易被氧化；④苯酚非常容易发生取代反应，在极稀的苯酚溶液中加入溴水后，立即产生 2,4,6- 三溴苯酚白色沉淀。

3．醛和酮　醛、酮分子都含有羰基，因此它们有许多相似的化学性质，主要表现在羰基的加成反应。①几乎所有的醛酮都能与 2,4- 二硝基苯肼发生反应，生成不溶于水的 2,4- 二硝基苯腙，这类反应常用于鉴别醛酮；②如果醛、酮的 α-C 上有 3 个氢原子时，能与碘的氢氧化钠（次碘酸钠）溶液发生碘仿反应，利用该反应可鉴别乙醛、甲基酮以及能被次碘酸钠氧化成乙醛和甲基酮的醇。

醛分子中醛基上的氢原子受羰基的影响变得比较活泼，能被弱氧化剂所氧化，如托伦试剂、班氏试剂等；酮分子中无此活泼氢，不易被弱氧化剂氧化。利用弱氧化剂能氧化醛而不能氧化酮的特性来鉴别醛与酮。醛能与品红亚硫酸试剂发生颜色反应。

利用丙酮与亚硝酰铁氰化钠的碱性溶液反应生成红色物质的反应可鉴别丙酮。

【实验用品】

1．仪器　试管，烧杯（150ml），温度计（100℃），酒精灯，石棉网。

2．试剂　无水乙醇，乙醇溶液，正丁醇溶液，仲丁醇溶液，叔丁醇溶液，甘油，苯酚，0.2mol/L 苯酚溶液，0.2mol/L 邻苯二酚溶液，水杨酸，0.2mol/L 苯甲醇溶液，甲醛水溶液，乙醛溶液，丙酮溶液，酚酞指示剂，蓝色石蕊试纸，金属钠，蒸馏水，3mol/L H_2SO_4 溶液，浓 H_2SO_4，2.5mol/L NaOH 溶液，1.25mol/L NaOH 溶液，饱和溴水，0.17mol/L $K_2Cr_2O_7$ 溶液，0.3mol/L $CuSO_4$ 溶液，0.06mol/L $FeCl_3$ 溶液，0.05mol/L $AgNO_3$ 溶液，0.5mol/L 氨水，0.1mol/L 亚硝酰铁氰化钠溶液，碘试剂，2,4- 二硝基苯肼试剂，班氏试剂，希夫试剂，卢卡斯试剂。

【实验方法】

1．醇的化学性质

（1）醇与金属钠的反应：取 1 支干燥试管，加入 0.5ml 无水乙醇，再加入一粒洁净的金属钠，观察反应放出的气体和试管是否发热。冷却后加入少量蒸馏水，再加入 1 滴酚酞试液，观察，记录并解释发生的现象。

（2）醇的氧化：取试管 3 支，分别加入正丁醇、仲丁醇、叔丁醇各 5 滴，然后在 3 支试管中分别加入 3mol/L 硫酸、0.17mol/L 重铬酸钾溶液各 2～3 滴，振摇，观察，记录并解释发生的现象。

（3）醇与卢卡斯试剂的反应：取试管 3 支，分别加入正丁醇、仲丁醇、叔丁醇各 3 滴，在 50～60℃水浴中预热片刻。然后同时向 3 支试管中各加入 1ml 卢卡斯试剂，振摇，观察，记录并解释发生的现象。

（4）甘油与氢氧化铜的反应：取试管 2 支，各加入 2.5mol/L 氢氧化钠溶液 1ml 和 0.3mol/L 硫酸铜溶液 10 滴，摇匀，观察现象。然后在一支试管中加入乙醇 1ml，振摇；在另一支试管中加入甘油 1ml，振摇，观察，记录并解释发生的现象。

（5）酯化反应：在干燥的大试管中，溶解 0.5g 水杨酸于 5ml 甲醇中，加入 5 滴浓硫酸，不断振摇，在水浴中温热 5min，然后把混合物倒入盛有约 10ml 冰水的小烧杯中，充分振摇。注意观察生成物的外观和气味，记录并解释发生的现象。

2．酚的化学性质

（1）酚的弱酸性：取试管 1 支，加入苯酚少许和 1ml 水，振摇，观察现象。往试管中加 2.5mol/L 氢氧化钠溶液数滴，振摇，观察现象；在此溶液中再加入 3mol/L 硫酸至溶液呈酸性，振摇，观察，记录并解释发生的现象。

（2）苯酚与溴水的反应：取试管 1 支，加入 2 滴 0.2mol/L 苯酚溶液，再逐滴加入饱和溴水，振摇，直至白色沉淀生成，观察，记录并解释发生的现象。

（3）酚与三氯化铁的显色反应：取试管 3 支，分别加入 0.2mol/L 苯酚溶液、0.2mol/L 邻苯二酚溶液和 0.2mol/L 苯甲醇溶液各数滴，再各加入 1 滴 0.06mol/L 三氯化铁溶液，振摇，观察，记录并解释发生的现象。

3．醛和酮的化学性质

（1）与 2,4- 二硝基苯肼的反应：取试管 3 支，分别加入 3 滴甲醛、乙醛、丙酮，再各加入 2,4- 二硝基苯肼试剂 10 滴，充分振摇后，静置片刻，观察，记录并解释发生的现象。

（2）碘仿反应：取试管 3 支，分别加入 5 滴甲醛、乙醛和丙酮，再各加入碘试剂 10 滴，分别滴加 1.25mol/L 氢氧化钠溶液至碘的颜色恰好褪去。振摇，观察有无沉淀生成，若无沉淀，在温水浴温热数分钟，冷却后再观察，记录并解释发生的现象。

（3）与托伦试剂反应：取大试管 1 支，加入 0.05mol/L 硝酸银溶液 2ml，再加入 1.25mol/L 氢氧化钠溶液 1 滴，然后在振摇下滴加 0.5mol/L 氨水，直至生成的沉淀恰好溶解为止，即制得托伦试剂。取 3 支洁净试管，各加入配好的托伦试剂，再分别加入甲醛、乙醛和丙酮各 2 滴，摇匀后置于 60℃左右的水浴中加热，观察，记录并解释发生的现象。

（4）与班氏试剂反应：取试管 3 支，各加入 10 滴班氏试剂，再分别加入甲醛、乙醛和丙酮各 5 滴，振摇，置于 80℃水浴中加热 2～3min，观察，记录并解释发生的现象。

（5）与希夫试剂反应：取试管 2 支，分别加入乙醛和丙酮各 5 滴，再各加入 10 滴希夫试剂，观察，记录并解释发生的现象。

（6）与亚硝酰铁氰化钠反应：取试管 2 支，各加入 10 滴 0.05mol/L 亚硝酰铁氰化钠和 5 滴 1.25mol/L 氢氧化钠，摇匀，再分别加入 10 滴乙醛和丙酮，观察，记录并解释发生的现象。

【注意事项】

1．卢卡斯试剂的配制　将熔融过的无水氯化锌 68g 溶解在 45ml 的浓盐酸中（$\rho = 1.18g/ml$），搅拌混和均匀。

2．2,4-二硝基苯肼试剂的配制　称取 2,4-二硝基苯肼 2g，溶于 15ml 浓硫酸中，将该溶液慢慢加入到 70ml 体积分数为 0.95 的乙醇中，再加入蒸馏水稀释到 100ml，搅拌混和均匀，必要时过滤。

3．碘试剂的配制　分别称取碘化钾 5g 和碘 2g，将其溶于 100ml 蒸馏水中。在进行碘仿反应时应注意，样品不能滴加过多，否则生成的碘仿可能会溶于醛酮中。另外加入氢氧化钠溶液时也不能过量，加到溶液呈淡黄色（有微量的碘存在）即可。

4．托伦试剂须现用现配，久置的托伦试剂极不稳定，受到震动后会发生猛烈的爆炸。进行银镜反应时，应注意以下问题：①试管壁要十分洁净，否则不易形成光亮的银镜；②溶解氧化银的氨水不能过量，否则将生成雷酸银，受热后有可能发生爆炸；③反应时必须采用水浴加热，并且水不宜沸腾；④实验完毕，应立即用稀硝酸洗涤银镜。

5．班氏试剂的配制　称取 20g 柠檬酸钠，11.5g 无水碳酸钠，将其溶于 100ml 热水中。在不断搅拌下将含 2g 硫酸铜晶体的 20ml 溶液慢慢加到上述柠檬酸钠和碳酸钠的溶液中。溶液应澄清，否则需要过滤。

6．希夫试剂的配制　称取品红盐酸盐 0.2g 溶于 100ml 热水中，冷却后，加入亚硫酸氢钠 2g 和浓盐酸 2ml，再加蒸馏水稀释到 200ml，待红色褪去即可使用。若呈浅红色，可加入少量活性炭振摇并过滤，将其贮存于棕色瓶中。进行希夫反应时，应在室温和酸性条件下进行反应。由于希夫试剂不能受热，溶液中不能含有碱性物质，否则二氧化硫会逸去而恢复品红的颜色，出现假阳性。

【思考题】

1．鉴别伯醇、仲醇和叔醇可采用哪些方法？

2．用什么方法来鉴别一元醇和邻二醇？

3．醛有哪些特性？进行银镜反应时应该注意什么问题？

（牛　颖）

实验九　羧酸、胺和酰胺的性质

【实验目的】

1．掌握羧酸、胺和酰胺类化合物的鉴别方法。

2．验证羧酸、胺和酰胺的主要化学性质。

3．熟悉各类有机物的结构与性质的关系。

【实验原理】

1．羧酸　羧酸分子中含有羧基（—COOH），能解离出氢离子而表现出酸性，其酸性强弱受烃基的结构和烃基上取代基的影响。

甲酸分子结构特殊，既含有羧基又含有醛基，所以甲酸有还原性，能与碱性弱氧化剂（托伦、斐林、班氏试剂等）发生反应。

含 2 个、3 个碳原子的二元羧酸受热容易发生脱羧反应，生成少 1 个碳原子的一元羧酸，同时释放出二氧化碳。

在强酸催化作用下，羧酸可以和醇脱水成酯，此反应称为酯化反应。酯化反应是可逆反应，必须在酸的催化及加热下进行，否则反应速度极小。酯在酸催化下的水解是酯化反应的逆反应，但水解不完全。在碱的作用下水解时，产生的酸可与碱生成盐而破坏平衡体系，所以在有足量碱存在下水解，反应可以进行到底。

2．苯胺　是芳香族伯胺，微溶于水，呈弱碱性，能与无机强酸作用生成可溶性盐。苯胺与溴水反应生成 2,4,6-三溴苯胺白色沉淀，可用来鉴别苯胺。苯胺能与乙酸酐发生酰化反应，生成 N-苯基乙酰胺。

3．尿素　是碳酸的二酰胺，具有弱碱性，能与硝酸作用生成难溶于水的盐。尿素在碱性溶液中经加热水解而放出氨气。将尿素固体加热至 150～160℃，2 分子尿素脱去 1 分子氨生成缩二脲，缩二脲分子中含有二个酰胺键。凡分子中含有 2 个或 2 个以上酰胺键的化合物，在碱性溶液中均可与稀硫酸铜溶液生成紫红色配合物,此颜色反应称为缩二脲反应。

【实验用品】

1. 仪器 酒精灯,水浴锅,试管(10mm×100mm、18mm×150mm),150ml 烧杯,250ml 烧杯,导气管,试管夹,铁架台,铁夹,玻璃棒。

2. 试剂 甲酸,醋酸,乳酸,草酸,酒石酸,pH 试纸,斐林溶液 A 和 B,石灰水,水杨酸,甲醇,浓 H_2SO_4,浓 HCl,浓 HNO_3,苯胺,饱和溴水,尿素,乙酸酐,5mol/L 尿素溶液,2.5mol/L NaOH 溶液,红色石蕊试纸,0.05mol/L $CuSO_4$ 溶液。

【实验方法】

1. 羧酸的性质

(1)羧酸的酸性:取试管 5 支,编号,分别加入甲酸、醋酸、乳酸各 1~2 滴,草酸、酒石酸各少许,然后各加入水 1ml,振摇,观察各试管内物质是否溶解?用 pH 试纸检验每种酸的酸性,观察并解释其所得结果。

(2)甲酸的还原性:取斐林溶液 A 和 B 各 1ml,混合均匀,加入甲酸 3 滴,在 80℃水浴中加热 2~3min,观察并解释结果。

(3)脱羧反应:往大试管中加入 1g 草酸,装上导气管,试管口稍向下倾斜,夹持在铁架上,导气管插入另一支盛有石灰水的试管中,加热大试管,观察现象并解释原因。

(4)酯化反应:在干燥的小锥形瓶中,溶解水杨酸 0.5g 于 5ml 甲醇中,再加入 10 滴浓硫酸,振摇,水浴中温热 5min,将混合物倒入装有大约 10g 冰的小烧杯中,充分振摇,注意观察产品的外观和气味,解释实验结果。

2. 苯胺的性质

(1)苯胺的弱碱性:向一支试管中加入 3 滴苯胺和 1ml 水,振摇,观察苯胺是否完全溶解。然后加入 2~3 滴浓盐酸,振荡,观察现象并解释原因。

(2)苯胺与溴水的反应:取 1 支试管加入 1 滴苯胺和 2ml 水,振荡后加入饱和溴水 2~3 滴,观察现象。

(3)苯胺的酰化反应:取 1 支干燥试管,加入苯胺 10 滴,再逐滴加入乙酸酐 10 滴,边滴加边振摇,并将试管放入冷水中冷却。然后加入 5ml 水,振摇后观察有何现象发生。

3. 尿素的性质

(1)尿素的弱碱性:取 1 支试管,加入 5mol/L 尿素溶液 5 滴,然后加入 5 滴浓硝酸,观察有何现象?

(2)尿素的水解反应:在 1 支试管中,加入 2.5mol/L NaOH 溶液 10 滴,5mol/L 尿素溶液 5 滴,加热试管,将润湿的红色石蕊试纸放在试管口,观察颜色的变化,解释并写出反应式。

(3)缩二脲反应:取 1 支干燥试管,加入尿素约 0.2g,在酒精灯上加热至熔化,有氨气放出(闻其气味或用润湿的红色石蕊试纸检查),继续加热至试管内的物质凝固,此生成物即为缩二脲。将试管冷却至室温,加水 2ml 和 2.5mol/L NaOH 溶液 3~5 滴,用玻璃棒搅拌并加热,尽量使固体溶解,静置后取上清液至另外 1 支试管中,加入 0.05mol/L $CuSO_4$ 溶液 2~3 滴,振荡,观察现象。

【注意事项】

斐林试剂由 A 液和 B 液组成,在反应时等体积混合制成。

【思考题】

1. 为什么甲酸有还原性而乙酸没有?

2. 酯化反应中为什么要加入硫酸?酯的碱性水解效果为什么比酸性水解效果好?

3. 试比较苯胺和苯酚在性质上的异同点。

(李俊波)

实验十 脂类和糖类化合物的性质

【实验目的】

1. 掌握糖类化合物的鉴别方法。

2. 熟悉脂类及糖类化合物的主要化学性质。

3. 了解各类有机物的结构与性质的关系。

【实验原理】

1. 油脂 在酸、碱或脂酶作用下，水解生成 1 分子甘油和 3 分子高级脂肪酸；在碱性溶液中反应，则生成甘油和高级脂肪酸盐。高级脂肪酸钠盐就是常用的肥皂。

含有不饱和脂肪酸的油脂，其中的碳碳双键可以与氢、卤素等发生加成反应。油脂可以通过催化加氢制得氢化油，由于加氢后提高了油脂的饱和度，原来液态的油将变成固态或半固态的脂肪。卤素可以与油脂中的碳碳双键发生加成反应。

2. 糖 是多羟基醛、多羟基酮以及它们的脱水缩合产物。单糖、分子中含有半缩醛（酮）羟基的二糖是还原糖，能与托伦试剂、斐林试剂和班氏试剂发生反应；蔗糖分子因不含半缩醛（酮）羟基而没有还原性，属于非还原糖，但蔗糖在酸或酶的作用下水解，得到葡萄糖和果糖，所以其水解液表现出还原性。

多糖是由许多单糖分子脱水缩合而成的高分子化合物，没有还原性。但多糖在酸或酶的作用下水解，最终生成有还原性的单糖。淀粉与碘液作用显蓝色。淀粉在水解过程中先生成分子量较小的糊精，糊精的分子由大逐渐变小，与碘液所显的颜色也由紫色向红色转化，当水解到麦芽糖、葡萄糖时，遇碘液则不再变色，所以可用碘液来检验淀粉的水解程度。

糖类在浓酸存在的条件下，可与酚类化合物产生颜色反应。如莫立许（Molish）反应，即在浓硫酸作用下，糖与 α- 萘酚缩合生成紫色环。己酮糖能与间苯二酚/浓盐酸作用而很快出现鲜红色，此反应称为塞利凡诺夫（Seliwanoff）反应；而己醛糖显色缓慢，2min 后长可出现弱红色，故可用这一反应区别醛糖（葡萄糖）酮糖（果糖）。

【实验用品】

1. 仪器 水浴锅，酒精灯，试管（10mm×10mm 和 18mm×150mm），150ml 烧杯，250ml 烧杯，试管夹，点滴板，玻璃棒，胶头滴管，三脚架，石棉网，温度计，试管架。

2. 试剂 熟猪油，无色植物油，四氯化碳，溴水，油脂，95% 乙醇，30%～40% 氢氧化钠，饱和食盐水，斐林溶液 A 和 B，托伦试剂，0.1mol/L 葡萄糖，0.1mol/L 果糖，0.06mol/L 麦芽糖，0.06mol/L 蔗糖溶液，20g/L 淀粉溶液，班氏试剂，莫立许试剂，西里瓦诺夫试剂，碘溶液，1mol/L Na_2CO_3 溶液。

【实验方法】

1. 油脂的性质

（1）油脂的不饱和性：取 0.2g 熟猪油和数滴近于无色的植物油放入两支小试管中，分别加入 1～2ml 四氯化碳，振荡使之溶解。然后分别滴加 3% 溴的四氯化碳溶液，边加边振荡，观察并解释所发生的现象。

（2）油脂的皂化：取 3g 油脂、3ml 95% 的乙醇和 3ml 30%～40% 的氢氧化钠溶液加入一大试管内，摇匀后在沸水中加热煮沸。待试管中的反应物成一相后，继续加热 10min 左右，并不时加以振荡。皂化完后，将制得的黏稠液体倒入盛有 15～20ml 温热的饱和食盐水的小烧杯中，不断搅拌，待肥皂逐渐凝固析出后，用玻璃棒将制得的肥皂取出。

2. 糖的性质

（1）糖的还原性

1）与托伦试剂的反应：取干净的试管 5 支，编号，各加托伦试剂 2ml，再分别加入 0.1mol/L 葡萄糖、0.1mol/L 果糖、0.06mol/L 麦芽糖、0.06mol/L 蔗糖溶液和 20g/L 淀粉溶液各 10 滴，不要摇动试管，将试管放在 60℃ 水浴中加热 5～10min，观察现象并解释原因。

2）与斐林试剂的反应：取斐林试剂 A 和 B 各 3ml，混合均匀，分装于 5 支试管中，编号，置于水浴中温热。分别滴加上述各种糖溶液和淀粉溶液各 5 滴，摇匀，水浴中加热 3min，观察现象并解释原因。

3）与班氏试剂的反应：取试管 5 支，编号，各加班氏试剂 1ml，再分别加入上述各种糖溶液和淀粉溶液各 5 滴，摇匀，置于沸水浴中加热 3～5min，观察现象并解释原因。

（2）糖的颜色反应

1）莫立许反应：取试管 5 支，编号。分别加入上述各种糖溶液和淀粉溶液各 1ml，再各加入 2 滴莫立许试剂，摇匀。依次将试管倾斜成 45º 角，沿管壁慢慢加入浓硫酸 1ml，切记不要摇动试管，使硫酸与糖液之间有明显的分层，观察两层之间颜色的变化。如无变化，可在水浴中温热后再观察变化，并加以解释。

2）塞利凡诺夫反应：取 4 支试管，分别加入间 - 苯二酚 - 盐酸试剂 1ml，然后在三支试管中各加入 2% 葡萄糖、2% 果糖、2% 蔗糖溶液各 5 滴，第 4 支试管留作对照。将 4 支试管摇匀后，同时放入水浴中加热 2min，观察各管出现颜色的次序。

3）淀粉与碘的反应：往试管中加入 1ml 水、1 滴碘溶液和 1 滴 20g/L 的淀粉溶液，观察颜色变化。将此溶液稀释至浅蓝色，加热，再冷却，观察现象并解释原因。

（3）蔗糖与淀粉的水解

1）在 2 支试管中分别加入 0.06mol/L 蔗糖溶液 2ml，往第一支试管中加入浓盐酸 2 滴，第二支试管中加入蒸馏水 2 滴，摇匀，置于沸水浴中加热 5min，放冷，第一支试管中加入 1mol/L Na_2CO_3 溶液调至弱碱性，然后将 2 支试管各加班氏试剂 1ml，摇匀，沸水浴加热，观察并比较两管现象，解释原因。

2）在试管中加入 20g/L 的淀粉溶液 4ml、浓盐酸 2 滴，摇匀，置于沸水浴中加热数分钟，期间每隔 2min 左右用滴管吸出 1 滴反应液，在点滴板上用碘溶液试验，观察颜色的变化。当用碘液试验颜色不再改变时，取出 2ml，用 1mol/L Na_2CO_3 溶液调至弱碱性，加班氏试剂 1ml，摇匀，沸水浴加热 2min，观察现象并解释原因。

3．未知物鉴定　现有糖液 4 瓶，无标签，已知是淀粉、果糖、蔗糖、葡萄糖。请先设计鉴别方案，然后用化学试剂予以鉴定。

【注意事项】

1．所用油脂可以选用硬化油和适量猪油混合后使用　若单纯使用硬化油则制得的肥皂太硬；若只用植物性油脂则制得的肥皂太软。皂化时加入乙醇的目的是使油脂和碱液能混为一相，加速皂化反应的进行。

2．皂化是否完全的测定　取几滴皂化液放入 1 支试管中，加入 2ml 蒸馏水，加热并不断振荡。若此时无油滴分出表示皂化已经完全。如果皂化尚未完全，则需将油脂再皂化数分钟，并再次检验皂化是否完全。

3．班氏试剂的配制　称取柠檬酸钠 20g，无水碳酸钠 11.5g，溶于 100ml 热水中，放冷。慢慢加入含有 2g 硫酸铜晶体的 20ml 水溶液，不断搅拌。得到的应是澄清溶液，否则需过滤。

4．莫立许试剂的配制　将 2gα- 萘酚溶于 20ml 体积分数为 0.95 的乙醇中，再用同样浓度的乙醇稀释至 100ml，贮存于棕色瓶中。临用前配制。

5．间 - 苯二酚 - 盐酸试剂的配制　将 0.05g 间 - 苯二酚溶于盐酸中，再用水稀释至 100ml。

6．碘溶液的配制　将 1g 碘化钾溶于 100ml 蒸馏水中，加入 0.5g 碘，加热溶解得到红色澄清液。

【思考题】

1．油脂的不饱和性除了用溴的四氯化碳溶液验证以外，还可以用什么试剂进行验证？如何进行？

2．如何从糖类物质的结构来判别糖是否有还原性？

3．试比较斐林试剂和班氏试剂的异同点。

（王金铃）

实验十一　阿司匹林的制备

【实验目的】

1．掌握重结晶、抽滤等基本操作技术。

2．熟悉酰化反应的原理和阿司匹林的制备方法。

【实验原理】

阿司匹林（乙酰水杨酸）是一种历史悠久的解热镇痛药，近年来发现它还能抑制血小板聚集，可用于预防和治疗缺血性心脏病、心绞痛和脑血栓形成。

制备阿司匹林常用水杨酸与乙酸酐作用，经乙酰化反应，酚羟基上的氢原子被乙酰基取代，生成乙酰水杨酸。

反应温度控制在 75～80℃，温度过高，将增加副产物如水杨酰水杨酸等的生成，主要副反应如下：

粗产品不纯，除上述副产品外，还含有未反应的水杨酸等杂质。本实验采用醇水混合溶剂进行重结晶加以提纯。纯乙酰水杨酸的熔点为136℃，白色结晶，微溶于水，能溶于乙醇、乙醚和氯仿。本实验用三氯化铁检查产品纯度，此外还可用测定熔点的方法检测纯度。

【实验用品】

1. **仪器**　大试管，水浴锅，温度计（150℃），50ml 烧杯，50ml 量筒，布氏漏斗，抽滤瓶，真空泵，滤纸，天平，表面皿和玻璃棒等。

2. **试剂**　水杨酸，乙酸酐，浓硫酸，95% 乙醇，0.06mol/L 三氯化铁溶液。

【实验方法】

1. **乙酰水杨酸的制备**　在干燥的大试管中放置 3.0g（0.022mol）干燥水杨酸和 5ml（约 5.3g，0.052mol）乙酸酐，然后加 5 滴浓硫酸，充分摇动。水浴缓慢加热，待水杨酸溶解后，保持试管温度在 75～80℃左右，反应 10min 并不时加以旋摇。取出试管，稍冷却，加入 20ml 蒸馏水，并用冰水冷却 10min，直至白色结晶完全析出。减压过滤上述溶液，大试管用 5ml 蒸馏水洗涤三次，洗液倒入布氏漏斗中，压紧结晶，抽干，即得粗制的乙酰水杨酸。

取少量粗制品，溶解于几滴乙醇中，加 0.06mol/L 三氯化铁溶液 1～2 滴，观察其颜色变化。

2. **粗产品的纯化（重结晶法）**　将粗制的乙酰水杨酸移至干净的 50ml 烧杯中，并用 10ml 95% 乙醇把沾附在布氏漏斗及滤纸上的乙酰水杨酸都洗入烧杯内。在水浴中温热，使其完全溶解。稍冷却，加入 20ml 蒸馏水，搅拌后放入冰水中冷却约 10min，结晶完全析出后，再次抽滤，烧杯用少量蒸馏水洗涤两次，洗液倒入漏斗中，压紧抽干，即得纯化的乙酰水杨酸。

取少量纯化产品，溶于几滴乙醇中，加 0.06mol/L 三氯化铁溶液 1～2 滴，观察颜色变化，鉴定产品的纯度。若无颜色变化，说明产品纯度基本达到要求，反之，需再次重结晶。

将纯化产品移至表面皿中，干燥后称其质量，计算产率，并测定熔点。

【注意事项】

1. 水杨酸能形成分子内氢键，阻碍酚羟基的酰基化反应。加入少量浓硫酸，可破坏其中的氢键，使酰基化反应顺利进行。

2. 加热升温过程要缓慢，反应温度不宜过高，防止水杨酸升华或受热分解，以及增加副产物的生成。

3. 粗产品中往往混有一些未反应的水杨酸，可与三氯化铁产生显色反应。

【思考题】

1. 本实验使用的仪器为什么必须干燥？

2. 重结晶提纯的目的及原理是什么？

3. 你认为本实验中，应注意哪些问题才能确保产品有较高的产率？

（于姝燕）

实验十二　从茶叶中提取咖啡因

【实验目的】

1. 掌握从茶叶中提取咖啡因的原理和方法。

2. 熟悉回流提取、抽滤、蒸馏和升华等基本操作。

3. 了解咖啡因的性质和鉴定方法。

【实验原理】

茶叶中含有多种天然产物，如 1%～5% 的咖啡因（又称咖啡碱，化学名称 1,3,7- 三甲基 -2,6- 二氧嘌呤），还含有单宁酸（又名鞣酸）以及色素、纤维素和蛋白质等。咖啡因是弱碱性化合物，易溶于氯仿、水、乙醇及苯中。

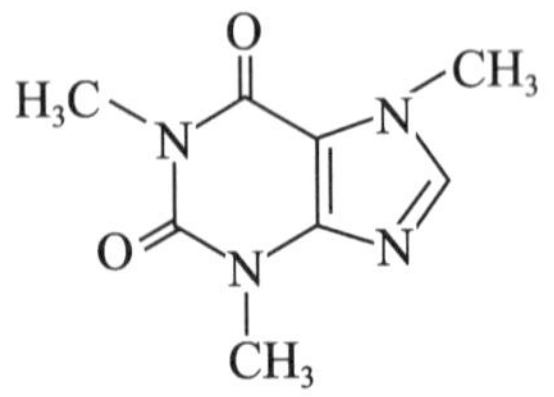

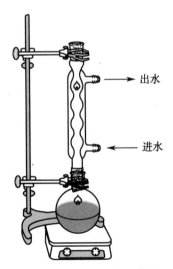

咖啡因

含结晶水的咖啡因是无臭、味苦的无色针状结晶，在100℃时即可失去结晶水，并开始升华，120℃时升华就相当显著，至178℃时升华很快。无水咖啡因的熔点为234.5℃。

根据咖啡因的上述性质，本实验以乙醇为溶剂，用回流装置提取，再经过浓缩、升华，得到含结晶水的咖啡因。

【实验用品】

1.仪器　圆底烧瓶，蒸馏烧瓶，水冷凝管，接液管，锥形瓶（50ml），橡胶管，酒精灯，铁架台，量筒，蒸发皿，玻璃漏斗，布氏漏斗，抽滤瓶，真空泵，研钵，石棉网，滤纸，玻璃棒，棉花，小刀片，细铁丝，台秤，电子天平。

2.试剂　茶叶，95%乙醇溶液，生石灰。

【实验方法】

1.回流　按实验图12-1装好提取装置。用台秤称取研碎的茶叶10g，加入到圆底烧瓶中，加入95%乙醇80ml，加沸石2～3粒，接冷凝管。用电炉加热至沸腾，计时回流40min。回流结束，撤去热源，上述提取液冷却2min后，减压抽滤（实验图6-2），保留滤液。

2.浓缩　按实验图7-1装好常压蒸馏装置。将上述滤液倒入蒸馏烧瓶中，加2～3粒沸石，先通冷凝水再加热，当蒸馏烧瓶中留有6～8ml液体时，停止加热。待接液管中不再有液体滴下，关冷凝水。将浓缩液倒入干净的蒸发皿中。

3.蒸发　称取3g生石灰粉末，分3～4次加至蒸发皿中并搅拌均匀，加热蒸干，除去水分。在蒸发过程中，当浓缩液呈糊状时要不断搅拌，避免溅出；当结成块状时，可小火加热烘干，用玻璃棒搅拌并敲碎大颗粒的块状固体，蒸干至均匀的粉末状。

4.升华　将蒸发皿内的粉末状样品盖上一张刺有许多小孔的圆滤纸，再在滤纸上面罩上干燥的玻璃漏斗，漏斗颈部塞上少许棉花以减少咖啡因蒸气逸出（实验图12-2）。在石棉网下小心加热，使咖啡因升华。当滤纸上出现白色结晶时控制温度，以提高结晶纯度。当滤纸上出现许多白色毛状结晶时，暂停加热，使其自然冷却至100℃左右。小心取下漏斗，揭开滤纸，仔细地用小刀片将滤纸上和器皿周围的咖啡因晶刮到称量纸上。残渣经搅拌后，用较大的火焰再加热片刻，使升华完全。合并2次升华收集的咖啡因，用电子天平称量质量，计算产率。

实验图 12-1　回流提取装置

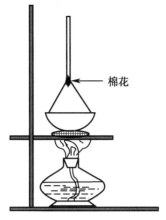

棉花

实验图 12-2　升华装置

【实验结果】

$$咖啡因含量(\%)=\frac{咖啡因质量}{茶叶质量}\times100\%$$

【注意事项】

1.浓缩时要留有足量溶液,防止蒸干。

2.生石灰起到吸收水分和中和部分酸性杂质的作用。天然生物碱一般以盐的形式存在,中和后游离出的咖啡因可通过升华纯化。蒸发一步中如若水分不除尽,将会在下一步升华中带来一些烟雾,污染器皿。

3.为方便操作,可先将漏斗口朝上,滤纸覆盖于漏斗上,小心将滤纸边缘向下弯折并用手箍紧,然后开始刺小孔。升华时滤纸空洞毛刺口向上,避免升华上来的物质再落到蒸发皿中。升华操作是本实验成败的关键,在升华过程中要始终严格控制温度。温度太高会使被升华物质碳化。

【思考题】

1.加入生石灰的作用是什么?

2.减压过滤要注意哪些问题?

3.为什么必须除净提取液中的水分?

4.升华过程中,为什么必须严格控制温度?

（李俊波）

附　录

附录一　中华人民共和国法定计量单位

附表1　SI基本单位

量的名称	单位名称	单位符号
长度	米	m
质量	千克（公斤）	kg
时间	秒	s
电流	安［培］	A
热力学温度	开［尔文］	K
物质的量	摩［尔］	mol
发光强度	坎［德拉］	cd

注：1. 圆括号中的名称，是它前面的名称的同义词，下同。

2. 无方括号的量的名称与单位名称均为全称。方括号中的字，在不引起混淆、误解的情况下，可以省略。去掉方括号中的字即为其名称的简称，下同。

3. 本标准所称的符号，除特殊指明外，均指我国法定计量单位所规定的符号以及国际符号，下同。

4. 人民生活和贸易中，质量习惯上称为重量。

附表2　包括SI辅助单位在内的具有专门名称的SI导出单位

量的名称	SI导出单位		
	名称	符号	用SI基本单位和SI导出单位表示
［平面］角	弧度	rad	$1rad = 1m/m = 1$
立体角	球面度	sr	$1sr = 1m^2/m^2 = 1$
频率	赫［兹］	Hz	$1Hz = 1s^{-1}$
力，重力	牛［顿］	N	$1N = 1kg \cdot m/s^2$
压力，压强，应力	帕［斯卡］	Pa	$1Pa = 1N/m^2$
能［量］，功，热量	焦［耳］	J	$1J = 1N \cdot m$
功率，辐［射能］通量	瓦［特］	W	$1W = 1J/S$
电荷［量］	库［仑］	C	$1C = 1A \cdot S$
电压，电动势，电位	伏［特］	V	$1V = 1W/A$
电容	法［拉］	F	$1F = 1C/V$
电阻	欧［姆］	Ω	$1Ω = 1V/A$
电导	西［门子］	S	$1S = 1Ω^{-1}$
磁通［量］	韦［伯］	Wb	$1Wb = 1V \cdot S$

续表

量的名称	SI 导出单位		
	名称	符号	用 SI 基本单位和 SI 导出单位表示
磁通[量]密度	特[斯拉]	T	$1T = 1Wb/m^2$
电感	亨[利]	H	$1H = 1Wb/A$
摄氏温度	摄氏度	℃	$1℃ = 1K$
光通量	流[明]	lm	$1lm = 1cd·sr$
[光]照度	勒[克斯]	lx	$1lx = 1lm/m^2$
[放射性]活度	贝可[勒尔]	Bq	$1Bq = 1s^{-1}$
吸收剂量 比授[予]能 比释功能	戈[瑞]	Gy	$1Gy = 1J/kg$
剂量当量	希[沃特]	Sv	$1Sv = 1J/kg$

附表 3　SI 词头

因数	词头名称		符号
	英文	中文	
10^{24}	yotta	尧[它]	Y
10^{21}	zetta	泽[它]	Z
10^{18}	exa	艾[克萨]	E
10^{15}	peta	拍[它]	P
10^{12}	tera	太[拉]	T
10^{9}	giga	吉[咖]	G
10^{6}	mega	兆	M
10^{3}	kilo	千	k
10^{2}	hecto	百	h
10^{1}	deca	十	da
10^{-1}	deci	分	d
10^{-2}	centi	厘	c
10^{-3}	milli	毫	m
10^{-6}	micro	微	μ
10^{-9}	nano	纳[诺]	n
10^{-12}	pico	皮[可]	p
10^{-15}	femto	飞[姆托]	f
10^{-18}	atto	阿[托]	a
10^{-21}	zepto	仄[普托]	z
10^{-24}	yocto	[科托]	y

附表4　可与国际单位制单位并用的我国法定计量单位

量的名称	单位名称	单位符号	与SI单位的关系
时间	分	min	$1min = 60s$
	[小]时	h	$1h = 60min = 3\,600s$
	日,(天)	d	$1d = 24h = 86\,400s$
[平面]角	度	°	$1° = (\pi/180)\,rad$
	[角]分	'	$1' = (1/60)° = (\pi/10\,800)\,rad$
	[角]秒	"	$1'' = (1/60)' = (\pi/648\,000)\,rad$
体积	升	l, L	$1l = 1dm^3$
质量	吨	t	$1t = 10^3\,kg$
	原子质量单位	u	$1u \approx 1.660\,540 \times 10^{-27}kg$
旋转速度	转每分	r/min	$1r/min = (1/60)s$
长度	海里	n mile	$1n\ mile = 1\,852m$(只用于航程)
速度	节	kn	$1kn = 1n\ mile/h = (1\,852/3\,600)\,m/s$(只用于航行)
能	电子伏	eV	$1eV \approx 1.602\,177 \times 10^{-19}J$
级差	分贝	dB	
线密度	特[克斯]	tex	$1tex = 10^{-6}kg/m$
面积	公顷	hm^2	$1hm^2 = 10^4\,m^2$

注:1. 平面角单位度、分、秒的符号在组合单位中采用(°)、(')、(″),例如,不用°/ s,而用(°)/ s。

2. 升的两个符号属同等地位,可任意选用。

3. 公顷的国际通用符号为ha。

附录二　弱电解质在水中的解离常数(25℃)

化合物	化学式	分步	K_a^{*}(或K_b)	pK_a(或pK_b)
砷酸	H_3AsO_4	1	5.5×10^{-3}	2.26
		2	1.7×10^{-7}	6.76
		3	5.1×10^{-12}	11.29
亚砷酸	H_2AsO_3	—	5.1×10^{-10}	9.29
硼酸	HBO_3	1	5.4×10^{-10}	9.27
碳酸	H_2CO_3	1	4.5×10^{-7}	6.35
		2	4.7×10^{-11}	10.33
氢氟酸	HF	—	6.3×10^{-4}	3.20
氢氰酸	HCN	—	6.2×10^{-10}	9.21
氢硫酸	H_2S	1	8.9×10^{-8}	7.05

化合物	化学式	分步	K_a*（或 K_b）	pK_a（或 pK_b）
氢硫酸	H_2S	2	1.2×10^{-13}	12.90
过氧化氢	H_2O_2	—	2.4×10^{-12}	11.62
次溴酸	HB_rO	—	2.0×10^{-9}	8.55
次氯酸	$HClO$	—	3.9×10^{-8}	7.40
次碘酸	HIO	—	3×10^{-11}	10.5
碘酸	HIO_3	—	1.6×10^{-1}	0.78
亚硝酸	HNO_2	—	5.6×10^{-4}	3.25
高碘酸	HIO_4	—	2.3×10^{-2}	1.64
磷酸	H_3PO_4	1	6.9×10^{-3}	2.16
		2	6.1×10^{-8}	7.21
		3	4.8×10^{-13}	12.32
硫酸	H_2SO_4	2	1.0×10^{-2}	1.99
亚硫酸	H_2SO_3	1	1.4×10^{-2}	1.85
		2	6×10^{-7}	7.2
氨水	$NH_3 \cdot H_2O$	—	1.8×10^{-5}	4.75
甲酸	$HCOOH$	1	1.8×10^{-4}	3.75
乙酸	CH_3COOH	1	1.75×10^{-5}	4.756
丙酸	C_2H_5COOH	1	1.3×10^{-5}	4.87
氯乙酸	$CH_2ClCOOH$	1	1.3×10^{-3}	2.87
草酸	$H_2C_2O_4$	1	5.6×10^{-2}	1.25
		2	1.5×10^{-4}	3.81
柠檬酸	$C_6H_8O_7$	1	7.4×10^{-4}	3.13
		2	1.7×10^{-5}	4.76
		3	4.0×10^{-7}	6.40
巴比妥酸	$C_4H_4N_2O_3$	1	9.8×10^{-5}	4.01
乳酸	$C_6H_3O_3$	1	1.4×10^{-4}	3.86
苯甲酸	C_6H_5COOH	1	6.25×10^{-5}	4.204
苯酚	C_6H_5OH	1	1.0×10^{-10}	10.00
邻苯二甲酸	$C_8H_6O_4$	1	1.14×10^{-3}	2.943
		2	3.70×10^{-6}	5.432

本表数据主要引自 Lide DR.CRC Handbook of Chemistry and Physics.90th ed.New York：CRC Press，2010。

附录三 常见配离子的稳定常数

配离子	$K_稳$	$\lg K_稳$	配离子	$K_稳$	$\lg K_稳$
1∶1			$[Ag(CNS)_2]^-$	4.0×10^8	8.60
$[NaY]^{3-}$	5.0×10^1	1.69	$[Ag(CN)_2]^-$	1.3×10^{21}	21.10
$[AgY]^{3-}$	2.0×10^7	7.30	$[Au(CN)_2]^-$	2.0×10^{38}	38.30
$[CuY]^{2-}$	6.8×10^{18}	18.79	$[Cu(En)_2]^{2+}$	1.0×10^{20}	20.00
$[MgY]^{2-}$	4.9×10^8	8.69	$[Ag(S_2O_3)_2]^{3-}$	2.9×10^{13}	13.46
$[CaY]^{2-}$	3.7×10^{10}	10.56	1∶3		
$[SrY]^{2-}$	4.2×10^8	8.62	$[Fe(CNS)_3]^0$	2.0×10^3	3.30
$[BaY]^{2-}$	6.0×10^7	7.77	$[CdI_3]^-$	1.2×10^1	1.07
$[ZnY]^{2-}$	3.1×10^{16}	16.49	$[Cd(CN)_3]^-$	1.1×10^4	4.04
$[CdY]^{2-}$	3.8×10^{16}	16.57	$[Ag(CN)_3]^{2-}$	5.0×10^0	0.69
$[HgY]^{2-}$	6.3×10^{21}	21.79	$[Ai(En)_3]^{2+}$	3.9×10^{18}	18.59
$[PbY]^{2-}$	1.0×10^{18}	18.00	$[Al(C_2O_4)_3]^{3-}$	2.0×10^{16}	16.30
$[MnY]^{2-}$	1.0×10^{14}	14.00	$[Fe(C_2O_4)_3]^{3-}$	1.6×10^{20}	20.20
$[FeY]^-$	2.1×10^{14}	14.32	1∶4		
$[CoY]^-$	1.6×10^{16}	16.20	$[Cu(NH_3)_4]^{2+}$	2.1×10^{13}	13.32
$[NiY]^-$	4.1×10^{18}	18.61	$[Zn(NH_3)_4]^{2+}$	2.9×10^9	9.46
$[FeY]^-$	1.2×10^{25}	25.07	$[Cd(NH_3)_4]^{2+}$	3.6×10^6	6.55
$[CoY]^-$	1.0×10^{36}	36.00	$[Zn(CN)_4]^{2-}$	1.0×10^{16}	16.00
$[GaY]^-$	1.8×10^{20}	20.25	$[Cd(SCN)_4]^{2-}$	1.0×10^3	3.00
$[InY]^-$	8.9×10^{24}	24.94	$[CdCl_4]^{2-}$	3.1×10^2	2.49
$[TiY]^-$	3.2×10^{22}	22.51	$[CdI_4]^{2-}$	3.0×10^6	6.43
$[TiHY]^2$	1.5×10^{23}	23.17	$[Cd(CN)_4]^{2-}$	1.3×10^{18}	18.11
$[CuOH]^+$	1.0×10^5	5.00	$[Hg(CN)_4]^{2-}$	3.3×10^{41}	41.51
1∶2			$[Hg(SCN)_4]^{2-}$	7.7×10^{21}	21.88
$[Cu(NH_3)_2]^+$	7.4×10^{10}	10.87	$[HgCl_4]^{2-}$	1.6×10^{15}	15.20
$[Cu(CN)_2]^-$	2.0×10^{38}	38.30	$[HgI_4]^{2-}$	6.8×10^{29}	29.83
$[Ag(NH_3)_2]^+$	1.1×10^7	7.05	$[Co(CNS)_4]^{2-}$	3.8×10^2	2.58

配离子	$K_稳$	$\lg K_稳$	配离子	$K_稳$	$\lg K_稳$
$[Ni(CN)_4]^{2-}$	2.0×10^{31}	31.30	$[Co(NH_3)_6]^{3+}$	1.4×10^{35}	35.15
1:6			$[Fe(CN)_6]^{3-}$	1.0×10^{42}	42.00
$[Cd(NH_3)_6]^{2+}$	1.4×10^{6}	6.15	$[Fe(CN)_6]^{4-}$	1.0×10^{35}	35.00
$[Co(NH_3)_6]^{2+}$	2.4×10^{4}	4.38	$[Co(CN)_6]^{3-}$	1.0×10^{64}	64.00
$[Ni(NH_3)_6]^{2+}$	1.1×10^{8}	8.04	$[FeF_6]^{3-}$	1.0×10^{16}	16.00

本表数据主要引自 Lange's Handbook of Chemistry，16th ed.2005：1.358-1.379。

部分练习题参考答案

第二章　溶液

一、填空题

1. 280～320

2. 单位体积溶液内的溶质颗粒数, 溶质的性质

3. 9.0g/L, 50.0g/L, 19.0g/L, 12.5g/L

4. 总浓度 ic 或渗透浓度 c_{os}

5. 127

6. 一是要有半透膜存在, 二是膜两侧的溶液存在渗透浓度差

7. 75

8. 55.5, 1.0

二、计算题

1. （1）339mmol/L　（2）298mmol/L　（3）3402mmol/L

2. 混合液渗透浓度为293mmol/L, 是等渗溶液；755.5kPa

3. 299mmol/L

4. 0.585g；65ml

5. 789ml

6. 透析液渗透浓度为282mmol/L, 是等渗溶液

7. 5支

第三章　电解质溶液

一、填空题

1. 逆向, 小, 正向, 大

2. HPO_4^{2-}, $H_2PO_4^-$

3. H_2CO_3-HCO_3^-, 7.35～7.45, 7.45, 7.35

四、计算题

1. 0.0986 6mol/L

2. 5.6×10^{-10}

3. pH 5.15

4. $V\,NaH_2PO_4 = 50ml$　$V\,Na_2HPO_4 = 50ml$

5. $V_{HAc} = 106ml$

6. pH 9.73

7. $W(Na_2CO_3) = 4.95g$

第四章　胶体和乳状液

一、填空题

1. 1～100nm, 溶胶, 高分子溶液

2. 胶体粒子, 分散介质

3. 亲水基团, 憎水（或疏水）基团

4. 盐析

5. 水包油型（O/W）, 油包水型（W/O）

6. 高, 不稳定

7. 界面, 表面

8. 乳化剂

9. 高（低）, 强（弱）

10. 热力学稳定体系, 粒子直径小于100nm

二、简答题

3. $[(AgCl)_m \cdot nCl^- \cdot (n-x)K^+]^{x-} \cdot xK^+$, 正极

4. 第一次混合形成 AgI 正溶胶，$K_3[Fe(CN)_6]$ 聚沉能力最强；第二次形成 AgI 负溶胶，$AlCl_3$ 聚沉能力最强。

第五章　物质结构

一、填空题

1. 12

2. 质子数，中子数，同位素

3. 能量，$2n^2$

4. 能量最低原理，泡利不相容原理，洪特规则

5. $1s^2 2s^2 2p^6 3s^2 3p^4$，8

6. 离子键，共价键，金属键，共价键

7. 与电负性很大、半径很小的原子形成共价键的氢原子，另一个电负性很大的、半径小并含孤对电子的原子

8. 方向性，饱和性

9. 成键轨道沿键轴方向以"头碰头"重叠，成键轨道在键轴两侧以"肩并肩"重叠

10. 原子核，核外电子，核电荷数

二、简答题

1. 完成下表

类型	参与杂化的原子轨道	未参与杂化的 p 轨道数	杂化轨道成分	杂化轨道数目	空间构型	轨道间夹角
sp^3	1s + 3p	0	1/4s + 3/4p	4 个 sp^3	正四面体	109°28′
sp^2	1s + 2p	1	1/3s + 2/3p	3 个 sp^2	正三角形	120°
sp	1s + 1p	2	1/2s + 1/2p	2 个 sp	直线形	180°

2. $BeCl_2$　sp 杂化，直线形非极性分子；BF_3：sp^2 杂化，平面三角形，非极性分子；CH_4：sp^3 杂化，正四面体，非极性分子；NH_3：不等性 sp^3 杂化，三角锥形，极性分子；H_2O：不等性 sp^3 杂化，V 字形，极性分子

3. ①取向力、诱导力、色散力和氢键　②取向力、诱导力和色散力　③诱导力和色散力　④色散力　⑤色散力。

三、推断题

1. 从水分子形成氢键的角度来解释

2. X 是 O，Y 是 S，Z 是 P

3. 两者的沸点不一样，对羟基苯甲酸沸点较高，因其形成分子间氢键

第六章　配位化合物

一、命名下列化合物，或根据配合物的名称写出化学式

1. 硫酸四氨合锌（Ⅱ）

2. 氯化二氯·四氨合钴（Ⅲ）

3. 六氟合硅（Ⅳ）酸

4. $K_4[Fe(SCN)_6]$

5. $[Cu(en)_2](OH)_2$

6. $[Ni(CO)_4]$

二、填空题

1. 配位，离子

2. 六氰合铁（Ⅲ）酸亚铁，Fe^{3+}，CN^-，$[Fe(CN)_6]^{3-}$，6，Fe^{2+}

3. $[Co(NH_3)_5Br]SO_4$

4. 螯合剂，环状结构

5. K_2/K_1

6. 增大，降低

7. 6，NH_3，en

8. 直接法，间接法，间接法

四、思考题

1. EDTA 为氨羧类配位剂，是有机弱酸，在碱性条件下有利于其解离生成相应的酸根离子，以离子的形式

存在时更易与金属离子配位。

2.（1）加 HCl 时，产生酸效应，平衡由右向左朝着[Fe(CN)$_6$]$^{3-}$ 解离的方向移动。

（2）加 NaOH 时，产生水解效应，平衡由右向左朝着[Fe(CN)$_6$]$^{3-}$ 解离的方向移动。

五、计算题

1. $Ag^+ + 2CN^- \rightleftharpoons [Ag(CN)_2]^-$

    1   2   1

[Ag$^+$] 0.10mol/L   0.10mol/L

$$K_{稳} = \frac{[Ag(CN)_2^-]}{[Ag^+][CN^-]^2} = \frac{0.10}{[Ag^+] \cdot 0.10^2} = 1.3 \times 10^{21}$$

[Ag$^+$] $= 7.7 \times 10^{-21}$ mol/L

2. $Ca^{2+} + H_2Y^{2-} \rightleftharpoons CaY^{2-} + 2H^+$

    1   1

$c_{Ca^{2+}}$ $0.010\,30 \times 0.011\,80$

$$c_{Ca^{2+}} = \frac{0.010\,30 \times 0.011\,80}{0.1000} = 1.215 \times 10^{-3} mol/L$$

总硬度（CaCO$_3$ mg/L）$= 1.215 \times 10^{-3} \times M_{CaCO_3} \times 1000 = 121.5$ mg/L

六、推断题

1. $[Co(NH_3)_5Cl]Cl_2$

2. $[Pt(NH_3)_6]Cl_4$，$[Pt(NH_3)_3Cl_3]Cl$

第七章　有机化合物概述

一、填空题

1. 均裂，异裂

2. 自由基反应，离子型反应

3. 亲核取代反应，亲核加成反应

4. 链引发，链增长，链终止，自由基反应

三、思考题

1. 常见的亲电试剂：H$^+$、AlCl$_3$ 等　特征是带正电荷或缺电子的离子、分子。

亲核试剂：CN$^-$、NH$_3$、H$_2$O、RO$^-$ 等　特征是电荷丰富的负离子或带有孤对电子的中性分子。

2. CH$_3$Cl 分子中碳氯键的均裂和异裂的反应为：

$$CH_3Cl \xrightarrow{均裂} CH_3 \cdot + \cdot Cl \qquad CH_3Cl \xrightarrow{异裂} CH_3^+ + :Cl^-$$

第八章　烃

一、填空题

1. 烃，饱和烃，不饱和烃，脂环烃，芳香烃

2. 双键，三键，sp^2，sp

3. 伯、仲、叔、季；1°、2°、3°（或伯、仲、叔）

4. 芳香，容易取代难加成难氧化

5. α-H，活泼

二、简答题

1. CH$_3$—CH=CH—CH$_2$—C≡CH 从右到左分别是：sp、sp、sp^3、sp^2、sp^2、sp^3。

2.（1）7 个 σ 键　（2）5 个 σ 键和 1 个 π 键　（3）3 个 σ 键和 2 个 π 键

3.（1）π-π 共轭效应　（2）诱导效应和 σ-π 超共轭效应

（3）诱导效应、p-π 共轭效应和 σ-π 超共轭效应

四、命名化合物或写出结构式

1. 3- 甲基戊烷

2. 2,2- 二甲基戊烷

3. 2,4- 二甲基 -2- 戊烯

4. 4- 甲基 -2- 戊炔

5. 4- 甲基 -3- 戊烯 -1- 炔

6. 3- 甲基 -1,3- 戊二烯

7. 反 -1,4- 二甲基环己烷

8. 2- 甲基 - 苯乙烯

9. 顺 -3- 甲基 -2- 戊烯

10.
$$\begin{array}{c} \overset{\displaystyle CH_3}{\underset{\displaystyle |}{}} \\ CH_3CHCH=CHCH_3 \end{array}$$

11.

12.

五、用化学方法鉴别化合物

1.
$$\left.\begin{array}{l} 丁烷 \\ 丁烯 \\ 丁炔 \end{array}\right\} \xrightarrow{Br_2/H_2O} \begin{array}{l} \times \\ 褪色 \\ 褪色 \end{array} \right\} \xrightarrow{[Ag(NH_3)_2]^+} \begin{array}{l} \times \\ 白色沉淀 \end{array}$$

2.
$$\left.\begin{array}{l} 苯 \\ 乙苯 \end{array}\right\} \xrightarrow[H^+]{KMnO_4} \begin{array}{l} \times \\ 紫色消失 \end{array}$$

六、完成化学反应方程式

1.
$$\begin{array}{c} \overset{\displaystyle CH_3}{\underset{\displaystyle |}{}} \\ CH_3CH_2C=CHCH_3 \end{array} + HBr \longrightarrow \begin{array}{c} \overset{\displaystyle CH_3}{\underset{\displaystyle |}{}} \\ CH_3CH_2CCH_2CH_3 \\ \underset{\displaystyle Br}{\overset{\displaystyle |}{}} \end{array}$$

2.
$$\begin{array}{c} \overset{\displaystyle CH_3}{\underset{\displaystyle |}{}} \\ CH_3C=CHCH_3 \end{array} \xrightarrow[H^+]{KMnO_4} \begin{array}{c} \overset{\displaystyle O}{\overset{\displaystyle \|}{}} \\ CH_3CCH_3 \end{array} + CH_3COOH$$

3. $CH_3CH_2C\equiv CH + Ag(NH_3)_2NO_2 \longrightarrow CH_3CH_2C\equiv CAg\downarrow$

4.

七、推断题

1. A $CH_3CH_2CH=CHCH_3$

2. A
B
C

第九章　醇酚醚

一、填空题

1. 扎依采夫

2. 芳香环，苯酚

3. 酒精，CH_3CH_2OH

4. 0.75

5. 官能团，α- 氢原子

6. 单醚，混醚

三、命名化合物或写出结构式

1. 4- 甲基 -2- 己醇

2. 2,3- 二甲基 -2- 丁醇

3. 2- 苯基 -2- 丙醇

4. 邻甲基苯酚

5. β- 萘酚

6. 苯甲醚

7. $CH_2OH-CHOH-CH_2OH$

8.
$$\begin{array}{c} \overset{\displaystyle OH}{\underset{\displaystyle |}{}}\;\;\overset{\displaystyle OH}{\underset{\displaystyle |}{}} \\ CH_3CHCH_2CHCH_3 \end{array}$$

9.

10.

四、用化学方法鉴别化合物

1. $\left.\begin{array}{l}\text{苯甲醇}\\\text{苯酚}\\\text{苯甲醚}\end{array}\right\}\xrightarrow{KMnO_4/H^+}\left.\begin{array}{l}\text{褪色}\\\text{褪色}\\\times\end{array}\right\}\xrightarrow{FeCl_3}\begin{array}{l}\times\\\text{溶液显紫色}\end{array}$

2. $\left.\begin{array}{l}\text{正丁醇}\\\text{仲丁醇}\\\text{叔丁醇}\end{array}\right\}\xrightarrow{\text{卢卡斯试剂}}\begin{array}{l}\times\text{（反应时间很漫长）}\\5\sim10\text{分钟变浑浊}\\\text{立即浑浊}\end{array}$

3. $\left.\begin{array}{l}\text{乙醇}\\\text{甘油}\\\text{乙醚}\end{array}\right\}\xrightarrow{KMnO_4}\left.\begin{array}{l}\text{褪色}\\\text{褪色}\\\times\end{array}\right\}\xrightarrow{Cu(OH)_2}\begin{array}{l}\times\\\text{深蓝色溶液}\end{array}$

五、完成化学反应方程式

1.

2. $\underset{\substack{|\\CH_3}}{CH_3CHCH_2}\underset{\substack{|\\OH}}{CHCH_3}\xrightarrow{K_2Cr_2O_7+H_2SO_4}\underset{\substack{|\\CH_3}}{CH_3CHCH_2}\underset{\substack{\|\\O}}{CCH_3}$

3. $\underset{\substack{|\\OH}}{CH_3CH}\underset{\substack{|\\CH_3}}{CHCH_3}\xrightarrow{-H_2O}CH_3CH=\underset{\substack{|\\CH_3}}{CCH_3}$

六、推断结构式

1. A

2. $CH_3-\underset{\substack{|\\CH_3}}{\overset{\substack{CH_3\\|}}{C}}-\underset{\substack{|\\OH}}{CH}-CH_3$

$$CH_3-\underset{\underset{CH_3}{|}}{\overset{\overset{CH_3}{|}}{C}}-CH=CH_2 \xrightarrow[H_2]{Pt} CH_3-\underset{\underset{CH_3}{|}}{\overset{\overset{CH_3}{|}}{C}}-CH_2-CH_3$$

第十章 醛和酮

一、命名化合物或写出结构式

1. 2,4- 二甲基戊醛

2. 5- 甲基 -3- 己酮

3. 苯乙酮

4. 2.4- 戊二酮

5. 2,4- 二甲基戊二醛

6. 5- 甲基 -5- 己烯 -3- 酮

7. HO—⟨benzene⟩—COCH₃

8. ⟨benzene⟩ with CHO / CHO

9. CH₃—⟨cyclohexanone⟩=O

10. $CH_3-\underset{\underset{CH_3}{|}}{C}=CH-CHO$

11. OHC—CH₂CH₂—CHO

12. O=⟨cyclohexane⟩=O

二、填空题

1. 乙醇分子之间存在氢键,而乙醛分子间不能形成氢键

2. 羰基

3. 脂肪族甲基,8 个碳以下

4. 福尔马林

5. 苯乙酮、丙酮、乙醛、甲醛

6. 稀酸

7. 伯醇,仲醇

8. 羟醛缩合

四、用化学方法鉴别下列各组化合物

1. 甲醛 / 乙醛 / 丙醛 —希夫试剂+浓硫酸→ 紫红色 / × / × —I₂/NaOH→ 黄色沉淀 / ×

2. 乙醇 / 乙醚 / 乙醛 —希夫试剂→ × / × / 紫红色 —I₂/NaOH→ 黄色沉淀 / ×

3. 丙醇 / 丙醛 / 丙酮 —I₂/NaOH→ × / × / 黄色沉淀 —斐林试剂→ × / 砖红色沉淀

4. 苯乙醛 / 苯乙酮 / 苯酚 —希夫试剂→ 紫红色 / × / × —Br₂→ × / 白色沉淀

五、完成下列化学反应式

1. $2CH_3-\overset{\overset{O}{||}}{C}-H \xrightarrow{稀OH^-} CH_3-\underset{\underset{OH}{|}}{CH}-CH_2-\overset{\overset{O}{||}}{C}-H \xrightarrow{\Delta} CH_3-CH=CH-CHO$

2. $CH_3\overset{\overset{O}{||}}{C}CH_2CH_2CH_3 + NH_2NHC_6H_5 \xrightarrow{-H_2O} CH_3\overset{\overset{N-NHC_6H_5}{||}}{C}CH_2CH_2CH_3$

3. $CH_3-\overset{\overset{O}{||}}{C}-CH_3 \xrightarrow[CH_3CH_2OH]{干燥HCl} CH_3-\underset{\underset{OCH_2CH_3}{|}}{\overset{\overset{OCH_2CH_3}{|}}{C}}-CH_3$

4. 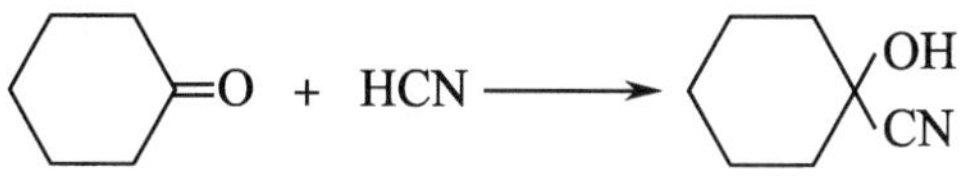
O
HCN
OH
CN

5. $CH_3-\overset{\overset{\displaystyle O}{\|}}{C}-CH_3 + H_2 \xrightarrow{Ni} CH_3-\overset{\overset{\displaystyle OH}{|}}{C}H-CH_3$

六、推断结构式

1. A. 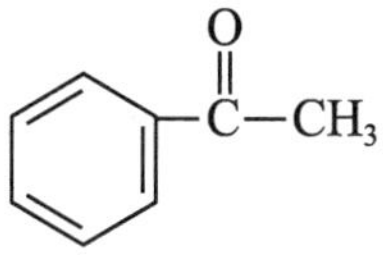
O
C—CH3

2. A. $CH_3CH_2CH_2CHO$ B. $CH_3-\overset{\overset{\displaystyle O}{\|}}{C}-CH_2CH_3$ C. $CH_3\overset{\overset{\displaystyle OH}{|}}{C}H-CH=CH_2$

第十一章　羧酸和取代羧酸

一、填空题

1. 交酯，α,β- 不饱和酸
2. 丙酮，β- 丁酮酸，β- 羟基丁酸
3. 草酸，甲酸，苯酚，乙醇
4. 酰基

三、命名化合物或写出结构简式

1. 2,4- 二甲基己酸
2. 4- 己酮酸
3. 3- 苯丙酸
4. 间羟基苯甲酸
5. 3- 甲基 -2- 戊烯酸
6. 草酸（乙二酸）
7. 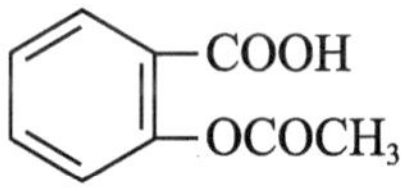
COOH
OCOCH3
8. $CH_3COCH_2COOC_2H_5$
9. 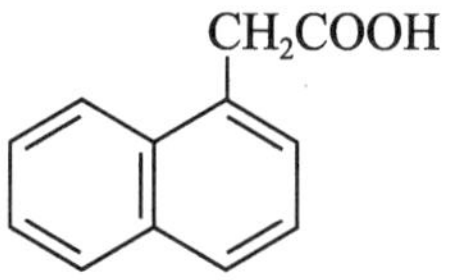
CH2COOH
10. $HOOCCH_2\overset{\overset{\displaystyle OH}{|}}{C}HCOOH$

四、用化学方法鉴别化合物

1. 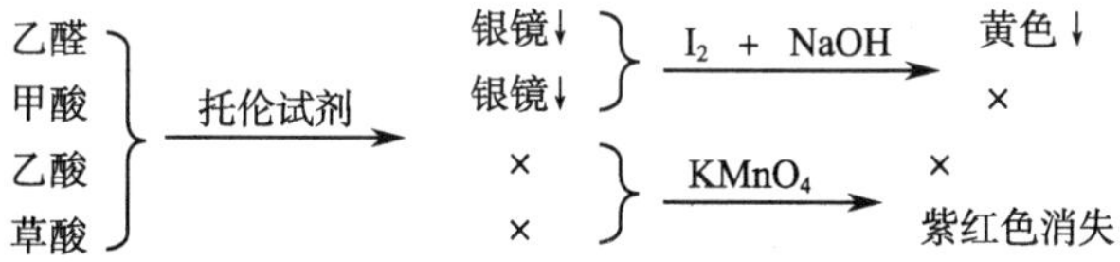
乙醛
甲酸
乙酸
草酸
托伦试剂
银镜↓
银镜↓
×
×
I2 + NaOH
黄色↓
×
KMnO4
×
紫红色消失

2.
苯酚
水杨酸
阿司匹林
FeCl3
显紫色
显紫色
×
NaHCO3
×
有气体产生

3. 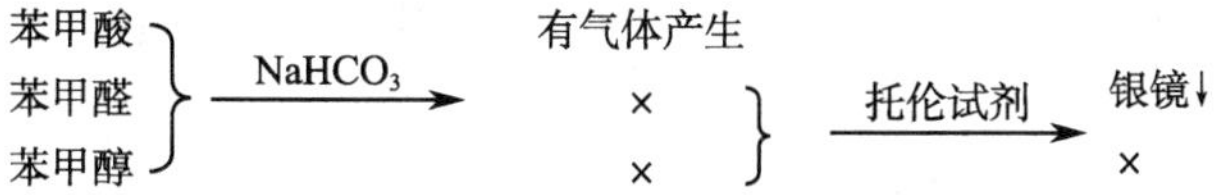
苯甲酸
苯甲醛
苯甲醇
NaHCO3
有气体产生
×
×
托伦试剂
银镜↓
×

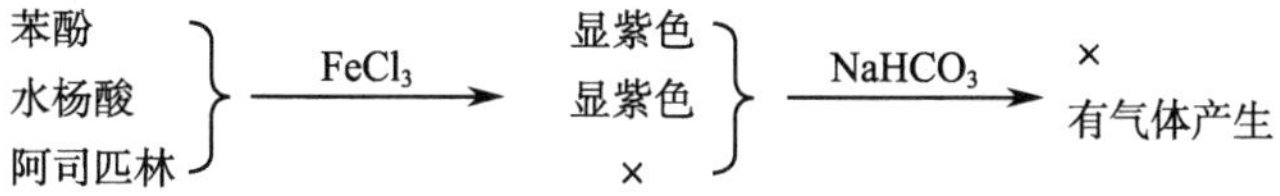

4. 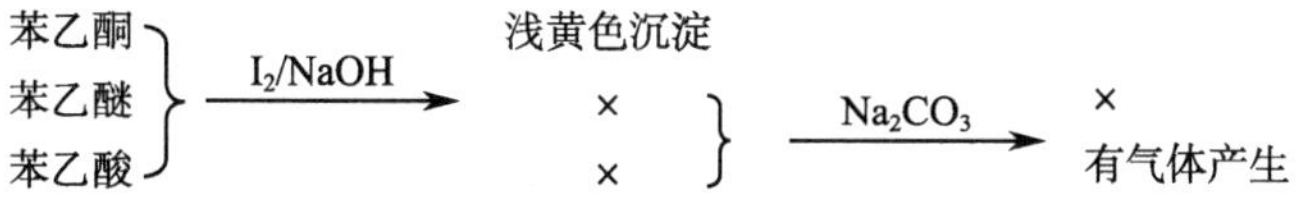
苯乙酮
苯乙醚
苯乙酸
I2/NaOH
浅黄色沉淀
×
×
Na2CO3
×
有气体产生

五、完成化学反应方程式

1. $CH_3-\overset{\overset{\displaystyle O}{\|}}{C}-CH_2-COOH \xrightarrow{\triangle} CH_3-\overset{\overset{\displaystyle O}{\|}}{C}-CH_3 + CO_2\uparrow$

2. + C_2H_5OH $\xrightarrow[\triangle]{H^+}$ + H_2O

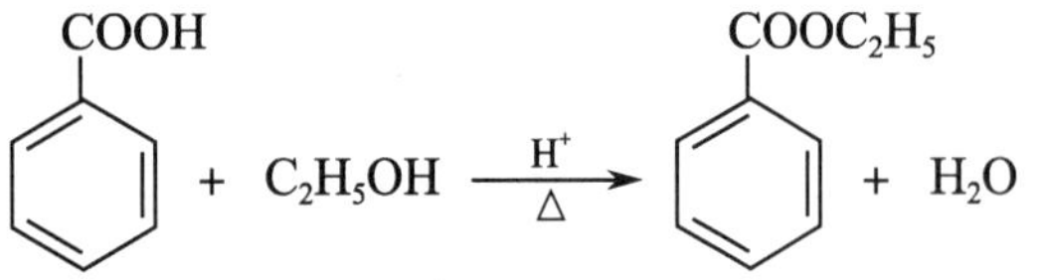

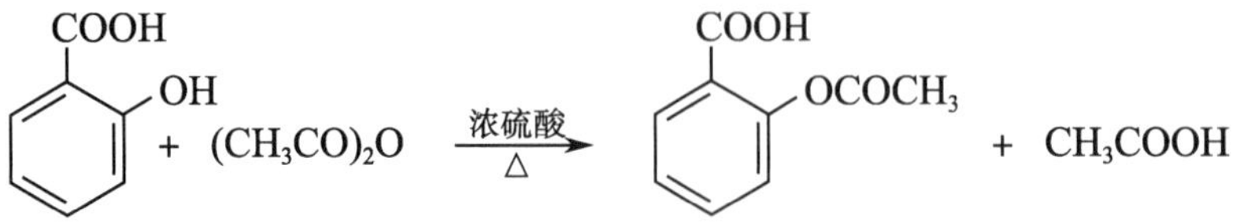

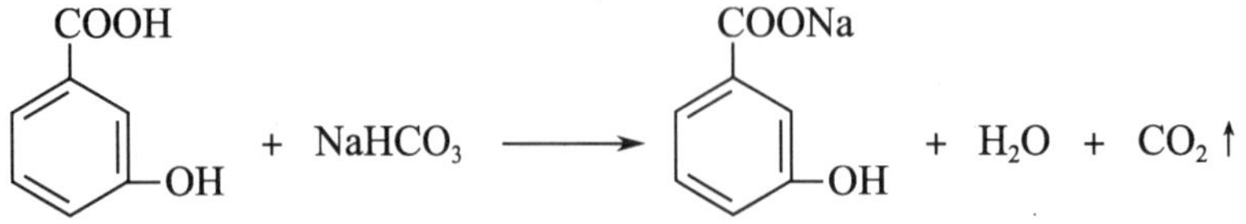

3. + $(CH_3CO)_2O$ $\xrightarrow[\triangle]{浓硫酸}$ + CH_3COOH

4. + $NaHCO_3$ $\longrightarrow$ + H_2O + $CO_2\uparrow$

5. $CH_3\overset{OH}{\underset{}{-}}CH-COOH$ $\xrightarrow{托伦试剂}$ $CH_3-\overset{O}{\overset{\|}{C}}-COOH$

6. $CH_3\overset{OH}{\underset{}{CH}}-\overset{CH_3}{\underset{}{CHCOOH}}$ $\xrightarrow{\triangle}$ $CH_3CH=\overset{CH_3}{\underset{}{CCOOH}}$ + H_2O

六、推断结构式

1. $HO-$$-CH=CHCOOH$

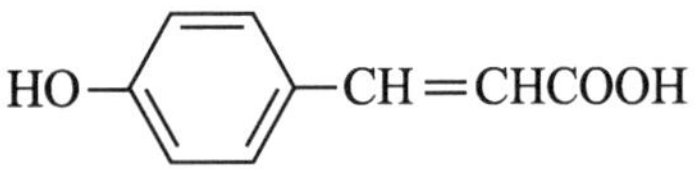

2. A: $CH_3\overset{}{\underset{OH}{CHCH_2COOH}}$ B: $CH_3CH=CHCOOH$

C: $CH_3\overset{O}{\overset{\|}{C}}CH_2COOH$ D: $CH_3\overset{O}{\overset{\|}{C}}CH_3$

第十二章　对映异构

一、填空题

1. 旋光性,旋光性物质
2. 在空间排列的方式
3. 手性碳原子
4. 手性
5. 旋光性或手性

二、简答题

1. $C_{11}H_{18}O_4$

2. 6个,

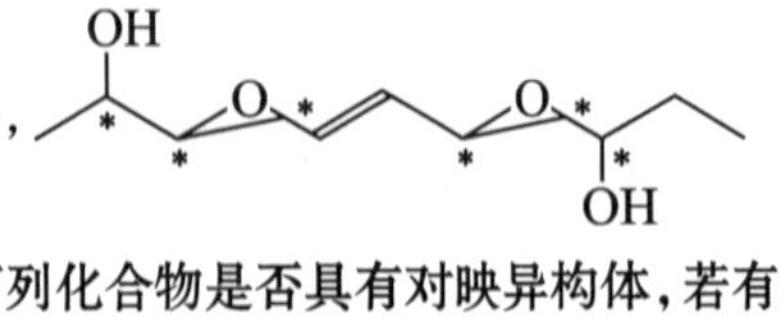

三、下列化合物是否具有对映异构体,若有,写出其对映异构体的费歇尔投影式,并用 D/L 构型标记法命名。

1. 有旋光异构   和

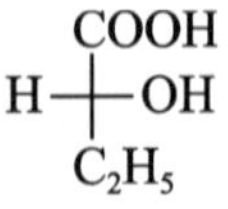

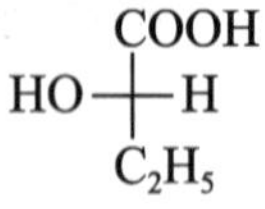

                 D-2-羟基丁酸   L-2-羟基丁酸

2. 有旋光异构   和

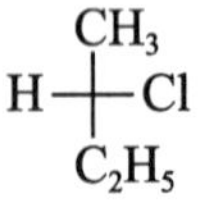

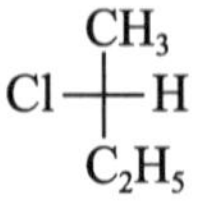

                 D-2-氯丁烷   L-2-氯丁烷

3. 有旋光异构

$$\begin{array}{c} CH_2OH \\ H \text{——} Br \\ C_2H_5 \end{array}$$ 和 $$\begin{array}{c} CH_2OH \\ Br \text{——} H \\ C_2H_5 \end{array}$$

D-2-溴-1-丁醇   L-2-溴-1-丁醇

4. 无旋光异构

四、推断结构式

A：$$CH_3CH_2CHCOOH \atop \quad\quad\quad |\ CH_3$$

其费歇尔投影式为：$$\begin{array}{c} COOH \\ H \text{——} CH_3 \\ C_2H_5 \end{array}$$ 和 $$\begin{array}{c} COOH \\ H_3C \text{——} H \\ C_2H_5 \end{array}$$

D-2-甲基丁酸   L-2-甲基丁酸

第十三章　含氮有机化合物

一、填空题

1. 伯胺

2. 弱，强

3. 氨

4. HNO_2

5. sp^3

6. 碱性，中性

7. 2个或2个以上酰胺键

8. 酰基

9. 紫红色

10. H_2N—◯—SO_2NH_2

三、命名化合物或写出结构式

1. N-甲基苯胺

2. 碘化四乙铵

3. 甲乙胺

4. N-甲基丙酰胺

5. 甲基二乙胺

6. $$H\text{—}\overset{\displaystyle O}{\overset{\|}{C}}\text{—}N\overset{\displaystyle CH_3}{\underset{\displaystyle CH_3}{<}}$$

7. $$NH_2\text{—}\overset{\displaystyle O}{\overset{\|}{C}}\text{—}HN\text{—}\overset{\displaystyle O}{\overset{\|}{C}}\text{—}NH_2$$

8. $$\left[\text{◯}\text{—}CH_2\text{—}\overset{\displaystyle CH_3}{\underset{\displaystyle CH_3}{N}}\text{—}C_{12}H_{25}\right]^{+}Br^{-}$$

9. $$NH_2\text{—}\overset{\displaystyle NH}{\overset{\|}{C}}\text{—}NH_2$$

10. ◯—$\overset{\displaystyle O}{\overset{\|}{C}}$—$NH_2$

四、用化学方法鉴别化合物

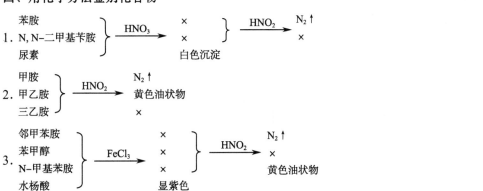

4.
$$
\left.\begin{array}{l}\text{苯胺}\\\text{苯酚}\\\text{苄胺}\\\text{苄醇}\end{array}\right\}\xrightarrow{\text{Br}_2/\text{H}_2\text{O}}\left.\begin{array}{l}\text{白色沉淀}\\\text{白色沉淀}\\\times\\\times\end{array}\right\}
$$

$$
\xrightarrow{\text{FeCl}_3}\begin{array}{l}\times\\\text{显紫色}\end{array}
$$

$$
\xrightarrow{\text{HNO}_2}\begin{array}{l}\text{N}_2\uparrow\\\times\end{array}
$$

5.
$$
\left.\begin{array}{l}\text{苄胺}\\\text{尿素}\\\text{苯甲酸}\end{array}\right\}\xrightarrow{\text{NaHCO}_3}\left.\begin{array}{l}\times\\\times\\\text{CO}_2\uparrow\end{array}\right\}\xrightarrow{\text{HNO}_3}\begin{array}{l}\times\\\text{白色沉淀}\end{array}
$$

6.
$$
\left.\begin{array}{l}\text{N-乙基苯胺}\\\text{三乙基胺}\\\text{邻甲基苯胺}\end{array}\right\}\xrightarrow{\text{HNO}_2}\begin{array}{l}\text{黄色油状物}\\\times\\\text{N}_2\uparrow\end{array}
$$

五、完成化学反应方程式

1.
$$
\text{C}_6\text{H}_5\text{NH}_2 + \text{NaNO}_2 + \text{HCl} \xrightarrow{0℃\sim5℃} \text{C}_6\text{H}_5\overset{+}{\text{N}}\equiv\text{NCl}^- + \text{NaCl} + \text{H}_2\text{O}
$$

2.
$$
\text{C}_6\text{H}_5\text{NH}_2 + (\text{CH}_3\text{CO})_2\text{O} \longrightarrow \text{C}_6\text{H}_5\text{NH}-\overset{\text{O}}{\overset{\|}{\text{C}}}-\text{CH}_3 + \text{CH}_3\text{COOH}
$$

3. $(\text{CH}_3)_2\text{CHNH}_2 + \text{HNO}_2 \longrightarrow (\text{CH}_3)_2\text{CHOH}（混合物）+ \text{N}_2\uparrow + \text{H}_2\text{O}$

4.
$$
\text{邻苯二甲酰亚胺} + \text{NaOH} \longrightarrow \text{邻苯二甲酰亚胺钠} + \text{H}_2\text{O}
$$

5.
$$
\text{H}_2\text{N}-\overset{\text{O}}{\overset{\|}{\text{C}}}-\text{NH}_2 + \text{H}_2\text{N}-\overset{\text{O}}{\overset{\|}{\text{C}}}-\text{NH}_2 \xrightarrow[\triangle]{150℃\sim160℃} \text{H}_2\text{N}-\overset{\text{O}}{\overset{\|}{\text{C}}}-\text{NH}-\overset{\text{O}}{\overset{\|}{\text{C}}}-\text{NH}_2 + \text{NH}_3\uparrow
$$

六、推断题

1. A. $\underset{\underset{\text{NH}_2}{|}}{\text{CH}_3\text{CHCOOCH}_2\text{CH}_3}$ B. $\underset{\underset{\text{NH}_2}{|}}{\text{CH}_3\text{CHCOO}^-}$ C. $\text{CH}_3\text{CH}_2\text{OH}$

$$
\underset{\underset{\text{NH}_2}{|}}{\text{CH}_3\text{CHCOOCH}_2\text{CH}_3} \xrightarrow{\text{OH}^-} \underset{\underset{\text{NH}_2}{|}}{\text{CH}_3\text{CHCOO}^-} + \text{CH}_3\text{CH}_2\text{OH}
$$

$$
\underset{\underset{\text{NH}_2}{|}}{\text{CH}_3\text{CHCOO}^-} + \text{HNO}_2 \longrightarrow \underset{\underset{\text{OH}}{|}}{\text{CH}_3\text{CHCOO}^-} + \text{N}_2\uparrow
$$

$$
\text{CH}_3\text{CH}_2\text{OH} + \text{Na} \longrightarrow \text{CH}_3\text{CH}_2\text{ONa} + \text{H}_2\uparrow
$$

$$
\text{CH}_3\text{CH}_2\text{OH} + \text{I}_2 + \text{NaOH} \longrightarrow \text{CHI}_3\downarrow + \text{HCOONa}
$$

2. $\text{C}_6\text{H}_5\text{NH}_2$

$$
\text{C}_6\text{H}_5\text{NH}_2 + \text{NaNO}_2 + \text{HCl} \longrightarrow \text{C}_6\text{H}_5\overset{+}{\text{N}}\equiv\text{NCl}^- + \text{NaCl} + \text{H}_2\text{O}
$$

$$
\text{C}_6\text{H}_5\overset{+}{\text{N}}\equiv\text{NCl}^- + \text{C}_6\text{H}_5\text{-OH} \longrightarrow \text{C}_6\text{H}_5\text{-N}=\text{N-C}_6\text{H}_4\text{-OH}
$$

第十四章 杂环化合物和生物碱

一、填空题

1. 苯,吡啶

2. sp^2

3. 噻吩,吡咯,呋喃

4. 莨菪碱

5. 碱性,沉淀反应,显色反应

三、命名化合物或写出结构式

1.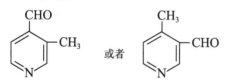

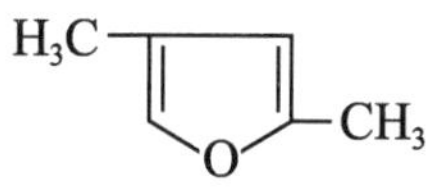

2. 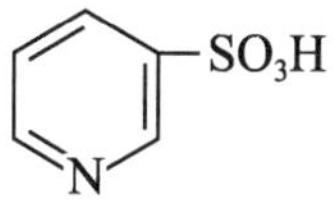 [3-吡啶磺酸 structure with SO₃H]

3. 1,2-二甲基咪唑

4. 6-氨基嘌呤

四、用化学方法鉴别化合物

1. 可待因 / 吗啡 → 1%钒酸铵浓硫酸 → 蓝色 / 棕色

2. 吡啶 / 2-甲基吡啶 → KMnO₄/H⁺ △ → × / 紫红色褪去

五、完成化学反应方程式

1. 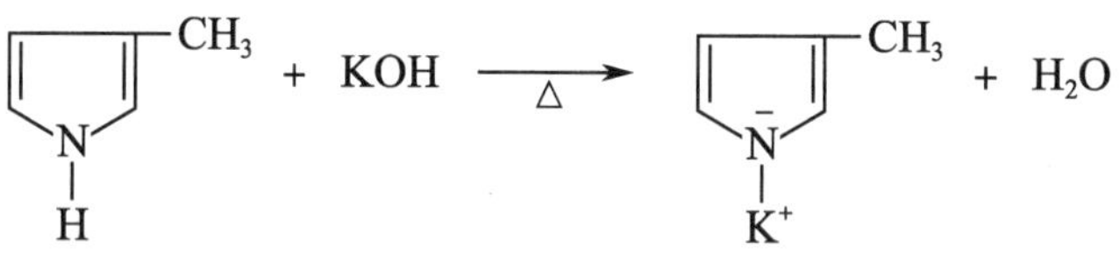 [吡咯-3-甲基] + KOH →△ [吡咯钾盐] + H₂O

2. 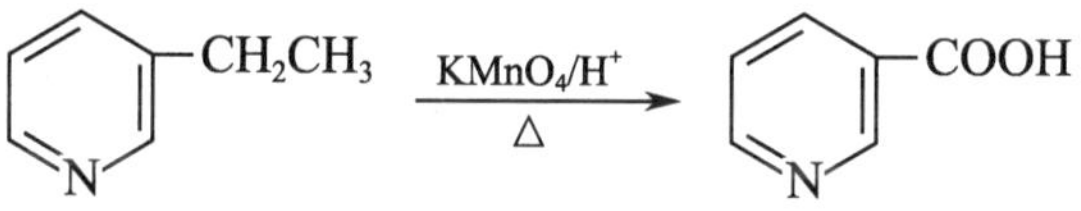 [3-乙基吡啶] KMnO₄/H⁺ △ → [烟酸 COOH]

六、推断题

或者 [两个取代吡啶甲醛结构]

第十五章 糖类

一、填空题

1. 单糖,低聚糖,多糖

2. 直链,支链,蓝紫色(蓝色)

3. 苷羟

4. 稀碱,烯醇式

5. 距离羰基最远的(或最后1个)

三、写出各种糖的哈沃斯式

1.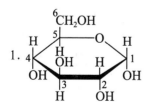

2. 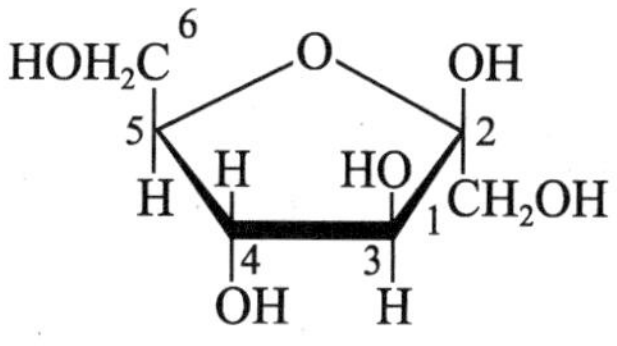 [果糖哈沃斯式]

3.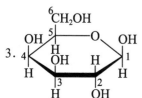

4. 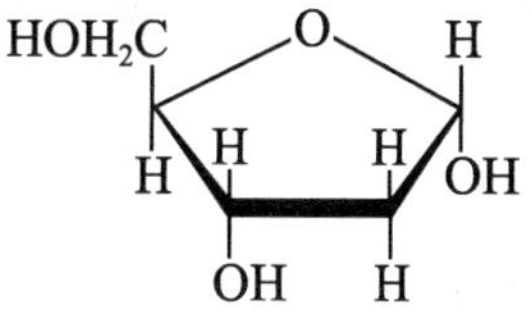 [呋喃糖哈沃斯式]

5. 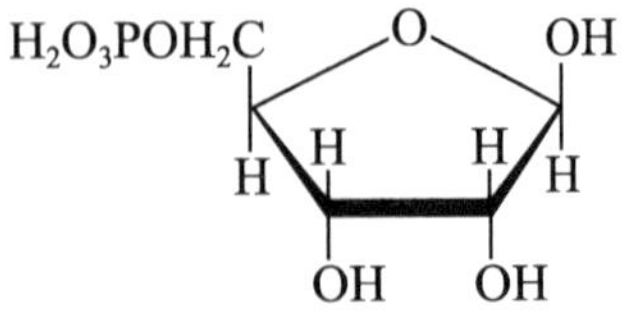   6.

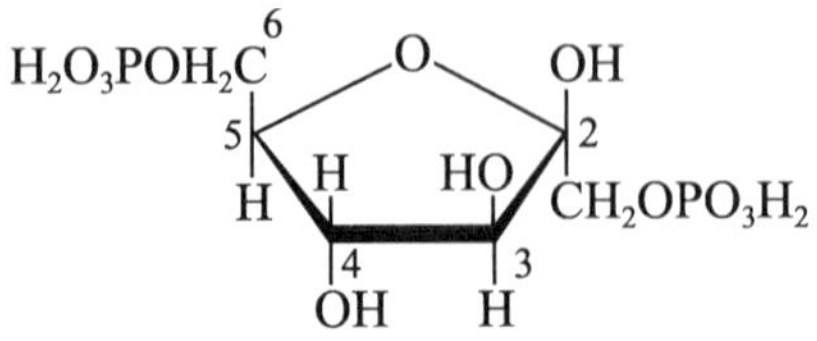

四、用化学方法鉴别化合物

1.
蔗糖、果糖 —斐林试剂→ ×、砖红色沉淀

2. 纤维素、淀粉 —碘试剂→ ×、蓝紫色

3. 6-磷酸葡萄糖、1-磷酸葡萄糖 —斐林试剂→ 砖红色沉淀、×

4. 果糖、葡萄糖、蔗糖、淀粉 —托伦试剂/水浴加热→ 有银镜产生、有银镜产生、×、× —溴水→ ×、褪色 —碘试剂→ ×、蓝紫色

5. 糖原、淀粉 —碘试剂→ 棕红色、蓝紫色

五、写出 D-2-脱氧核糖分别与下列试剂的反应式

1. 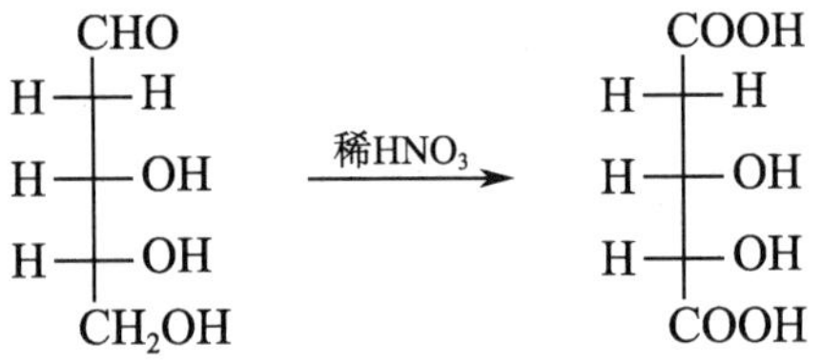 稀HNO₃

2. 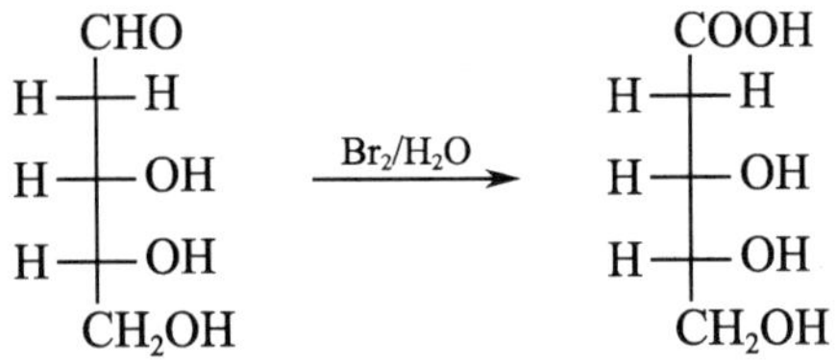 Br₂/H₂O

3. 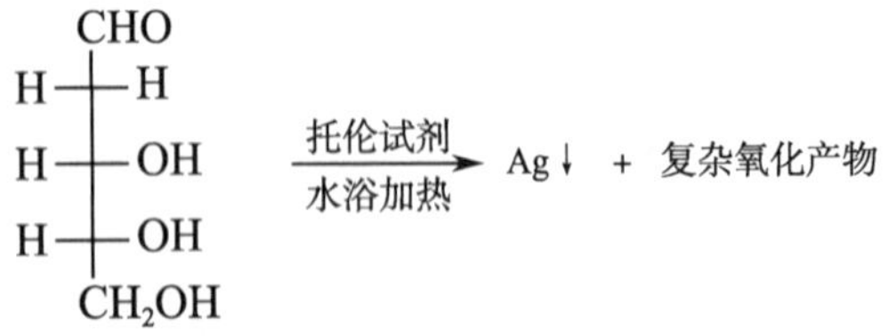 托伦试剂/水浴加热 → Ag↓ + 复杂氧化产物

4. 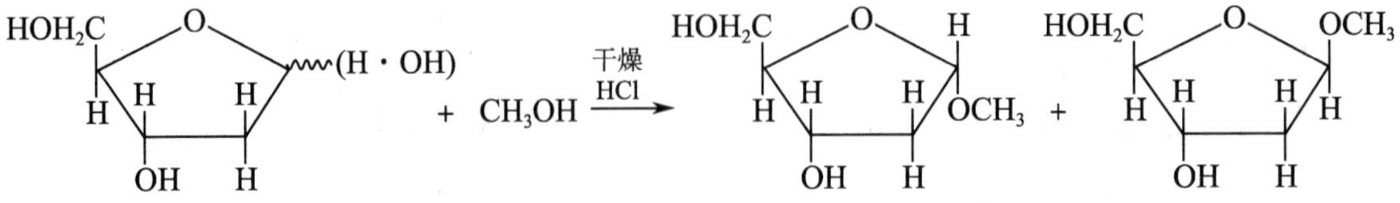 + CH₃OH —干燥 HCl→

第十六章 脂类

一、填空题

1. 鞘磷脂,卵磷脂,脑磷脂

2. 环戊烷并多氢化菲,甾醇,胆甾酸,甾体激素

3. 亚油酸,亚麻酸,花生四烯酸

三、命名化合物或写出结构式

1. α- 硬脂酰 -β- 软脂酰 -α′- 油酰甘油

2. 三硬脂酰甘油

3.
$$
\begin{array}{c}
\quad\quad\quad\quad\quad O \\
\quad\quad\quad\quad\quad \parallel \\
CH_2\!-\!O\!-\!C\!-\!R_1 \\
\mid \\
R_2\!-\!\overset{O}{\overset{\parallel}{C}}\!-\!O\!-\!CH \\
\mid \\
CH_2\!-\!O\!-\!\overset{O}{\underset{O^-}{\overset{\parallel}{P}}}\!-\!O\!-\!CH_2CH_2\overset{+}{N}H_3
\end{array}
$$

4.
$$
\begin{array}{c}
\quad\quad\quad\quad\quad O^- \\
\quad\quad\quad\quad\quad \parallel \\
CH_2\!-\!O\!-\!C\!-\!R_1 \\
\mid \\
R_2\!-\!\overset{O}{\overset{\parallel}{C}}\!-\!O\!-\!CH \\
\mid \\
CH_2\!-\!O\!-\!\overset{O}{\underset{O^-}{\overset{\parallel}{P}}}\!-\!O\!-\!CH_2CH_2\overset{+}{N}(CH_3)_3
\end{array}
$$

四、用化学方法鉴别化合物

1. 胆固醇 / 黄体酮 $\xrightarrow{\text{2,4-二硝基苯肼}}$ 橙色沉淀 × ×

2. 油 酸 / 硬脂酸 $\xrightarrow{Br_2/H_2O}$ 红棕色褪去 ×

五、完成化学反应方程式

1.
$$
\begin{array}{c}
CH_2OOCC_{17}H_{33} \\
\mid \\
CHOOCC_{17}H_{33} \\
\mid \\
CH_2OOCC_{17}H_{33}
\end{array}
+ H_2 \xrightarrow[\triangle]{Ni}
\begin{array}{c}
CH_2OOCC_{17}H_{35} \\
\mid \\
CHOOCC_{17}H_{35} \\
\mid \\
CH_2OOCC_{17}H_{35}
\end{array}
$$

2.
$$
\begin{array}{c}
CH_2OOC(CH_2)_7CH\!=\!CH(CH_2)_7CH_3 \\
\mid \\
CHOOC(CH_2)_7CH\!=\!CH(CH_2)_7CH_3 \\
\mid \\
CH_2OOC(CH_2)_7CH\!=\!CH(CH_2)_7CH_3
\end{array}
+ 3KOH \longrightarrow
\begin{array}{c}
CH_2OH \\
\mid \\
CHOH \\
\mid \\
CH_2OH
\end{array}
+ 3CH_3(CH_2)_7CH\!=\!CH(CH_2)_7COOK
$$

中英文名词对照索引

参 考 文 献

[1] 陈常兴,秦子平. 医用化学. 7版. 北京:人民卫生出版社,2014.

[2] 段卫东,段广河. 医用化学. 北京:人民卫生出版社,2016.

[3] 李炳诗. 医学化学. 北京:高等教育出版社,2010.

[4] 周建庆,杨智英. 医用化学. 北京:科学出版社,2013.

[5] 张悦,罗旭. 医用化学. 北京:科学出版社,2017.

[6] 唐玉海,章小利. 医用化学. 北京:科学出版社,2012.

[7] 杨艳杰,彭裕红. 医用化学. 3版. 西安:第四军医大学出版社,2015.

[8] 牛秀明. 无机化学. 2版. 北京:人民卫生出版社,2013.

[9] 谢吉民. 无机化学. 3版. 北京:人民卫生出版社,2015.

[10] 张天蓝. 无机化学. 7版. 北京:人民卫生出版社,2016.

[11] 魏祖期,刘德育. 基础化学. 8版. 北京:人民卫生出版社,2013.

[12] 胡琴,祁嘉义. 基础化学. 3版. 北京:高等教育出版社,2014.

[13] 王书民. 无机化学. 北京:科学出版社,2013.

[14] 刘斌,陈任宏. 有机化学. 2版. 北京:人民卫生出版社,2013.

[15] 陆阳,刘俊义. 有机化学. 8版. 北京:人民卫生出版社,2013.

[16] 陆涛. 有机化学. 8版. 北京:人民卫生出版社,2016.

[17] 唐玉海. 有机化学. 3版. 北京:高等教育出版社,2014.

[18] 刘俊义,董陆陆. 有机化学. 北京:北京大学医学出版社,2015.

[19] 徐春祥. 有机化学. 3版. 北京:高等教育出版社,2015.

[20] 查锡良,药立波. 生物化学与分子生物学. 8版. 北京:人民卫生出版社,2016.

元 素 周 期 表

图例	
s区元素	p区元素
d区元素	ds区元素
f区元素	稀有气体

说明示例（At 砹）：
- 电负性 — 2.20
- 原子序数 — 85
- 元素符号（红色为放射性元素） — At
- 元素名称（注▲的为人造元素） — 砹
- 价层电子构型 — 6s²6p⁵
- 以¹²C=12为基准的相对原子质量（注•的是半衰期最长同位素相对原子质量） — 209.99

- ⊘ 必需常量元素
- ⊘ 必需微量元素
- ☣ 有害元素

族 / 周期 / 电子层

周期	IA 1	IIA 2	IIIB 3	IVB 4	VB 5	VIB 6	VIIB 7	VIII 8	VIII 9	VIII 10	IB 11	IIB 12	IIIA 13	IVA 14	VA 15	VIA 16	VIIA 17	0 18	电子层
1	2.18 **H** 氢 1 ⊘ 1s¹ 1.0079																	2 **He** 氦 1s² 4.0026	K
2	0.98 **Li** 锂 3 2s¹ 6.941	1.57 **Be** 铍 4 2s² 9.0122											2.04 **B** 硼 5 ⊘ 2s²2p¹ 10.811	2.55 **C** 碳 6 ⊘ 2s²2p² 12.011	3.04 **N** 氮 7 ⊘ 2s²2p³ 14.007	3.44 **O** 氧 8 ⊘ 2s²2p⁴ 15.999	3.98 **F** 氟 9 ⊘ 2s²2p⁵ 18.998	10 **Ne** 氖 2s²2p⁶ 20.180	L K
3	0.93 **Na** 钠 11 ⊘ 3s¹ 22.990	1.31 **Mg** 镁 12 ⊘ 3s² 24.305											1.61 **Al** 铝 13 ⊘ 3s²3p¹ 26.982	1.90 **Si** 硅 14 ⊘ 3s²3p² 28.086	2.19 **P** 磷 15 ⊘ 3s²3p³ 30.974	2.58 **S** 硫 16 ⊘ 3s²3p⁴ 32.066	3.16 **Cl** 氯 17 ⊘ 3s²3p⁵ 35.453	18 **Ar** 氩 3s²3p⁶ 39.948	M L K
4	0.82 **K** 钾 19 ⊘ 4s¹ 39.098	1.00 **Ca** 钙 20 ⊘ 4s² 40.078	1.36 **Sc** 钪 21 3d¹4s² 44.956	1.54 **Ti** 钛 22 ☣ 3d²4s² 47.867	1.63 **V** 钒 23 ⊘ 3d³4s² 50.942	1.66 **Cr** 铬 24 ⊘ 3d⁵4s¹ 51.996	1.55 **Mn** 锰 25 ⊘ 3d⁵4s² 54.938	1.80 **Fe** 铁 26 ⊘ 3d⁶4s² 55.845	1.88 **Co** 钴 27 ⊘ 3d⁷4s² 58.933	1.91 **Ni** 镍 28 ⊘ 3d⁸4s² 58.693	1.90 **Cu** 铜 29 ⊘ 3d¹⁰4s¹ 63.546	1.65 **Zn** 锌 30 ⊘ 3d¹⁰4s² 65.39	1.81 **Ga** 镓 31 4s²4p¹ 69.723	2.01 **Ge** 锗 32 4s²4p² 72.61	2.18 **As** 砷 33 ⊘ 4s²4p³ 74.922	2.55 **Se** 硒 34 ⊘ 4s²4p⁴ 78.96	2.96 **Br** 溴 35 ⊘ 4s²4p⁵ 79.904	36 **Kr** 氪 4s²4p⁶ 83.80	N M L K
5	0.82 **Rb** 铷 37 5s¹ 85.468	0.95 **Sr** 锶 38 5s² 87.62	1.22 **Y** 钇 39 ☣ 4d¹5s² 88.906	1.33 **Zr** 锆 40 4d²5s² 91.224	1.60 **Nb** 铌 41 4d⁴5s¹ 92.906	2.16 **Mo** 钼 42 ⊘ 4d⁵5s¹ 95.94	1.90 **Tc** 锝 43▲ 4d⁵5s² 97.907•	2.28 **Ru** 钌 44 4d⁷5s¹ 101.07	2.20 **Rh** 铑 45 4d⁸5s¹ 102.91•	2.20 **Pd** 钯 46 4d¹⁰ 106.42	1.93 **Ag** 银 47 4d¹⁰5s¹ 107.87	1.69 **Cd** 镉 48 ☣ 4d¹⁰5s² 112.41	1.73 **In** 铟 49 5s²5p¹ 114.82	1.96 **Sn** 锡 50 ⊘ 5s²5p² 118.71	2.05 **Sb** 锑 51 ☣ 5s²5p³ 121.76	2.10 **Te** 碲 52 5s²5p⁴ 127.60	2.66 **I** 碘 53 ⊘ 5s²5p⁵ 126.90	54 **Xe** 氙 5s²5p⁶ 131.29	O N M L K
6	0.79 **Cs** 铯 55 6s¹ 132.91	0.89 **Ba** 钡 56 6s² 137.33	57—71 **La-Lu** 镧系	1.30 **Hf** 铪 72 5d²6s² 178.49	1.50 **Ta** 钽 73 5d³6s² 180.95	2.36 **W** 钨 74 5d⁴6s² 183.84	1.90 **Re** 铼 75 5d⁵6s² 186.21	2.20 **Os** 锇 76 5d⁶6s² 190.23	2.20 **Ir** 铱 77 5d⁷6s² 192.22	2.28 **Pt** 铂 78 5d⁹6s¹ 195.08	2.54 **Au** 金 79 5d¹⁰6s¹ 196.97	2.00 **Hg** 汞 80 ☣ 5d¹⁰6s² 200.59	2.04 **Tl** 铊 81 ☣ 6s²6p¹ 204.38	2.33 **Pb** 铅 82 ☣ 6s²6p² 207.2	2.02 **Bi** 铋 83 6s²6p³ 208.98	2.00 **Po** 钋 84▲ 6s²6p⁴ (210)	2.20 **At** 砹 85 6s²6p⁵ (210)	86 **Rn** 氡 6s²6p⁶ (222)	P O N M L K
7	0.79 **Fr** 钫 87 7s¹ 223.02•	0.9 **Ra** 镭 88 7s² 226.03•	89—103 **Ac-Lr** 锕系	**Rf** 𬬻 104▲ 6d²7s² 261.11•	**Db** 𬭊 105▲ 6d³7s² 262.11•	**Sg** 𬭳 106▲ 6d⁴7s² 263.12•	**Bh** 𬭛 107▲ 6d⁵7s² 264.12•	**Hs** 𬭶 108▲ 6d⁶7s² 265.13•	**Mt** 鿏 109▲ 6d⁷7s² (268)	**Ds** 𫟼 110▲ 6d⁸7s² (269)	**Rg** 𬬭 111▲ 6d¹⁰7s¹ (272)	**Uub** 112▲ (277)						……	Q P O N M L K

★ 镧系

La★ 镧 57 5d¹6s² 138.91	**Ce** 铈 58 4f¹5d¹6s² 140.12	**Pr** 镨 59 4f³6s² 140.91	**Nd** 钕 60 4f⁴6s² 144.24	**Pm** 钷 61▲ 4f⁵6s² 144.91•	**Sm** 钐 62 4f⁶6s² 150.36	**Eu** 铕 63 4f⁷6s² 151.96	**Gd** 钆 64 4f⁷5d¹6s² 157.25	**Tb** 铽 65 4f⁹6s² 158.93	**Dy** 镝 66 4f¹⁰6s² 162.50	**Ho** 钬 67 4f¹¹6s² 164.93	**Er** 铒 68 4f¹²6s² 167.26	**Tm** 铥 69 4f¹³6s² 168.93	**Yb** 镱 70 4f¹⁴6s² 173.04	**Lu** 镥 71 4f¹⁴5d¹6s² 174.97

✦ 锕系

Ac✦ 锕 89 6d¹7s² 227.03•	**Th** 钍 90 6d²7s² 232.04	**Pa** 镤 91 5f²6d¹7s² 231.04	**U** 铀 92 5f³6d¹7s² 238.03	**Np** 镎 93▲ 5f⁴6d¹7s² 237.05•	**Pu** 钚 94 5f⁶7s² 244.06•	**Am** 镅 95▲ 5f⁷7s² 243.06•	**Cm** 锔 96▲ 5f⁷6d¹7s² 247.07•	**Bk** 锫 97▲ 5f⁹7s² 247.07•	**Cf** 锎 98▲ 5f¹⁰7s² 251.08•	**Es** 锿 99▲ 5f¹¹7s² 252.08•	**Fm** 镄 100▲ 5f¹²7s² 257.10•	**Md** 钔 101▲ 5f¹³7s² 258.10•	**No** 锘 102▲ 5f¹⁴7s² 259.10•	**Lr** 铹 103▲ 5f¹⁴6d¹7s² 262.11•